心脏再同步化治疗病例分析
Cases in Cardiac Resynchronization Therapy

主　编　Cheuk-Man Yu
　　　　David L. Hayes
　　　　Angelo Auricchio

主　译　孙静平
　　　　杨兴生
　　　　余卓文

人民卫生出版社

敬告

　　本书的作者、译者及出版者已尽力使书中的知识符合出版当时普遍接受的标准。但医学在不断地发展，随着科学研究的不断探索，各种诊断分析程序和临床治疗方案以及药物使用方法都在不断更新。强烈建议读者在使用本书涉及的诊疗仪器或药物时，认真研读使用说明，尤其对于新的产品更应如此。出版者拒绝对因参照本书任何内容而直接或间接导致的事故与损失负责。

　　需要特别声明的是，本书中提及的一些产品名称（包括注册的专利产品）仅仅是叙述的需要，并不代表作者推荐或倾向于使用这些产品；而对于那些未提及的产品，也仅仅是因为限于篇幅不能一一列举。

　　本着忠实于原著的精神，译者在翻译时尽量不对原著内容做删节。然而由于著者所在国与我国的国情不同，因此一些问题的处理原则与方法，尤其是涉及宗教信仰、民族政策、伦理道德或法律法规时，仅供读者了解，不能作为法律依据。读者在遇到实际问题时应根据国内相关法律法规和医疗标准进行适当处理。

图书在版编目（CIP）数据

　　心脏再同步化治疗病例分析/余卓文主编；孙静平，杨兴生，余卓文主译. —北京：人民卫生出版社，2016
　　ISBN 978-7-117-23779-6

　　Ⅰ.①心… Ⅱ.①余…②孙…③杨… Ⅲ.①心力衰竭-治疗 Ⅳ.①R541.605

　　中国版本图书馆 CIP 数据核字(2016)第 297575 号

人卫智网	www.ipmph.com	医学教育、学术、考试、健康，购书智慧智能综合服务平台
人卫官网	www.pmph.com	人卫官方资讯发布平台

心脏再同步化治疗病例分析

主　　译：孙静平　杨兴生　余卓文
出版发行：人民卫生出版社(中继线 010-59780011)
地　　址：北京市朝阳区潘家园南里 19 号
邮　　编：100021
E - mail：pmph @ pmph.com
购书热线：010-59787592　010-59787584　010-65264830
印　　刷：北京汇林印务有限公司
经　　销：新华书店
开　　本：889×1194　1/16　　印张：19
字　　数：615 千字
版　　次：2016 年 12 月第 1 版　2016 年 12 月第 1 版第 1 次印刷
标准书号：ISBN 978-7-117-23779-6/R · 23780
定　　价：148.00 元

打击盗版举报电话:010-59787491　E -mail:WQ @ pmph.com
（凡属印装质量问题请与本社市场营销中心联系退换）

心脏再同步化治疗病例分析

Cases in Cardiac Resynchronization Therapy

主　编　Cheuk-Man Yu
　　　　David L. Hayes
　　　　Angelo Auricchio

主　译　孙静平
　　　　杨兴生
　　　　余卓文

译　者（以姓氏汉语拼音为序）
　　　　陈　涛　房　芳　甘书芬　胡作英
　　　　马　旃　孙静平　汤　喆　徐　旻
　　　　杨兴生　余卓文　张志华

人民卫生出版社

ELSEVIER

Elsevier (Singapore) Pte Ltd.

3 Killiney Road

08-01 Winsland House I

Singapore 239519

Tel: (65) 6349-0200

Fax: (65) 6733-1817

作者名单

Marta Acena, MD
Attending Physician
Division of Cardiology
Fondazione Cardiocentro Ticino
Lugano, Switzerland
Novel Wireless Technologies for Endocardial Cardiac Resynchronization Therapy
Guide Wire Fracture During Cardiac Resynchronization Therapy Implantation and Subsequent Management
Significant Residual or Worsening Mitral Regurgitation (MitraClip)

Samuel J. Asirvatham, MD
Professor of Medicine and Pediatrics
Division of Cardiovascular Diseases and Internal Medicine
Department of Pediatrics and Adolescent Medicine
Mayo Clinic
Rochester, Minnesota
Right Ventricular Pacing–Related Cardiomyopathy
Successful Cardiac Resynchronization Therapy Implantation: When to Consider the Middle Cardiac Vein
Management of Frequent Ventricular Extrasystoles

Angelo Auricchio, MD, PhD
Director, Clinical Electrophysiology Unit
Fondazione Cardiocentro Ticino
Lugano, Switzerland
Professor of Cardiology
University Magdeburg
Magdeburg, Germany
Novel Wireless Technologies for Endocardial Cardiac Resynchronization Therapy
Guide Wire Fracture During Cardiac Resynchronization Therapy Implantation and Subsequent Management
Significant Residual or Worsening Mitral Regurgitation (MitraClip)

Matthew T. Bennett, MD, FRCPC
Division of Cardiology
University of British Columbia
Vancouver, British Columbia, Canada
Efficacy of Cardiac Resynchronization Therapy in Right Bundle Branch Block
Efficacy of Cardiac Resynchronization Therapy in New York Heart Association II

Pierre Bordachar, MD, PhD
Département de Rythmologie du Pr Haïssaguerre
Hôpital Haut-Lévêque
Centre Hospitalier Universitaire de Bordeaux
Pessac, France
Endocardial Left Ventricular Lead: High Approach

Martin Borggrefe, MD, PhD
Director of the Department of Cardiology
University Medical Centre Mannheim
First Department of Medicine
Mannheim, Germany
Cardiac Contractility Modulation in a Nonresponder to Cardiac Resynchronization Therapy

Frieder Braunschweig, MD, PhD, FESC
Associate Professor of Cardiology
Karolinska Institutet
Department of Cardiology
Karolinska University Hospital
Stockholm, Sweden
Intrathoracic Impedance (Dietary Incompliance)

Haran Burri, MD
Associate Professor
Cardiology Service
University Hospital of Geneva
Geneva, Switzerland
Persistent Left Superior Vena Cava: Utility of Right-Sided Venous Access for Coronary Sinus Lead Implantation
Persistent Left Superior Vena Cava: Cardiac Resynchronization Therapy with Left-Sided Venous Access

David Cesario, MD, FACC, FHRS
Associate Professor of Clinical Medicine
Director of Cardiac Electrophysiology
University of Southern California
Los Angeles, California,
Role of Cardiac Computed Tomography Before Implant: Diagnosis of a Prominent Thebesian Valve as an Obstacle to Left Ventricular Lead Deployment in Cardiac Resynchronization Therapy

Chin Pang, Chan, MBChB, FHRS
Division of Cardiology
Department of Medicine and Therapeutics
Prince of Wales Hospital
The Chinese University of Hong Kong
Hong Kong SAR
Role of Optimal Medical Therapy
Pacemaker Indication

Joseph Y. S. Chan, MBBS, MSC
Consultant, Division of Cardiology
Department of Medicine and Therapeutics
Prince of Wales Hospital
Shatin, Hong Kong
Recognition of Anodal Stimulation

Wandy Chan, MB ChB, PhD, FRACP
Christchurch Heart Institute
University of Otago, Christchurch
Christchurch, New Zealand
Pulmonary Hypertension and Cardiac Resynchronization
Therapy: Evaluation Prior to Implantation and Response
to Therapy

Yat-Sun Chan, FHKAM
Division of Cardiology
Department of Medicine and Therapeutics
Prince of Wales Hospital
The Chinese University of Hong Kong
Hong Kong SAR
Atrioventricular Optimization by Transthoracic
Echocardiography in a Patient with Interatrial Delay

Vishnu M. Chandra
Carnegie Mellon University
Pittsburgh, Pennsylvania
Successful Cardiac Resynchronization Therapy Implantation:
When to Consider the Middle Cardiac Vein

Maria Rosa Costanzo, MD, FACC, FAHA
Medical Director
Midwest Heart Specialists–Advocate Medical Group
Heart Failure and Pulmonary Arterial Hypertension
Programs
Medical Director
Edward Hospital Center for Advanced Heart Failure
Naperville, Illinois
Cardiac Resynchronization Therapy in Patients with Right
Heart Failure Resulting from Pulmolnary Arterial
Hypertension

Jean-Claude Daubert, MD
Service de Cardiologie
Centre cardio-pneumologique
Rennes, France
Cardiac Resynchronization Therapy in a Patient with QRS
Duration Between 120 and 150 Milliseconds

Kenneth Dickstein, MD, PhD, FESC
Department of Cardiology
Stavanger University Hospital
Stavanger, Norway
University of Bergen
Bergen, Norway
Cardiac Resynchronization Therapy Defibrillator
Implantation in Atrial Fibrillation

Erwan Donal, MD, PhD
Service de Cardiologie
Centre cardio-pneumologique
Rennes, France
Cardiac Resynchronization Therapy in a Patient with QRS
Duration Between 120 and 150 Milliseconds

Fang Fang, PhD
Division of Cardiology
Department of Medicine and Therapeutics
Prince of Wales Hospital
The Chinese University of Hong Kong
Hong Kong SAR
Atrioventricular Optimization by Transthoracic
Echocardiography in a Patient with Interatrial Delay

Edoardo Gandolfi, MD
Electrophysiology and Pacing Unit
Department of Cardiology
Humanitas Clinical and Research Center
Rozzano, Milano, Italy
Atrial Fibrillation Therapy in Refractory Heart Failure

Joseph J. Gard, MD
Electrophysiology Fellow
Division of Cardiovascular Diseases and Internal
Medicine
Mayo Clinic
Rochester, Minnesota
Right Ventricular Pacing–Related Cardiomyopathy
Successful Cardiac Resynchronization Therapy Implantation:
When to Consider the Middle Cardiac Vein

Maurizio Gasparini, MD
Head of Electrophysiology and Pacing Unit
Department of Cardiology
Humanitas Clinical and Research Center
Rozzano, Milano, Italy
Atrial Fibrillation Therapy in Refractory Heart Failure
Resumption to Sinus Rhythm After Cardiac
Resynchronization Therapy in a Patient with Long-
Lasting Persistent Atrial Fibrillation

Stefano Ghio, MD
Department of Cardiology
Fondazione IRCCS Policlinico San Matteo
University of Pavia
Pavia, Italy
*Difficulties in Prediction of Response to Cardiac
Resynchronization Therapy*

John Gorcsan III, MD
Professor of Medicine
University of Pittsburgh School of Medicine
Pittsburgh, Pennsylvania
*Cardiac Resynchronization Therapy in Non–Left Bundle
Branch Block Morphology*

Juan B. Grau, MD, FACS, FACC
Associate Professor of Surgery at
Columbia University Medical Center
Columbia University College of Physicians and Surgeons
The Valley Columbia Heart Center
Director of Minimally Invasive and Robotic Cardiac
Surgery
Director of Translational Cardiovascular Research
New York, New York
Adjunct Assistant Professor of Surgery
The University of Pennsylvania School of Medicine
Philadelphia, Pennsylvania
*Video-Assisted Thoracotomy Surgery for Implantation of an
Epicardial Left Ventricular Lead*
*Robotically Assisted Lead Implantation for Cardiac
Resynchronization Therapy in a Reoperative Patient*

David L. Hayes, MD, FACC, FHRS
Professor of Medicine
Mayo Clinic College of Medicine
Rochester, Minnesota
Management of Frequent Ventricular Extrasystoles

Antereas Hindoyan, PhD
Cardiovascular Medicine Fellow
Division of Cardiovascular Medicine
Department of Medicine
Cardiovascular Thoracic Institute
Keck School of Medicine
University of Southern California
Los Angeles, California
*Role of Cardiac Computed Tomography Before Implant:
Diagnosis of a Prominent Thebesian Valve as an
Obstacle to Left Ventricular Lead Deployment in Cardiac
Resynchronization Therapy*

Gerhard Hindricks, MD
Head of the Department of Electrophysiology
University of Leipzig Heart Center
Leipzig, Germany
*Implantation of a Biventricular Implantable Cardioverter-
Defibrillator Followed by Catheter Ablation in a Patient with
Dilated Cardiomyopathy and Permanent Atrial Fibrillation*

Azlan Hussin, MD
Consultant Cardiologist and Electrophysiologist
Electrophysiology Unit
Department of Cardiology
National Heart Institute
Kuala Lumpur, Malaysia
*Mapping the Coronary Sinus Veins Using an Active Fixation
Lead to Overcome Phrenic Nerve Stimulation*
*Utility of Active Fixation Lead in Unstable Left Ventricular
Lead Positions in the Coronary Sinus for Left Ventricular
Stimulation*

Pierre Jaïs, MD, PhD
Département de Rythmologie du Pr Haïssaguerre
Hôpital Haut-Lévêque
Centre Hospitalier Universitaire de Bordeaux
Pessac, France
Endocardial Left Ventricular Lead: High Approach

Christopher K. Johnson, BS
The Valley Columbia Heart Center
Columbia University College of Physicians and
Surgeons
Ridgewood, New Jersey
*Video-Assisted Thoracotomy Surgery for Implantation of an
Epicardial Left Ventricular Lead*
*Robotically Assisted Lead Implantation for Cardiac
Resynchronization Therapy in a Reoperative Patient*

Jagdesh Kandala, MD, MPH
Research Fellow in Medicine
Harvard Medical School
Massachusetts General Hospital
Boston, Massachusetts
*Role of Scar Burden Versus Distribution Assessment by
Cardiovascular Magnetic Resynchronization in Ischemia*

Paul Khairy, MD
Associate Professor of Medicine
University of Montreal
Electrophysiologist
Department of Cardiology
Montreal Heart Institute
Montreal, Canada
A Difficult Case of Diaphragmatic Stimulation

Simon Kircher, MD
University of Leipzig, Heart Center
Department of Electrophysiology
Leipzig, Germany
*Implantation of a Biventricular Implantable Cardioverter-
Defibrillator Followed by Catheter Ablation in a Patient with
Dilated Cardiomyopathy and Permanent Atrial Fibrillation*

Karl-Heinz Kuck, MD
Asklepios Hospital St. Georg
Department of Cardiology
Hamburg, Germany
*Paroxysmal Atrial Fibrillation in Patients Undergoing
    Cardiac Resynchronization Therapy: Challenge or Routine?*

Jürgen Kuschyk, MD
Head of Device Therapy
University Medical Centre Mannheim
First Department of Medicine
Mannheim, Germany
*Cardiac Contractility Modulation in a Nonresponder to
    Cardiac Resynchronization Therapy*

Emanuele Lebrun, PhD
Department of Heart and Vessels
University of Florence
Florence, Italy
Medtronic Italia
Sesto San Giovanni, Italy
*Loss of Left Ventricular Pacing Capture Detected by Remote
    Monitoring*

Christophe Leclercq, MD, PhD, FESC
Professor, Service de Cardiologie et Maladies Vasculaires
Centre Hospitalier Universitaire de Rennes
Rennes University
CIT-IT 804 Rennes
France
*Left Ventricular Quadripolar Lead in Phrenic Nerve
    Stimulation: It Is Better to Prevent Than to Treat*

Francisco Leyva, MD, FRCP, FACC
Consultant Cardiologist
Reader in Cardiology
President, British Society of Cardiovascular Magnetic
    Resonance
Queen Elizabeth Hospital
Birmingham, United Kingdom
*Use of Cardiovascular Magnetic Resonance to Guide
    Left Ventricular Lead Deployment in Cardiac
    Resynchronization Therapy*

Josef J. Marek, MD
Postdoctoral Fellow
University of Pittsburgh School of Medicine
Pittsburgh, Pennsylvania
*Cardiac Resynchronization Therapy in Non–Left Bundle
    Branch Block Morphology*

Raphaël P. Martins, MD
Service de Cardiologie
Centre cardio-pneumologique
Rennes, France
*Cardiac Resynchronization Therapy in a Patient with QRS
    Duration Between 120 and 150 Milliseconds*

Christopher J. McLeod, MBChB, PhD
Assistant Professor of Medicine
Division of Cardiovascular Diseases and Internal
    Medicine
Mayo Clinic
Rochester, Minnesota
*Intercommissural Lead Placement into a Right Ventricular
    Coronary Sinus*
*The Importance of Maintaining a High Percentage of
    Biventricular Pacing*

Theofanie Mela, MD
Director, Pacemaker and Implantable Cardioverter-
    Defibrillator Clinic
Massachusetts General Hospital
Assistant Professor of Medicine, Harvard Medical
    School
Boston, Massachusetts
*Role of Scar Burden Versus Distribution Assessment by
    Cardiovascular Magnetic Resynchronization in Ischemia*

Andreas Metzner, MD
Asklepios Hospital St. Georg
Department of Cardiology
Hamburg, Germany
*Paroxysmal Atrial Fibrillation in Patients Undergoing
    Cardiac Resynchronization Therapy: Challenge or
    Routine?*

Tiziano Moccetti, MD
Medical Director and Head of Cardiology
Division of Cardiology
Fondazione Cardiocentro Ticino
Lugano, Switzerland
*Novel Wireless Technologies for Endocardial Cardiac
    Resynchronization Therapy*
*Significant Residual or Worsening Mitral Regurgitation
    (MitraClip)*

John Mark Morgan, MA, MD, FRCP
Professor, School of Medicine
University of Southampton
Southampton, United Kingdom
*Left Ventricular Endocardial Pacing in a Patient with an
    Anomalous Left-Sided Superior Vena Cava*

Dan Musat, MD
The Valley Columbia Heart Center
Columbia University College of Physicians and
    Surgeons
Ridgewood, New Jersey
*Video-Assisted Thoracotomy Surgery for Implantation of an
    Epicardial Left Ventricular Lead*

Avish Nagpal, MBBS
Division of Infectious Diseases
Mayo Clinic
Rochester, Minnesota
*Complications of Cardiac Resynchronization Therapy:
Infection*

Razali Omar, MD, FACC, FHRS
Director, Electrophysiology Unit
National Heart Institute
Kuala Lumpur, Malaysia
*Mapping the Coronary Sinus Veins Using an Active Fixation
Lead to Overcome Phrenic Nerve Stimulation*
*Utility of Active Fixation Lead in Unstable Left Ventricular
Lead Positions in the Coronary Sinus for Left Ventricular
Stimulation*

Mary P. Orencole, MS, ANP-BC
Nurse Practitioner
Resynchronization and Advanced Cardiac Therapeutics
Program
Massachusetts General Hospital
Boston, Massachusetts
*Role of Remote Monitoring in Managing a Patient on
Cardiac Resynchronization Therapy: Medical Therapy
and Device Optimization*

Luigi Padeletti, MD
Department of Heart and Vessels
University of Florence
Florence, Italy
Gavazzeni Hospital
Bergamo, Italy
*Loss of Left Ventricular Pacing Capture Detected by Remote
Monitoring*

Kimberly A. Parks, DO, FACC
Advanced Heart Failure and Cardiac Transplantation
Massachusetts General Hospital
Instructor in Medicine
Harvard Medical School
Boston, Massachusetts
*Role of Left Atrial Pressure Monitoring in the Management
of Heart Failure*

Laura Perrotta, MD
Department of Heart and Vessels
University of Florence
Florence, Italy
*Loss of Left Ventricular Pacing Capture Detected by Remote
Monitoring*

Silvia Pica, MD
Cardiomyopathies, Heart Failure and Cardiac
Transplant Unit
Department of Cardiology
San Matteo Hospital
University of Pavia
Pavia, Italy
*Difficulties in Prediction of Response to Cardiac
Resynchronization Therapy*

Paolo Pieragnoli, MD
Department of Heart and Vessels
University of Florence
Florence, Italy
*Loss of Left Ventricular Pacing Capture Detected by Remote
Monitoring*

Sebastiaan R.D. Piers, MD
Fellow, Cardiac Electrophysiology
Department of Cardiology
Leiden University Medical Centre
Leiden, The Netherlands
*Managing Ventricular Tachycardia: Total Atrioventricular
Block After Ablation in a Patient with Nonischemic
Dilated Cardiomyopathy*
*Prevention of Effective Cardiac Resynchronization Therapy
by Frequent Premature Ventricular Contractions in a
Patient with Nonischemic Cardiomyopathy*

Luca Poggio, MD
Electrophysiology and Pacing Unit
Department of Cardiology
IRCCS Istituto Clinico Humanitas
Rozzano, Milano, Italy
*Resumption to Sinus Rhythm After Cardiac
Resynchronization Therapy in a Patient with Long-Lasting
Persistent Atrial Fibrillation*

Claudia Raineri, MD
Cardiomyopathies, Heart Failure and Cardiac
Transplant Unit
Department of Cardiology
San Matteo Hospital
University of Pavia
Pavia, Italy
*Difficulties in Prediction of Response to Cardiac
Resynchronization Therapy*

François Regoli, MD, PhD
Attending Physician
Division of Cardiology
Fondazione Cardiocentro Ticino
Lugano, Switzerland
Novel Wireless Technologies for Endocardial Cardiac
　Resynchronization Therapy
Guide Wire Fracture During Cardiac Resynchronization
　Therapy Implantation and Subsequent Management
Significant Residual or Worsening Mitral Regurgitation
　(MitraClip)

Giuseppe Ricciardi, MD
Department of Heart and Vessels
University of Florence
Florence, Italy
Loss of Left Ventricular Pacing Capture Detected by Remote
　Monitoring

John Rickard, MD
Electrophsyiology Fellow
Cleveland Clinic
Cleveland, Ohio
Extraction of a Biventricular Defibrillator with a Starfix
　4195 Coronary Venous Lead

Philippe Ritter, MD
Département de Rythmologie du Pr Haïssaguerre
Hôpital Haut-Lévêque
Centre Hospitalier Universitaire
de Bordeaux
Pessac, France
Endocardial Left Ventricular Lead: High Approach

Gregory Rivas, MD
Cardiac Electrophysiology Fellow
Division of Cardiovascular Medicine
Department of Medicine
Cardiovascular Thoracic Institute
Keck School of Medicine
University of Southern California
Los Angeles, California
Role of Cardiac Computed Tomography Before Implant:
　Diagnosis of a Prominent Thebesian Valve as an
　Obstacle to Left Ventricular Lead Deployment in Cardiac
　Resynchronization Therapy

Susanne Roeger, MD
Heart Failure Specialist
University Medical Centre Mannheim
First Department of Medicine
Mannheim, Germany
Cardiac Contractility Modulation in a Nonresponder to
　Cardiac Resynchronization Therapy

Matteo Santamaria, MD, PhD
Attending Physician
Division of Cardiology
Fondazione Cardiocentro Ticino
Lugano, Switzerland
Guide Wire Fracture During Cardiac Resynchronization
　Therapy Implantation and Subsequent Management

Farhood Saremi, MD
Professor of Radiology
University of Southern California
Keck Hospital
Los Angeles, California
Role of Cardiac Computed Tomography Before Implant:
　Diagnosis of a Prominent Thebesian Valve as an
　Obstacle to Left Ventricular Lead Deployment in Cardiac
　Resynchronization Therapy

Beat Andreas Schaer, MD
Assistant Professor, Departement of Cardiology
University of Basel Hospital
Basel, Switzerland
Up and Down in Device Therapy

Mark H. Schoenfeld, MD, FACC, FAHA, FHRS
Clinical Professor of Medicine
Yale University School of Medicine
Director, Cardiac Electrophysiology and Pacemaker
　Laboratory
Hospital of Saint Raphael
New Haven, Connecticut
Nonresponders to Cardiac Resynchronization Therapy:
　Switch-Off If Worsening

Jerold S. Shinbane, MD, FACC, FHRS, FSCCT
Associate Professor of Clinical Medicine
Director, USC Arrhythmia Center
Director, Cardiovascular Computed Tomography
Division of Cardiovascular Medicine
Department of Medicine
Cardiovascular Thoracic Institute
Keck School of Medicine
University of Southern California
Los Angeles, California
Role of Cardiac Computed Tomography Before Implant:
　Diagnosis of a Prominent Thebesian Valve as an
　Obstacle to Left Ventricular Lead Deployment in Cardiac
　Resynchronization Therapy

Jagmeet P. Singh, MD, DPhil
Director, Resynchronization and Advanced Cardiac
  Therapeutics Program
Director of the Holter and Non-invasive
  Electrophysiology Laboratory
Massachusetts General Hospital
Associate Professor of Medicine
Harvard Medical School
Boston, Massachusetts,
*Role of Left Atrial Pressure Monitoring in the Management
  of Heart Failure*
*Role of Remote Monitoring in Managing a Patient on
  Cardiac Resynchronization Therapy: Medical Therapy
  and Device Optimization*

Erlend G. Singsaas, MD
Department of Cardiology
Stavanger University Hospital
Stavanger, Norway
*Cardiac Resynchronization Therapy Defibrillator
  Implantation in Atrial Fibrillation*

M. Rizwan Sohail, MD
Assistant Professor of Medicine
Divisions of Infectious Diseases and Cardiovascular
  Diseases
Mayo Clinic College of Medicine
Rochester, Minnesota
Complications of Cardiac Resynchronization Therapy: Infection

Jonathan S. Steinberg, MD
Director, Arrhythmia Institute
Valley Health Center
Professor of Medicine
Columbia University College of Physicians and Surgeons
New York, New York and Ridgewood, New Jersey
*Video-Assisted Thoracotomy Surgery for Implantation of an
  Epicardial Left Ventricular Lead*
*Robotically Assisted Lead Implantation for Cardiac
  Resynchronization Therapy in a Reoperative Patient*

Christian Sticherling, MD, FESC
Professor of Cardiology
Departement of Cardiology
University of Basel Hospital
Basel, Switzerland
Up and Down in Device Therapy

Anthony S. L. Tang, MD, FRCPC
University of Ottawa
Ottawa, Ontario, Canada
Royal Jubilee Hospital
Victoria, British Columbia, Canada
*Efficacy of Cardiac Resynchronization Therapy in Right
  Bundle Branch Block*
*Efficacy of Cardiac Resynchronization Therapy in New York
  Heart Association II*

Robin J. Taylor, MRCP
Clinical Research Fellow
University of Birmingham and Queen Elizabeth
  Hospital Birmingham,
United Kingdom
*Use of Cardiovascular Magnetic Resonance to Guide
  Left Ventricular Lead Deployment in Cardiac
  Resynchronization Therapy*

Bernard Thibault, MD
Professor of Medicine
University of Montreal
Electrophysiologist
Department of Cardiology
Montreal Heart Institute
Montreal, Canada
A Difficult Case of Diaphragmatic Stimulation

Tobias Toennis, MD
Asklepios Hospital St. Georg
Department of Cardiology
Hamburg, Germany
*Paroxysmal Atrial Fibrillation in Patients Undergoing
  Cardiac Resynchronization Therapy: Challenge or
  Routine?*

*Skand Kumar Trivedi, MBBS, MD (Gen Medicine),
DM (Cardiology), FACC, FESC, MNAMS*
Professor and Head
Department of Cardiology
Bhopal Memorial Hospital and Research Centre
Bhopal, India
*Persistent Left Superior Vena Cava: Cardiac
  Resynchronization Therapy with Left-Sided Venous Access*

Richard Troughton, MB ChB, PhD, FRACP
Christchurch Heart Institute
University of Otago, Christchurch
Christchurch, New Zealand
*Pulmonary Hypertension and Cardiac Resynchronization
  Therapy: Evaluation Prior to Implantation and Response
  to Therapy*

Fraz Umar, MRCP
Clinical Research Fellow
University of Birmingham and Queen Elizabeth
  Hospital Birmingham,
United Kingdom
*Use of Cardiovascular Magnetic Resonance to Guide
  Left Ventricular Lead Deployment in Cardiac
  Resynchronization Therapy*

Niraj Varma, MA, DM, FRCP
Section of Electrophysiology and Pacing
Heart and Vascular Institute
Cleveland Clinic
Cleveland, Ohio
*Role of Remote Monitoring in Managing a Patient on
    Cardiac Resynchronization Therapy: Atrial Fibrillation*

Bruce L. Wilkoff, MD
Director of Cardiac Pacing and Tachyarrhythmia
    Devices
Department of Cardiovascular Medicine
Professor of Medicine
Cleveland Clinic Lerner College of Medicine
    of Case Western Reserve University
Cleveland, Ohio
*Extraction of a Biventricular Defibrillator with a Starfix
    4195 Coronary Venous Lead*

Erik Wissner, MD
Director, Magnetic Navigation Laboratory
Asklepios Hospital St. Georg
Department of Cardiology
Hamburg, Germany
*Paroxysmal Atrial Fibrillation in Patients Undergoing
    Cardiac Resynchronization Therapy: Challenge or
    Routine?*

John A. Yeung-Lai-Wah, MB, ChB, FRCPC
Division of Cardiology
University of British Columbia
Vancouver, British Columbia, Canada
*Efficacy of Cardiac Resynchronization Therapy in Right
    Bundle Branch Block*

*Cheuk-Man Yu, MD, FRCP (London/Edin), FRACP,
FHKAM (Medicine), FHKCP, FACC, MBChB*
Division of Cardiology
Department of Medicine and Therapeutics
Prince of Wales Hospital
The Chinese University of Hong Kong
Hong Kong SAR
*Role of Optimal Medical Therapy
Pacemaker Indication*

Katja Zeppenfeld, MD, PhD, FESC
Director of Cardiac Electrophysiology
Professor of Cardiology
Leiden University Medical Centre
Leiden, The Netherlands
*Managing Ventricular Tachycardia: Total Atrioventricular
    Block After Ablation in a Patient with Nonischemic
    Dilated Cardiomyopathy
Prevention of Effective Cardiac Resynchronization Therapy
    by Frequent Premature Ventricular Contractions in a
    Patient with Nonischemic Cardiomyopathy*

序 言

每年有超过 500 000 例新发的心力衰竭患者,另有300 000人死于心力衰竭,此病是一个主要的公共卫生问题。心脏再同步化治疗已成为治疗充血性心力衰竭和传导系统疾病的基石。这是一种重要的治疗方法,并要求用此治疗方法的医生了解心力衰竭的治疗、血流动力学、心脏成像和设备的管理。此书由这一领域三位有经验的权威医生主编。

此书为这一重要的且不断发展的领域做出了重要贡献,为临床医生提供了许多有价值的信息,是关心这些患者的任何医生不可缺少的参考书。通过令人印象深刻的临床病例,本书展示了此领域每一个方面的情况,心脏专科的医生可从此书中学习到大量的经验。每个病例都是由此领域有经验的专科医生从不同的角度进行报道,为临床医生如何处理心力衰竭、右心室功能不全和植入心脏再同步化治疗反应不理想的患者提供了有价值的指导。在有些章节中,对处理患者中的各种简单或复杂问题做了详细的讨论。每一个讨论都是针对临床相关的问题,并进行导向性的分析。本书显著的特点是对于不同背景的临床医生,每个人都会学到一些有价值的内容。感谢主编为临床医生在临床实践中应用可改善心力衰竭的心脏再同步化治疗提供了真正实用和必要的最佳指南。这是一本很好的书,以独特的视角为临床实践提供了真正重要的指导。

Kenneth A. Ellenbogen, MD
Kontos Professor of Cardiology
Chairman, Division of Cardiology
Virginia Commonwealth
University School of Medicine
Richmond, Virginia

前言

心脏再同步化治疗已经改变了心力衰竭治疗的临床实践。1989年，荷兰心脏外科医生 Patricia Bakker 和 Morton Mower 发明了应用于人类的双心室起搏治疗，至今此技术已经有了显著的变化。20多年对心脏起搏效果和心脏再同步机械学的研究使此领域的专家获得了更多的知识。不久前，他们解决了曾认为不可能完成的将左心室起搏导线放入解剖复杂的冠状静脉系统的问题。大规模涉及较轻的心力衰竭患者的临床试验结果使我们自信地将心脏再同步化治疗用于各种不同的患者。

当然，可以预期心脏再同步化治疗将继续迅速改变。临床工作者面临的挑战是如果仍停留在已发表文献上的知识，电生理专科医生掌握的信息可能是过时的。然而，仍需要有经验的专科医生通过多年的经验奠定许多基础概念和原则。目前，有几本心脏电生理学的优秀著作，以传统教科书格式提供了综合信息。《心脏再同步化治疗病例分析》不同于这些传统的书籍，是通过病例的形式，为临床医生在选择患者的原则、进行心脏再同步化治疗的方案、随访患者及评估结果等重点问题上提供指导。每个病例说明一个或多个重要的心脏专科医生必须掌握的概念。对许多病例的仔细研究，有助于临床医生领会许多心脏再同步化治疗的细微差别。

每个病例的书写格式都包括相关的临床背景与影像学要了解和解决的问题。书中提供了必要的图像、造影、超声图像、心脏磁共振图像或计算机断层扫描图像。对病例的结果与治疗策略进行了讨论，并附有支持性的教学信息和重要的相关文献，在讨论结束时，总结了关键的概念。

接受心脏电生理培训的医生、心脏电生理专科医生和准备心脏电生理专科考试或认证的医生都可从《心脏再同步化治疗病例分析》一书中获益。此外，普通心脏科医生、护士和技术人员也可从本书中得到很大的收获。

Cheuk-Man Yu
David L. Hayes
Angelo Auricchio

目录

第七篇　心脏再同步化治疗并发症的处理

第八篇　心脏再同步化治疗无效患者

第九篇　用于心力衰竭监测及远程监测的基于设备的诊断方法

现行的适应证

第一篇

视行的建立

接受心脏再同步治疗患者的阵发性房颤：挑战或常规？

Tobias Toennis, Andreas Metzner, Erik Wissner, and Karl-Heinz Kuck

马旃 译，杨兴生 校

年龄	性别	职业	诊断
58 岁	女性	家庭妇女	扩张性心肌病

病史

患者女性，58 岁，已知有心肌病 3 年。因冠心病于 2006 年在左回旋支近端植入金属裸支架（BMS）。最近一次心脏科就诊时测定的左室射血分数为 32%。患者自述有心脏节律异常，但未做心电图（ECG）。患者同时有 IIb 类外周动脉疾病，并于 2007 年行经皮腔内左侧股动脉血管成形术。

评论

患者心肌病的病因不明。既往有巨细胞病毒肝炎病史，心肌活检显示没有活动性炎症，也没有细菌性或病毒性病变，磁共振显像也没有发现炎症或其他结构性心脏病的迹象。

目前用药

阿司匹林（acetylsalicylate）：100mg/d
卡托普利（enalapril）：5mg/d
琥珀酸美托洛尔（metoprolol succinate）：95mg/d
安体舒通（spironolactone）：25mg/d
托拉塞米（torasemide）：5mg/d
阿托伐他汀（atorvastatin）：20mg/d

评论

由于反复出现低血压，减少了治疗充血性心力衰竭的药物剂量。

目前症状

2008 年 6 月，患者因再次发生与活动无关的胸痛而入院。患者主诉轻微活动即出现气短。

体格检查

血压/心率：110/70mmHg/68bpm
身高/体重：160cm/53kg
颈静脉：无颈静脉压升高
肺/胸部：双肺呼吸音清，无湿啰音、干啰音或哮鸣音
心脏：心律齐，可闻及收缩期杂音并放射至腋下
腹部：腹软，全腹无膨胀及压痛，肠鸣音活跃，未触及肿块
四肢：温暖，无杵状指及发绀，踝部有轻微水肿

评论

患者目前没有实质性心功能失代偿的征象，仅有轻微的外周水肿为充血的标志。

实验室检查

血红蛋白：12.7g/dl
血细胞比容：0.37%
平均红细胞体积：92fl
血小板计数：237/nl
钠：134mmol/L

钾：4.61mmol/L

肌酐：0.9mg/dl

血尿素氮：51mg/dl

肌钙蛋白 T：<0.01μg/L（正常<0.04μg/L）

肌酸激酶：44IU/L

肌酸激酶同工酶（CK-MB）：13IU/L

评论

实验室的检查结果没有明显异常。随后检测的心肌标志物仍然正常。

心电图

表现

心电图显示：窦性心律，心率 68 次/分，电轴左偏，左束支传导阻滞（LBBB），PQ 间期 160 毫秒，QRS 波群时限 160 毫秒，QT 间期 480 毫秒（图 1-1）。

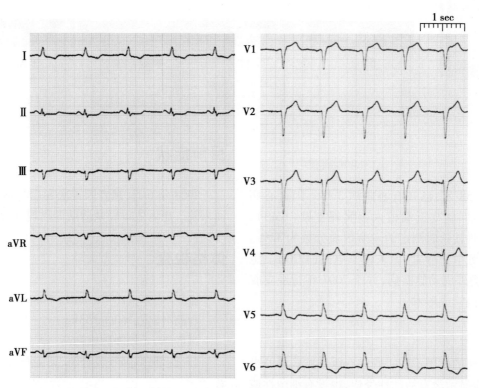

图 1-1　患者入院时 12 导联心电图提示窦性心律，心率 68bpm，左束支传导阻滞（left bundle branch block，LBBB）

评论

如前述，心电图 QRS 波群时限超过 150 毫秒，证实存在完全性左束支传导阻滞。

胸部 X 线片

表现

胸片提示双肺无浸润、无充血、无胸腔积液、心胸比率正常，心脏大小正常。左下肺野可见一个小圆形钙化点，考虑为肉芽肿（图 1-2）。

评论

胸片正常。

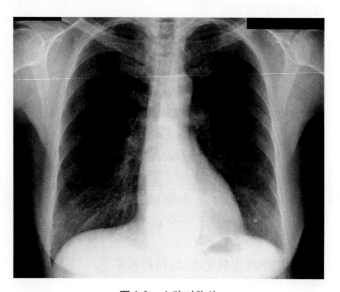

图 1-2　入院时胸片

超声心动图

发现

患者的左房内径(LAD)为35mm,左室舒张末期内径为62mm,左室收缩末期内径为54mm。左室射血分数严重降低(LVEF:30%),左心室运动弥漫性降低,下壁无运动,室间隔至后壁的运动延迟140毫秒,主动脉射血前时间150毫秒,有中度二尖瓣反流,轻度的主动脉瓣和三尖瓣反流,无心包积液,下腔静脉(IVC)和肝静脉无扩张(图1-3)。

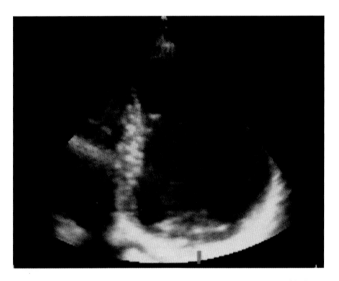

图1-3 超声心动图,心尖四心腔切面提示左心室明显扩大,功能明显降低,并有不同步的征象

评论

超声心动图发现:患者左室功能明显降低,并有显著的机械性不同步,无右室功能衰竭的征象。

心导管检查

血流动力学

血流动力学监测发现左心室功能显著降低至28%,中度二尖瓣反流,无主动脉狭窄,左室收缩末期压力为128mmHg,左室舒张末期压力为20mmHg,肺毛细血管楔压为34mmHg,肺动脉压力64/26/44mmHg,右室压力60/0/9mmHg,右房压力6mmHg,心输出量为2.8L/min。

发现

左主干、左前降支及右冠状动脉未见明显狭窄。回旋支内有支架可见轻微狭窄(图1-4)。

评论

冠状动脉造影提示单支血管病变;无显著性狭窄,左室功能明显降低;伴有肺动脉高压。

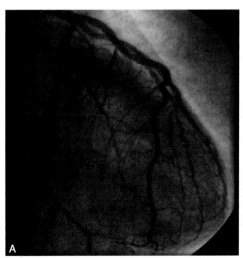
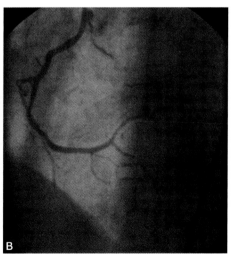

图1-4 冠状动脉造影:右前斜位30°(A),在左前斜位60°并头侧30°(B)显示左冠状动脉(A)和右冠状动脉(B)

临床重点问题与讨论要点

问题

可选择的治疗是什么?

讨论

由于此患者有反复发作的低血压而不能加强心力衰竭的药物治疗。未发现可导致左室功能明显降低的可逆原因。患者在接受最佳药物治疗后,仍存在慢性、严重的左室功能降低(≤35%),符合植入心律转复除颤器作为心脏猝死一级预防的适应证。此外,由于不能强化心力衰竭的治疗,且此患者有 QRS 时间大于150 毫秒的完全性左束支传导阻滞,以及心力衰竭纽约心脏病协会分类(NYHA)Ⅱ级,根据欧洲指南,符合接受心脏再同步化治疗(CRT)的适应证[1]。虽然,指南中没有超声心动图机械性不同步的参数,但也支持再同步治疗。

最终诊断

最终诊断为扩张型心肌病伴左室功能严重降低,心功能Ⅲ级(NYHA 分级),左束支传导阻滞(LBBB),冠状动脉病(单支血管病变),无需干预。

治疗计划

治疗计划包括对心力衰竭的心脏再同步化治疗,以及作为心源性猝死的一级预防,植入心脏再同步化自动转复除颤设备(CRT-ICD)。

介入治疗

计划进行的干预措施是植入可进行远程监测的CRT 除颤设备(CRT-D 系统)。

植入后心电图

发现

植入后心电图显示心房起搏和心房-双心室顺序起搏,心率 70 次/分,PQ 间期 110 毫秒,QT 间期 470毫秒(图 1-5)。

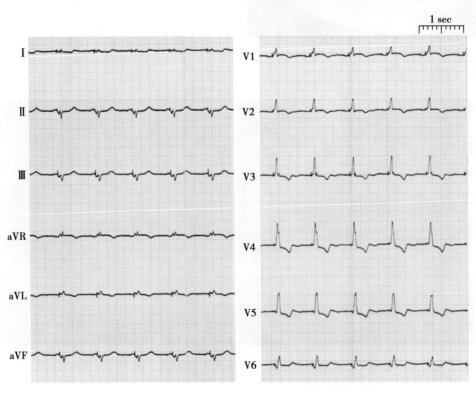

图 1-5 植入 CRT-ICD 设备后的 12 导联心电图提示为窦性心律

评论

心电图证实为双心室起搏心率,QRS 波群宽度显著减少。

植入后胸部 X 线片

发现

植入术后胸片显示双肺无浸润、无占位、无胸腔积液,心胸比率正常,心脏大小正常。ICD 放置于左胸,其 3 条导线分别放置于右心房、右室心尖及冠状窦的侧静脉。在胸部 X 线片上可以看到位于左侧的 ICD 和三根导线,一条位于右室心尖部、一条位于左室侧壁。左下肺野可见一钙化灶,符合肉芽肿。

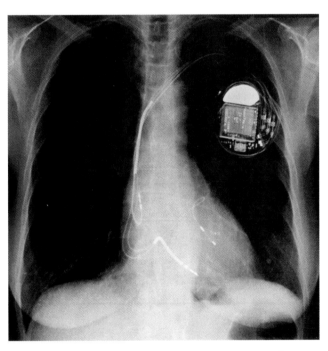

图 1-6 CRT-ICD 植入后胸部 X 线片可显示设备、一条双极心房导线、一条双线圈右室导线和左心室的双极导线位于冠状窦心大静脉的侧支

评论

植入后胸片正常,ICD 及导线位置正常。

超声心动图(植入后 8 周)

发现

植入后 8 周复查的超声心动图显示:左房内径为

36mm,左室舒张末期内径为 54mm,左室收缩末期内径为 45mm,左室射血分数中度降低(32%),左心室运动弥漫性降低,室间隔至后壁运动延迟 80 毫秒,主动脉射血前时间为 105 毫秒,中度二尖瓣反流,轻度主动脉瓣及三尖瓣反流,右室收缩压为 42mmHg,无心包积液,下腔静脉及肝静脉无扩张(图 1-7)。

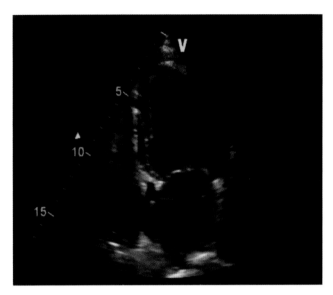

图 1-7 植入后 8 周的超声心动图,心尖四腔心切面显示左室舒张末期及收缩末期内径减少,射血分数有轻度改善

评论

超声心动图显示左心室内径显著减小,机械性不同步得到改善。左室射血分数中度降低,未见机械性不同步征象,无右心充血的征象。

结果

植入 CRT-D 2 天后患者出院,数天后患者感到运动耐量显著改善。

病情过程

植入 CRT-D 3 个月后,由于心室夺获有间断性丢失,患者出现阵发性心房颤动,心功能失代偿复发。开始予以胺碘酮 200mg/d 抗心律失常。基于她的 CHADS-VASC 评分为 3 分,同时予口服苯丙香豆素(phenoprocoumon)抗凝治疗。

植入设备 12 个月后,患者经历了 4 次 ICD 除颤。检测显示,是由于房颤干预导致的不恰当除颤。

发现

心内心电图家庭监测到的心律失常事件证实了心

房颤动伴有快速房室传导,导致检测到快速心室率,触发了 6 次无效的抗快速心律失常起搏以及 2 次除颤。除颤后恢复为窦性心律(图 1-8)。

评论

即使患者在服用胺碘酮抗快速心律失常治疗

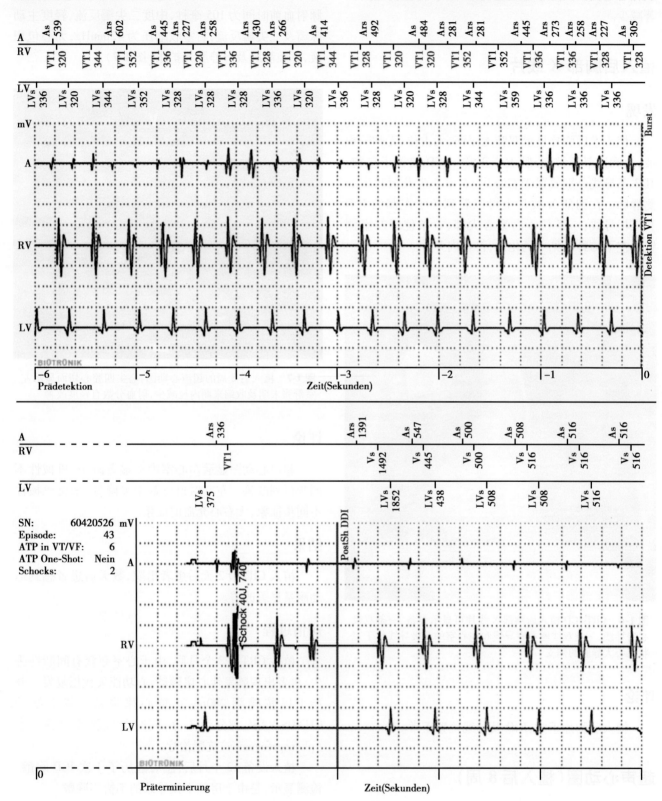

图 1-8　远程监测心内心电图(EGM)记录的心房颤动发作。A,心房内的心内心电图;Ars,心房在不应期的感知;AS,心房感知;LV,左心室内的心内心电图;LVS,左室感知;RV,右心室的心内心电图;VT1,在 VT1 区域的右室感知;Zeit,时间为秒。除颤后(40J)窦性节律恢复

时,房颤伴快速心律失常仍导致数次不适当的 ICD 干预。

临床重点问题与讨论要点

药物治疗外还可选择何种治疗?

讨论

对于已经接受抗心律失常药物治疗但仍有房颤反复发作的患者,另一项治疗选择是通过导管消融完全电隔离肺静脉[4],此方法已被列入最新的房颤治疗指南[5]。与慢性持续性房颤患者比较,房室结消融不推荐用于阵发性房颤患者。首先,由于没有生理性心房收缩对血流动力学的影响,将导致心力衰竭恶化。其次,房室结消融后,患者完全依赖于设备的速率反应功能,而后者并不能完全复制窦房结的生理功能,这将导致运动耐量的下降。

问题

此类患者肺静脉消融的最佳时机是什么?

讨论

如此患者所见,植入 CRT-D 的患者发生的房颤可能通过 2 种机制导致严重问题。植入 CRT-D 的患者可能由于快速传导的房颤使双心室起搏失效导致心功能的恶化[3]。此外,会导致 ICD 治疗不足,可能给患者带来危险及与预后相关的损伤[2,6]。因此,房颤发作后应尽早考虑行肺静脉消融。此外,远程监测是非常有效的方法,应推荐应用于此类患者,以期能够在早期检测到房颤。

治疗计划

对于抗心律失常药物治疗无效的患者应采取肺静脉消融术。

介入治疗

进行左心房三维重建后,应用环形射频导管消融进行肺静脉隔离消融。电隔离操作基于螺旋映射导管记录(图 1-9)。

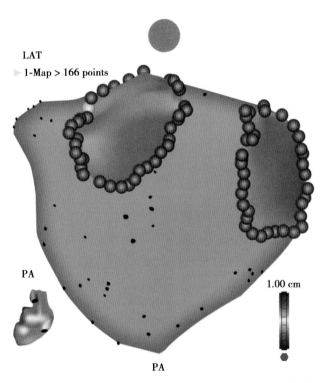

图 1-9 左心房的三维重建电解剖标测系统(CARTO)的后前位视图及围绕同侧肺静脉的环形消融线

结果

患者维持稳定的窦性心律。心衰症状减轻,运动耐量改善(心功能 NYHA Ⅰ 级)。超声心动图结果保持稳定。

参考文献

1. Calkins H, Kuck KH, Cappato R, et al: 2012 HRS/EHRA/ECAS expert consensus statement on catheter and surgical ablation of atrial fibrillation: recommendations for patient selection, procedural techniques, patient management and follow-up, definitions, endpoints, and research trial design—a report of the Heart Rhythm Society (HRS) Task Force on Catheter and Surgical Ablation of Atrial Fibrillation, *Heart Rhythm* 9:632-696, 2012.
2. Dickstein K, Vardas PE, Auricchio A, et al: ESC Committee for Practice Guidelines: 2010 focused update of ESC guidelines on device therapy in heart failure: an update of the 2008 ESC guidelines for the diagnosis and treatment of acute and chronic heart failure and the 2007 ESC guidelines for cardiac and resynchronization therapy—developed with the special contribution of the Heart Failure Association and the European Heart Rhythm Association, *Europace* 12:1526-1536, 2010.
3. Ouyang F, Bänsch D, Ernst S, et al: Complete isolation of the left atrium surrounding the pulmonary veins: new insights from the double-lasso technique in paroxysmal atrial fibrillation, *Circulation* 110:2090-2096, 2004.
4. Poole JE, Johnson GW, Hellkamp AS, et al: Prognostic importance of defibrillator shocks in patients with heart failure, *N Engl J Med* 359:1009-1017, 2008.
5. Santini M, Gasparini M, Landolina M, et al: Device-detected atrial tachyarrhythmias predict adverse outcome in real-world patients with implantable biventricular defibrillators, *J Am Coll Cardiol* 7:167-172, 2011.
6. Wilton SB, Leung AA, Ghali WA, et al: Outcomes of cardiac resynchronization therapy in patients with versus those without atrial fibrillation: a systematic review and meta-analysis, *Heart Rhythm* 8:1088-1094, 2011.

扩张型心肌病伴永久性心房颤动患者植入双心室心脏复律除颤器后的导管消融术

Simon Kircher and Gerhard Hindricks

甘书芬 译,杨兴生 校

年龄	性别	职业	诊断
64 岁	男性	教师	扩张性心肌病,永久性心房颤动

病史

患者诊断为扩张型心肌病,左室射血分数(LVEF)为25%,永久性心房颤动(AF),有肥胖(BMI:32kg/m²)和高血压等心血管疾病的风险因素。于1年前进行血管造影检查排除了显著的冠状动脉疾病,诊断为非缺血型扩张性心肌病,并开始接受心力衰竭的治疗。另外,有显著阵发性房颤的症状,主要表现为心悸、乏力,接受胺碘酮抗心律失常和苯丙羟基香豆素口服抗凝治疗。然而,于3个月后,发现药物引起的甲状腺功能亢进并终止胺碘酮治疗。在过去的数月中,从阵发性房颤发展为持续性房颤。心脏电复律未能恢复为窦性心律,而诊断为持续性房颤,决定停止控制节律的治疗措施,继续服用美托洛尔和洋地黄控制心室率[2]。

尽管给予了最佳的心力衰竭治疗药物,患者仍然有缓慢进行性呼吸困难、疲劳、体力活动明显受限以及踝关节肿胀,符合美国心脏协会(NYHA)心功能Ⅲ级的临床症状。患者还出现反复发作的心律不齐。

目前用药

美托洛尔(metoprolol):95mg,每日两次
苯丙羟基香豆素(phenprocoumon):国际标准化比率为2.5(范围2.0～3.0)
洋地黄毒苷(digitoxin):0.07mg,每日一次
托拉塞米(torasemide):10mg,每日两次
雷米普利(ramipril):10mg,每日一次
安体舒通(spironolactone):25mg,每日一次

目前症状

患者有进行性呼吸困难、体力活动明显受限(心功能 NYHA Ⅲ级)、易疲劳、运动能力严重降低、有轻度的心律不齐和反复踝关节肿胀。无心绞痛、头晕、晕厥等。

体格检查

血压:110/70mmHg;心率 70bpm
身高:184cm,体重:107kg
无颈静脉怒张
肺部/胸部:吸气时双肺底少量细湿啰音,无呼吸音减弱,肺部叩诊无浊音
心脏:心律不齐,心率大约为60bpm,无杂音,无第三心音(S3)或第四心音(S4)
腹部:柔软,肥胖,无触痛,无膨隆,无肝脾肿大,四个象限可闻及肠鸣音
四肢:无发绀,轻度外周性水肿

实验室资料

血红蛋白:9.4mmol/L
血细胞比容:45%
平均红细胞容积:90.6fl
血小板计数:254/nl
钠:137mmol/L
钾:4.5mmol/L

肌酐:101μmol/L

血尿素氮:7.5mmol/L

心电图检查

发现

心电图记录为房颤,最大心率约55bpm,QRS波电轴正常,左束支传导阻滞,QRS间期为150毫秒,QT间期为440毫秒,继发性复极化异常(图2-1)。

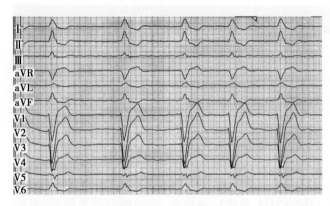

图2-1 体表12导联心电图,记录速度50mm/s(详见正文)

胸片

发现

后前位片显示:全心扩大,少量胸腔积液,轻度肺淤血(图2-2)。

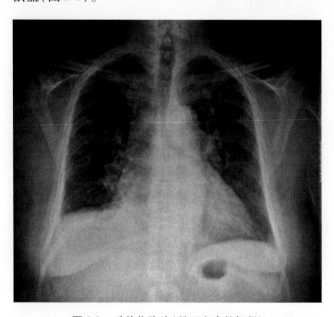

图2-2 后前位胸片(见正文中的解释)

超声心动图

表现

经胸二维超声心动图显示:左心室扩大(左心室舒张末期容量为222ml,左心室舒张末期内径为66mm),左心室收缩功能重度减退,左心室射血分数(LVEF)约35%(图2-3)。胸骨旁长轴切面和心尖四腔切面均显示左心房扩大(胸骨旁长轴切面测前后径约为50mm)(图2-4)。可排除临床相关的心脏瓣膜病。

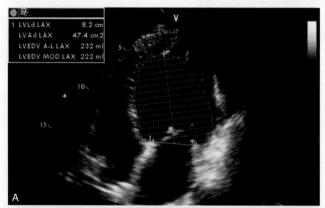

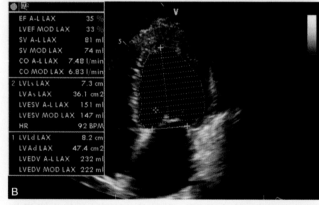

图2-3 经胸二维超声心动图:心尖四腔切面舒张期(**A**)和收缩期(**B**)(详见正文)

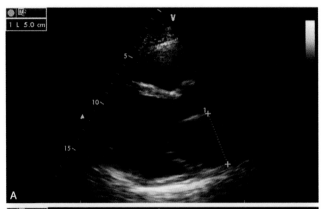

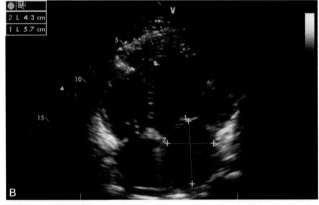

图 2-4　经胸二维超声心动图:胸骨旁左室长轴切面(**A**)和心尖四腔切面(**B**)(详见正文)

临床重点问题与讨论要点

问题

对于收缩期心力衰竭、QRS 波群宽和永久性房颤的患者,是否有支持心脏再同步化治疗(CRT)的临床试验证据?

讨论

在 CRT 的随机临床试验中,房颤患者往往被忽视。而在临床实践中,在接受 CRT 的患者中,有发作性房颤者超过 20%[3]。根据前瞻性研究的荟萃分析证明,持续性或永久性房颤患者的心脏功能和预后,均可从 CRT 中受益[11]。此外,在多中心纵向观察研究中,平均随访时间为 34 个月,接受 CRT 的窦性心律患者和永久性房颤患者的死亡率相似[6]。欧洲心脏病学会(ESC)最近的指南建议永久性房颤、NYHA 心功能 Ⅲ/Ⅳ 级、LVEF≤35%、QRS 间期≥130 毫秒(2013 年 ESC 指南为 QRS 间期≥120 毫秒)和(或)心室频繁起搏的起搏器依赖患者,可考虑植入双心室起搏器或可植入式心脏复律除颤器(ICD)(Ⅱa 类)以降低发病

率[1,4]。

问题

对于永久性房颤患者,植入 CRT 装置时是否需植入心房电极?

讨论

如果心脏电复律不能恢复至窦性心律或者没有控制节律的治疗措施,房颤可定义为永久性[2,7]。这些患者是否需要心房电极是有争议的,因为植入额外的心房电极可能不必要地增加围术期并发症的风险。在一项多中心、纵向的回顾性分析研究中,330 例植入 CRT 装置的永久性房颤患者平均随访 42 个月[7];在研究期间,大约有 10% 的患者自发地恢复为窦性心律。接受 CRT 治疗后,QRS≤150 毫秒,左心室舒张末期内径≤65mm,左心房内径≤50mm,房室结消融是恢复窦性心律的预测因子。

问题

消融治疗策略,也就是房室结消融或左心房导管消融,是否能够改善永久性房颤患者 CRT 治疗的疗效?

讨论

已接受 CRT 治疗的永久性房颤患者进行房室结消融的理论基础是控制心室率,以确保最大双心室起搏时间和获得规则的心室节律,因为 CRT 的治疗效果依赖于双心室 100% 的起搏率,不规则的 RR 间期与心脏功能恶化相关[9,10]。Gasparini 等对 673 例心力衰竭且接受 CRT 治疗的患者进行的研究结果表明,永久性房颤接受房室结消融后的患者与窦性心律患者一样,左心室功能和容量均得到实质性、可持续的长期改善[5]。此外证实,与只接受药物控制心室率的房颤患者相比,接受房室结消融术能显著地降低所有原因的死亡率[6]。当前欧洲心脏协会指南声明,为确保足够的起搏率,可能需要房室结消融[1,4]。在无或有中度心脏疾病的患者中,导管消融术对房颤的作用已经很明确,尤其是对阵发性房颤的患者[2]。然而,导管消融术对收缩期心力衰竭患者的作用尚未能很好地确定。在利用肺静脉腔隔离与房室结消融并双心室起搏治疗有房颤的充血性心力衰竭患者的对比试验(PA-BA-CHF)中,81 例有药物难治疗的房颤(其中 50% 为持续或长期持续性房颤)且 LVEF≤40% 的患者,被随机分配到肺静脉隔离组(加上额外的线性损伤)或房

室结消融并双心室起搏组[8]。6 个月后,导管消融组中 71% 的患者房颤消失,无需抗心律失常药物治疗。在改善左室射血分数、功能能力和生活质量方面,导管消融组优于房室结消融和 CRT 组的患者。2012 年,美国心律学会、欧洲心律协会、欧洲心律失常学会有关房颤的导管消融和外科消融的专家共识声明:根据目前的研究,认为在严格挑选的心力衰竭患者中,导管消融可能是一个合理的治疗选项。

最后诊断

患者的最后诊断为 LVEF 35% ,QRS 波群宽,有显著症状的扩张性心肌病和永久性房颤。

治疗方案

根据目前指南,患者符合 CRT 的治疗标准(LVEF 35% ,最佳药物治疗后的心功能仍为 NYHA,Ⅲ级,QRS 间期 150 毫秒)[1,4]。因此,在心脏恢复代偿时,植入含心房电极的双心室 ICD 装置。

介入治疗

成功地植入双心室 ICD 装置。

结果

植入双心室 ICD 装置 6 个月后,超声心动图显示,患者的心脏功能有轻微改善。然而,心脏功能的改善并没有转化为临床效益,尽管 CRT 有效(双心室起搏比率约为 98%),患者临床症状依然明显(NYHA 心功能Ⅲ级)。因此需重新考虑控制节律治疗,基于 PA-BA-CHF 研究的数据,该研究表明尽管左心房扩大明显(肺静脉隔离组,左心房直径的平均值为 49±5mm),仍有很多患者可以恢复窦性心律[8],考虑为患者做左心房导管消融。

经房间隔进入左心房,利用左心房在电解剖标测系统的 CT 三维模型(图 2-5),环形消融线围绕同侧肺静脉成对放置在窦水平,以达到完全的肺静脉隔离(也就是,双向传导阻滞)。随后,建立左心房的双相电压模拟图以确定潜在的房颤触发点或房颤的永久性基质。然而,电压模拟图只显示大于 0.5mV 的电压,而此电压被定义为代表正常组织。因此没有进一步进行基质修改。手术过程结束时恢复了窦性心律,利用

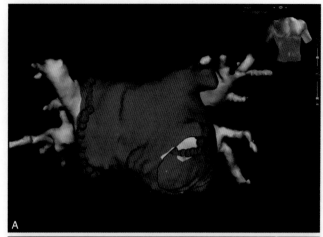

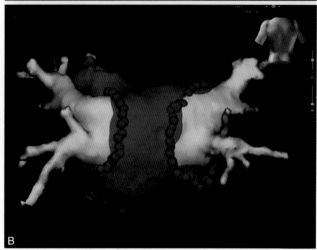

图 2-5 由手术前计算机断层扫描和登记入三维电解剖标测系统衍生的左心房和肺静脉的三维模型的前后观(A)和后前观(B)。红点表示环形消融线,紫色区域表示双相电压的幅值大于 0.5mV (按定义为正常电压)

心房短阵快速起搏,没有诱发持续性房性心律失常。

发现

导管消融后,在随访的 6 个月期间,没有观察到提示房颤复发或房性心动过速的症状。患者心功能状态明显改善,为 NYHA 心功能Ⅰ级,LVEF 增加到 40% 。

参考文献

1. Brignole M, Auricchio A, Baron-Esquivias G, et al: 2013 ESC guidelines on cardiac pacing and cardiac resynchronization therapy, *Eur Heart J* 34:2281-2329, 2013.
2. Calkins H, Kuck KH, Cappato R, et al: 2012 HRS/EHRA/ECAS Expert Consensus Statement on Catheter and Surgical Ablation of Atrial Fibrillation: recommendations for patient selection, procedural techniques, patient management and follow-up, definitions, endpoints, and research trial design, *Europace* 14:528-606, 2012.
3. Dickstein K, Bogale N, Priori S, et al: The European cardiac resynchronization therapy survey, *Eur Heart J* 30:2450-2460, 2009.
4. Dickstein K, Vardas PE, Auricchio A, et al: 2010 Focused Update

of ESC Guidelines on device therapy in heart failure: an update of the 2008 ESC Guidelines for the diagnosis and treatment of acute and chronic heart failure and the 2007 ESC Guidelines for cardiac and resynchronization therapy. Developed with the special contribution of the Heart Failure Association and the European Heart Rhythm Association, *Europace* 12:1526-1536, 2010.

5. Gasparini M, Auricchio A, Regoli F, et al: Four-year efficacy of cardiac resynchronization therapy on exercise tolerance and disease progression: the importance of performing atrioventricular junction ablation in patients with atrial fibrillation, *J Am Coll Cardiol* 48:734-743, 2006.

6. Gasparini M, Auricchio A, Metra M, et al: Multicentre Longitudinal Observational Study (MILOS) Group: Long-term survival in patients undergoing cardiac resynchronization therapy: the importance of performing atrio-ventricular junction ablation in patients with permanent atrial fibrillation, *Eur Heart J* 29:1644-1652, 2008.

7. Gasparini M, Steinberg JS, Arshad A, et al: Resumption of sinus rhythm in patients with heart failure and permanent atrial fibrillation undergoing cardiac resynchronization therapy: a longitudinal observational study, *Eur Heart J* 31:976-983, 2010.

8. Khan MN, Jaïs P, Cummings J, et al: PABA-CHF Investigators. Pulmonary-vein isolation for atrial fibrillation in patients with heart failure, *N Engl J Med* 359:1778-1785, 2008.

9. Koplan BA, Kaplan AJ, Weiner S, et al: Heart failure decompensation and all-cause mortality in relation to percent biventricular pacing in patients with heart failure: is a goal of 100% biventricular pacing necessary? *J Am Coll Cardiol* 53:355-360, 2009.

10. Melenovsky V, Hay I, Fetics BJ, et al: Functional impact of rate irregularity in patients with heart failure and atrial fibrillation receiving cardiac resynchronization therapy, *Eur Heart J* 26:705-711, 2005.

11. Upadhyay GA, Choudhry NK, Auricchio A, et al: Cardiac resynchronization in patients with atrial fibrillation: a meta-analysis of prospective cohort studies, *J Am Coll Cardiol* 52:1239-1246, 2008.

心脏再同步治疗对右束支传导阻滞患者的疗效

Matthew T. Bennett, John A. Yeung-Lai-Wah, and Anthony S. L. Tang

孙静平 译

年龄	性别	职业	诊断
71 岁	男	退休电工	缺血性心肌病 射血分数降低

病史

患者为 71 岁,男性,已随访 20 年。吸烟 50 年,每天一包,有高血压。他母亲在 60 岁时患心肌梗死,其他家庭成员没有心血管疾病。患者在 52 岁时患心肌梗死,曾接受溶栓治疗,后服用阿司匹林每日 325mg。

9 年前,患者因心绞痛加重(加拿大心血管学会 Ⅲ 级)就医。运动甲氧基异腈(MIBI)测试:运动 6 分钟后,心前导联出现 ST 段压低,运动持续 9 分钟,ST 压低的最大幅度为 0.2mV,持续 3 分钟恢复。核素显像提示:前壁和前间隔的大部分有可逆性的缺损。随后,造影显示左前降支(LAD)的近端动脉狭窄 90%,冠状动脉的左主干狭窄 40%,右冠状动脉的近端和中段狭窄 50%,回旋支狭窄 60%。患者接受了血管成形术,在左前降支近端放置了裸金属支架。此后,他开始服用血管紧张素转换酶(ACE)抑制剂、他汀类药物、噻吩并吡啶类药物和阿司匹林,并接受心脏康复方案的治疗。当时,超声心动图显示:射血分数为 50%,右心室功能正常,有轻度至中度二尖瓣关闭不全,三尖瓣轻度反流(没有其他瓣膜病),右心室收缩压为 25mmHg。

1 年前,患者在度假野营时发生急性下壁心肌梗死,在疼痛发作 30 小时后就医,血管造影提示右冠状动脉近端闭塞。回旋支的侧支为右冠状动脉远端供血。回旋支动脉狭窄为 75%,左主干狭窄为 60%,左前降支中段狭窄 70%。左心室造影显示,射血分数为 45%,有重度二尖瓣关闭不全。

随后的超声心动图结果显示射血分数为 45%,有重度二尖瓣关闭不全。左心室下壁无运动,前壁运动功能减退。二尖瓣的形态正常。二尖瓣反流的方向向后,是由于下壁运动异常导致后叶关闭异常所致。

建议患者做冠状动脉搭桥和二尖瓣修复或者置换术。患者接受了左胸廓内动脉移植至左前降支的中段,第二对角支的远端,用大隐静脉从主动脉移植到右冠状动脉的第一钝缘支(较大)的远端,跳过第二钝缘支,用大隐静脉从主动脉架桥到右冠状动脉的远端。外科医生认为换瓣的疗效最佳,因此做了机械二尖瓣置换术。

术后立即行超声心动图显示:没有二尖瓣关闭不全,射血分数为 20%。虽然患者术后曾并发肺水肿和周围水肿,但在手术后 10 天后仍然选择出院。给予阿司匹林、ACE 抑制剂、他汀类药物、利尿剂和低剂量 β 受体阻滞剂治疗。

患者出院后,在心脏功能和心力衰竭门诊就诊,每周一次,服药的剂量逐渐调整到目标剂量。此后,患者未因心力衰竭住院。手术后 3 个月,患者被转诊接受心脏电生理专科治疗。

评论

71 岁的退休电工,患缺血性心脏疾病,经血运重建及最佳药物治疗后,射血分数仍持续降低。

目前用药

雷米普利(ramipril):10mg,每天早上

阿司匹林(aspirin):81mg/d,每天早上

香豆素(coumadin):剂量滴定以达到国际标准化比值(2.5~3.5),每天早上

比索洛尔(bisoprolol):10mg/d,每天晚上

螺内酯(spironolactone):25mg/d,每天晚上

阿托伐他汀(atorvastatin):80mg,每天晚上

评论

患者已接受最佳的药物治疗。

目前症状

患者否认端坐呼吸及夜间阵发性呼吸困难,但步行一个平坦街区就因为呼吸急促而停止。

评论

患者经血运重建及最佳药物治疗后,仍有心力衰竭,为纽约心脏协会Ⅲ级。

体格检查

血压/心率:98/60mmHg(左手臂,坐姿),55bpm(休息时)

身高/体重:177.5cm/82kg

颈静脉:3cm胸骨角以上,腹颈静脉回流阳性

肺/胸:呼吸音正常,无捻发音或哮鸣音

心脏:第一心音(S1)正常,第二心音(S2)宽,有分裂,有第三心音(S3),无第四声音(S4),无心脏杂音

腹部:无肝脾肿大,无腹主动脉增宽

四肢:温暖,灌注良好,足部水肿2级

评论

患者有轻度容量过度负荷。

实验室数据

血红蛋白:123g/L

血细胞比容:38%

平均红细胞体积:82fl

血小板计数:$200×10^3/\mu l$

钠:141mmol/L

钾:4.1mmol/L

肌酐:152mmol/L

血尿素氮:7mmol/L

评论

患者有慢性肾功能不全,以前曾有三次急性肾功能不全及肾前性氮质血症,肌酐水平高已持续12个月。

心电图

发现

12导联心电图(ECG):窦性心动过缓,心率60bpm,右束支传导阻滞(RBBB),左前半阻滞(图3-1)。

评论

心电图的发现右束支阻滞很宽,QRS间期为220毫秒。

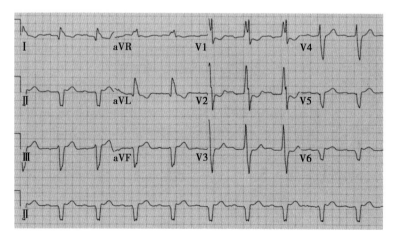

图 3-1

超声心动图

发现

一周前的超声心动图结果显示射血分数 20%，左室舒张末期和收缩末期的内径分别为 66mm 和 52mm，二尖瓣血流动力学正常，室间隔矛盾运动，左心房内径为 62mm。

评论

胸骨旁长轴切面（图 3-2）显示左心室重度扩张，射血分数严重降低。

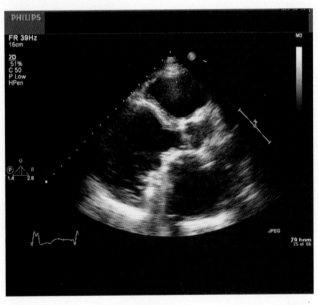

图 3-2

临床重点问题与讨论要点

问题

植入双心室心脏除颤器（BI-VICD）与植入心律转复除颤器（ICD）相比的优越性是什么？

讨论

不同步被定义为心脏的各腔室之间或心室的各个壁之间的收缩或舒张不在同一时间。房室不同步是心房和心室之间不同步，V-V 不同步（称为室间不同步）是指左和右心室之间不同步，心室内不同步是指一个心室内的各个壁之间的不同步。

束支传导阻滞是因一侧心室延迟激活而产生的

V-V 不同步。这是研究者试图置入左心电极使心室重新同步化，改善束支传导阻滞及心力衰竭症状的原因之一。

两项随机和非随机的试验显示，双心室起搏除颤器对有宽 QRS 波及射血分数降低的患者有疗效。试验中包括左束支传导阻滞（LBBB）和右束支阻滞的患者。然而，迄今仅有四项随机试验研究是根据 QRS 波形态进行分组，分析双心室起搏对心力衰竭患者的死亡或住院率的影响。

药物、起搏和除颤治疗心力衰竭的比较试验（COMPANION）、心力衰竭的心脏再同步化（CARE-HF）试验、多中心自动除颤器植入与心脏再同步化治疗（MADIT-CRT）研究和同步-除颤治疗心力衰竭试验（RAFT）均显示双心室起搏或植入除颤器的疗效优于药物治疗，或双心室起搏的疗效优于标准的单心室起搏除颤[1,3,5,6]。在这些试验中，患者有左束支传导阻滞（LBBB）和右束支阻滞，患者的主要终点（因心脏衰竭或心血管事件的死亡和住院）显著降低（表 3-1）。在以上的所有试验中，均没有对右束支阻滞、室内传导阻滞或左右双束支阻滞等亚组疗效的研究。

虽然有左束支和右束支传导阻滞的患者心室间的活动不同步，其他因素如左心室内的不同步，也应从双心室起搏治疗中获益。这些因素是否与右束支传导阻滞相互排斥？有这些因素的右束支传导阻滞患者是否可受益于双心室起搏治疗？

在同步-除颤治疗心力衰竭试验中，对 RBBB 患者，根据 QRS 波的时限进一步分析了双心室起搏的疗效。在 QRS 时间小于 160 毫秒的患者中，双心室起搏的疗效不优于单心室起搏除颤。然而，在 QRS 波群时间≥160 毫秒的右束支传导阻滞患者中，心脏再同步化治疗可降低死亡率和心衰住院率，其结果优于单心室起搏除颤。

进一步审查患者的病历后发现，他以前就有左束支传导阻滞（图 3-3）。据推测，实际上以前是传导非常缓慢的不完全性左束支传导阻滞。左束支的传导很慢，几乎是"停止"。在右束支传导阻滞的患者中，此现象明显。这表明右束支传导阻滞的患者可能有潜在的左束支传导阻滞。

问题

在 QRS 波群呈非特异性室间传导延迟的患者，双心室起搏是否可改善死亡率或发病率？

表 3-1 根据 QRS 波形态分析双心室起搏的疗效

试验	编号	对照	治疗	终点	总体 RRR(%)	RRR in Non-LBBB
COMPANION	1520	药物治疗	双心室起搏器或心律转复除颤器	因心力衰竭死亡或住院率	双心室起搏器 34% 双心室起搏心律转复除颤器 40%	无差异
CARE-HF	813	药物治疗	双心室起搏器	因心血管事件死亡或住院治疗	37%	无差异
RAFT	1798	心律转复除颤器	双心室起搏心律转复除颤器	因心力衰竭死亡或住院率	25%	无差异
MADIT-CRT	1820	心律转复除颤器	双心室起搏心律转复除颤器	死亡或心力衰竭住院率	44%	无差异

* 参见正文:在 QRS 时间小于 160 毫秒的患者中,双心室起搏的疗效不优于单心室起搏。然而,对于 QRS 波群时间大于等于 160 毫秒的右束支传导阻滞患者,心脏再同步化治疗可降低死亡率和心衰住院率,其结果优于单心室起搏除颤。

COMPANION,起搏和除颤治疗心力衰竭的比较试验;CARE-HF,心力衰竭的心脏再同步化试验;MADIT-CRT,多中心自动除颤器植入与心脏再同步化治疗研究;RAFT,同步-除颤治疗心力衰竭试验;RRR,相对危险度降低;Non-LBBB,无左束支传导阻滞

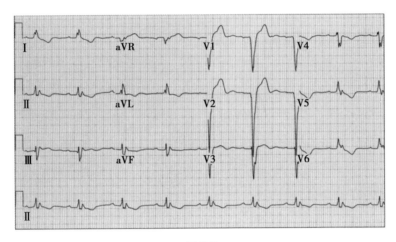

图 3-3

讨论

上述的三项临床试验分析了双心室起搏对非特异性心室内传导延迟(IVCD)患者的疗效。在心力衰竭的心脏再同步化(CARE-HF)试验中,非特异性心室内传导延迟的患者仅有 10 例。与随机对照组相比,心血管事件的发生率似乎是没有什么区别,双心室起搏组为 2/4,药物治疗组为 2/6[4]。在多中心自动除颤器植入与心脏再同步化治疗(MADIT-CRT)研究中,308 例心室内传导延迟的患者,双心室起搏对心力衰竭事件或死亡的终点没有疗效[7]。在同步-除颤治疗心力衰竭试验(RAFT)中,207 例心室内传导延迟的患者被随机分为双心室起搏或单心室起搏除颤两组,两组间的死亡和心脏衰竭住院率相似[6]。

问题

与单心室起搏除颤相比,植入同步-除颤器有什么额外的风险?

讨论

在多中心自动除颤器植入与心脏再同步化治疗的研究(MADIT-CRT)和同步-除颤治疗心力衰竭随机试验(RAFT)中,患者被随机分入同步-除颤起搏和单心室除颤起搏两组[5,6]。两项试验中的患者,都使用进入冠状窦的带鞘导管,放置左心电极。同步-除颤起搏组患者的血胸/气胸风险明显高于单心室除颤起搏组(RAFT:1.2% vs 0.9%;MADIT-CRT:1.7% vs 0.8%)。

同步-除颤起搏组(CRT-D)与单心室除颤起搏组

（ICD）相比，需要干预的起搏器囊袋血肿的发生较为普遍（RAFT：1.6% vs 1.2%；MADIT-CRT：3.3% vs 2.5%）。通常，CRT-D 组发生起搏器囊袋感染率比 ICD 组高（RAFT：2.4% vs 1.8%；MADIT-CRT：1.1% vs 0.7%）。在 CRT-D 组，需要处理的导联移位的发生率高于 ICD 组（RAFT：6.9% vs 2.2%；MADIT-CRT：6.9% vs 4%）。此外，在 CRT-D 组的患者有发生冠状动脉窦夹层的风险（0.7% ~1.2%）。

最终诊断

患者 71 岁，有缺血性心脏病，二尖瓣反流，二尖瓣置换术后，冠状动脉旁路移植术后，最佳药物治疗，射血分数持续低，有心功能 III 级的症状。心电图呈右束支传导阻滞，QRS 波群时间为 220 毫秒。

治疗计划

与患者讨论植入 CRT-D 与 ICD 相比的好处与风险后，患者希望植入 CRT-D。

介入治疗

植入同步-除颤起搏器后，冠状静脉窦造影确定冠状窦的后侧支为插入左心电极的合适位置（图 3-4）。术中，首先插入高电压的起搏电极，其次是右心房的起搏感知电极。然后，进行冠状静脉窦静脉造影（图 3-5 和图 3-6）。唯一合适的静脉是冠状窦的一个侧支。需要用血管成形术的导管将左心电极放到最终位置（图 3-7）。

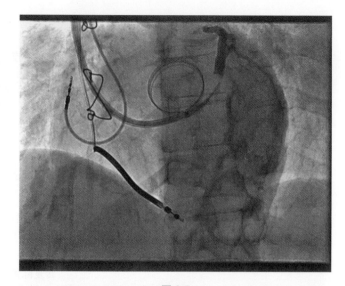

图 3-5

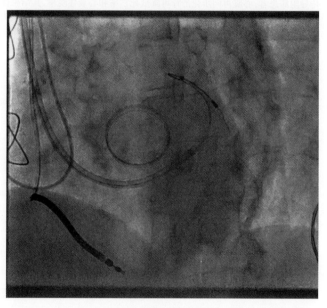

图 3-6

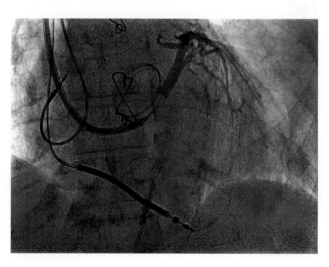

图 3-4

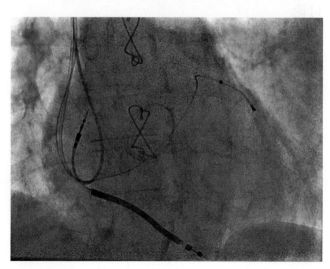

图 3-7

起搏器被程控为 DDDR 模式,心室率为 50 到 120bpm。房室延迟的感知为 180 毫秒,房室延迟为 150 毫秒。心室间(V-V)延迟被程控为左心室的刺激早于右心室刺激 20 毫秒。

患者的随访心电图显示:双心室起搏的窦性节律,

QRS 波群比术前窄(图 3-8)。

胸片显示:心脏扩大(图 3-7 和图 3-9),右心室和右心房的导线位置满意,左心室的起搏导线在左心室的侧面(图 3-10)。

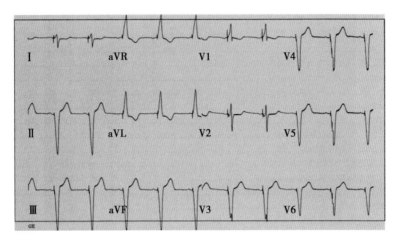

图 3-8

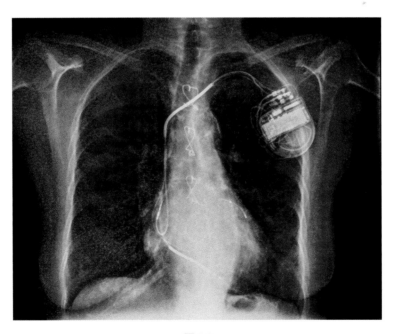

图 3-9

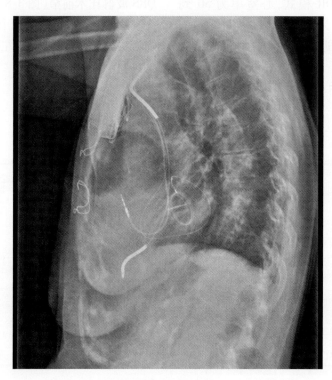

图 3-10

结果

患者 1 个月后复诊。症状改善，现在他可以走七条街，感觉体力有明显改善。维持以前所有的药物及用量。

参考文献

1. Birnie DH, Ha A, Higginson L, et al: Importance of QRS duration and morphology in determining response to cardiac resynchronization therapy: results from the Resynchronization-Defibrillation for Ambulatory Heart Failure Trial (RAFT). *Heart Rhythm,* 9(Suppl 5): S295-S296, 2012.
2. Bristow MR, Saxon LA, Boehmer J, et al: Cardiac-resynchronization therapy with or without an implantable defibrillator in advanced chronic heart failure, *N Engl J Med* 350:2140-2150, 2004.
3. Cleland JG, Daubert JC, Erdmann E, et al: The effect of cardiac resynchronization on morbidity and mortality in heart failure, *N Engl J Med* 352:1539-1549, 2005.
4. Gervais R, Leclercq C, Shankar A, et al: Surface electrocardiogram to predict outcome in candidates for cardiac resynchronization therapy: a sub-analysis of the CARE-HF trial, *Eur J Heart Fail* 11:699-705, 2009.
5. Moss AJ, Hall WJ, Cannom DS, et al: Cardiac-resynchronization therapy for the prevention of heart-failure events, *N Engl J Med* 361:1329-1338, 2009.
6. Tang AS, Wells GA, Talajic M, et al: Cardiac-resynchronization therapy for mild-to-moderate heart failure, *N Engl J Med* 363:2385-2395, 2010.
7. Zareba W, Klein H, Cygankiewicz I, et al: Effectiveness of cardiac resynchronization Therapy by QRS Morphology in the Multicenter Automatic Defibrillator Implantation Trial-Cardiac Resynchronization Therapy (MADIT-CRT), *Circulation* 123: 1061-1072, 2011.

心脏再同步化治疗对 QRS 间期 120～150 毫秒患者的疗效

Raphaël P. Martins, Erwan Donal, and Jean-Claude Daubert

孙静平 译

年龄	性别	职业	诊断
68 岁	女性	退休	原发性左心室严重不同步导致功能障碍及充血性心力衰竭,QRS 中度延长,左心室不扩张

病史

患者在儿童期有淋巴结结核、甲状腺癌(经手术与放射治疗)和抑郁的病史。

20 多年前,做甲状腺切除术时心电图记录正常。之后,发生渐进性左束支传导阻滞(LBBB),8 年前的 QRS 波群时间为 120,2 年前为 135 毫秒。经胸超声心动图显示左室射血分数正常(LVEF,60%)。

评论

患者的病史显示有逐渐加宽的 QRS 综合波,以及渐进性左束支传导阻滞(LBBB)伴左心室功能正常。

目前用药

左旋甲状腺素(levothyroxine):75mcg/d

目前症状

近 1 年内,患者逐渐感到运动耐受力降低,与下肢水肿相关的体重增加,呼吸急促(纽约心脏协会 Ⅲ级)。开始服用雷米普利(ramipril)、比索洛尔(bisoprolol)、呋塞米 furosemide)进行治疗,无显著疗效。患者因充血性心力衰竭第一次住院。

评论

患者的临床病史提示有进行性充血性心力衰竭。

体格检查

血压/心率:115/70mmHg/80bpm
身高/体重:165cm/80kg(与过去相比增加 10kg)
颈静脉:颈静脉扩张
肺/胸:呼吸急促(NYHA Ⅲ 级),呼吸速率增大,肺部布满湿啰音
心脏:心音正常,无杂音
腹部:无腹水,按压肝脏时有肝颈静脉回流
下肢:下肢水肿(脚踝,腿)

评论

患者的临床表现是典型的充血性心力衰竭。

实验室数据

血红蛋白:11g/dl
血细胞比容:40%
红细胞平均体积:90fl
血小板计数:$280×10^3/\mu l$
钠:138mmol/L
钾:4.1mmol/L
肌酐:85μmol/L
血尿素氮:5mmol/L

评论

血分析显示有轻度贫血,可能与充血性心脏衰竭有关。

心电图

结果

心电图显示窦性心律,80 次/分,房室传导正常(PR 间期为 160 毫秒),典型的左束支传导阻滞图形,QRS 波群时间为 135 毫秒,QRS 电轴为 –35°(图 4-1)。

诊断

典型左束支传导阻滞(LBBB)的心电图标准是:QRS 波 ≥120 毫秒,有切迹,或在侧壁导联上的 R 波模糊,V5 和 V6 无 Q 波,V5 和 V6 导联上的 R 波大于 60 毫秒,ST 和 T 波与 QRS 波的极性相反。

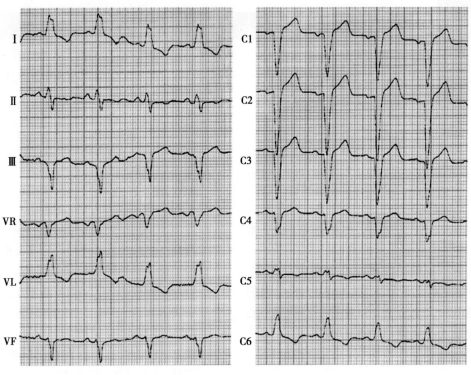

图 4-1

超声心动图

结果

胸骨旁长轴切面显示:左室舒张末期内径为 55mm,有间隔闪光(译者注:septal flash,描述左束支传导阻滞患者的心室间隔提早内移)(图 4-2,A)。双平面 Simpson 方法测量 LVEF 为 33%(图 4-2,B)。轻度二尖瓣反流,心房不大(直径为 3.2cm,面积为 15cm²)。

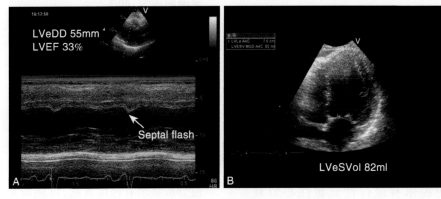

图 4-2

评论

虽然左心室功能受损,但左心室不扩张(面积<$33mm/m^2$)。

发现

在胸骨左缘短轴的脉冲波多普勒记录的肺动脉血流速度曲线上,从 QRS 波群的开始到肺动脉开始射血的时间为 85 毫秒(图 4-3,A)。在心尖五心腔切面的脉冲多普勒记录的主动脉血流速度曲线上,从 QRS 波开始测量到主动脉开始射血前期的时间为 183 毫秒(图 4-3,B)。心室内的机械延迟为 98 毫秒,证明心室内的不同步。心室充盈时间与 RR 周期长度之比少于 40%(128/709=18%),可证明房室的不同步(图 4-3,C)。心尖四腔心切面显示,左心室壁的前侧壁(红色)运动延迟;室间隔(红色箭头)和侧壁(黄箭头)之间延迟的时间为 301 毫秒(图 4-3,D),证明有左心室内的不同步(图 4-3,E)。

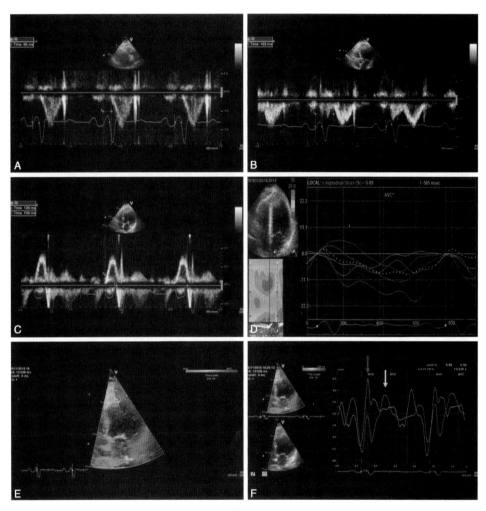

图 4-3

评论

超声心动图显示在房室间、心室间和心室内均有机械不同步。特别是左心室内的同步性严重受损,侧壁的除极很晚。

导管

冠状动脉造影

发现

冠状动脉造影显示冠状动脉无狭窄。

评论

鉴于冠状动脉狭窄是左心室扩张最常见的原因，应该做冠状动脉造影以排除冠状动脉病（对于心电图有左束支传导阻滞型的患者，运动试验常常无帮助）。通常，左前降支或两支以上其他冠状动脉有明显狭窄，可诱发心肌病。

临床重点问题与讨论要点

问题

在总人口中，左束支传导阻滞的发生率是多少？

讨论

在一般人群中，估计左束支传导阻滞的发生率为 0.3% ~ 1.2%，男性高于女性。在大多数情况下，左束支传导阻滞与结构性心脏病（如缺血、扩张或瓣膜性心脏病和高血压）相关。发病率随年龄增长而增加。然而，在 0.1% 的健康人中也可观察到左束支传导阻滞。流行病学研究表明，左束支传导阻滞与预后差及全因死亡率增加相关。

问题

虽经接受最佳的药物治疗，但症状仍持续，左心室射血分数受损的患者，是否适合植入心脏再同步除颤器（CRT-D）？

讨论

心脏同步化治疗的 I 类适应证是：经最佳的药物治疗后，仍有症状性心力衰竭，功能分类为 NYHA III 或 IV，典型的左束支传导阻滞模式，QRS 波 ≥120 毫秒，窦性心律，LVEF ≤35%，左心室扩张（内径无标准要求）[6]。

植入心脏同步化起搏器（CRT-P）或心脏同步化起搏除颤器（CRT-D）的适应证的标准类似。对于有植入除颤器适应证、预期生存时间超过 1 年、功能状态良好的患者，应优先植入 CRT-D。

有轻度心衰症状和 QRS 波群的宽度 ≥150 毫秒的患者，应优先植入 CRT-D 而不是 CRT-P 装置。

问题

QRS 时限对于心脏同步化治疗减少临床事件的影响是什么？

讨论

传统上，指南推荐为有心衰症状（NYHA 心功能分级 III 或 IV）和 QRS 波时间 ≥120 毫秒的患者植入心脏再同步起搏除颤器。这是基于两项大型临床试验，心脏再同步治疗心力衰竭（CARE-HF）[2] 和心力衰竭的药物治疗、起搏和除颤的比较研究（COMPANION）的结果[1]。然而，在最近的再同步治疗心力衰竭研究中，大多数患者确定纳入的标准是 QRS 时限大于 150 毫秒。

最近，在再同步化治疗对收缩期左心功能不全逆转重塑的研究（REVERSE）[5] 和多中心心脏再同步化自动除颤器植入治疗试验（MADIT-CRT）[7] 研究中，扩大纳入的心力衰竭症状标准包括了无症状或有轻微心力衰竭症状（NYHA 功能 II 类）的患者。虽然观察无症状的患者没有任何好处，但是，在这两项研究中，观察到主要终点（即心脏衰竭临床综合反应和全因死亡率和心衰的发生率）都显著减少。

在心脏再同步化治疗对收缩期左心功能不全逆转重塑的研究（REVERSE）中，根据基线 QRS 时间的亚组分析显示，QRS 延长（>150 毫秒）和有明显心室内不同步的患者从再同步化治疗中获益最多[3]。同样，多中心心脏再同步化自动除颤器植入治疗试验（MADIT-CRT）的亚组分析显示：QRS 波群 ≥150 毫秒的患者从再同步化治疗中获益大于那些 QRS 波群较窄的患者[11]。最近发布的门诊心力衰竭患者同步-除颤试验（RAFT）也证实了这些结果，因为在 QRS ≥150 毫秒的患者中，植入心脏同步化自动除颤器（CRT-D）患者的疗效高于单独植入自动除颤器（ICD）的患者[9]。

这三项最近的研究结果导致欧洲心脏病学会（ESC）于 2010 年修改了指南：

考虑植入 CRT 装置的 I 类适应证为：轻度症状性心脏衰竭和 QRS ≥150 毫秒的患者[9]。

然而，这些亚组分析和成本、潜在的并发症及较高的无应答率提出了一个问题，即是否应该对有或无症状但 QRS 时间 ≥150 毫秒的患者使用再同步化治疗。这是个有争论的问题，尤其在最近出版的前面提到的 5 项研究（即 CARE-HF[2]，COMPANION[1]，REVERSE[5]，MADIT-CRT[7] 和 RAFT[9]）之后。研究总共涉及 5813 例患者，其中有 62.3% 的患者 QRS 间期严重延长，37.7% 患者的 QRS 波群有中度延长[8]。QRS 波群时间严重延长患者的复合临床事件减少 40% ［风险比 0.6；95% 可信区间（CI），0.53 ~ 0.67］。相反,对于 QRS 波群时限中度延长的患者,无论在植入时的 NYHA 心功能分级如何,都没有任何好处(风险比 0.95;95% CI 0.82～1.1)。此结果证明,基线 QRS 时间和风险比之间有显著的相关性(p<0.001),再同步化治疗对 QRS 时间≥150 毫秒患者有益。从 CARE-HF 研究中,再同步化治疗对 QRS 波群中度延长[120～149 毫秒(原文为 159 毫秒,译者纠正)]的患者有长期受益的趋势[2]。重要的是,在这项研究中,QRS 在 120 毫秒和 149 毫秒之间的患者,必须满足 3 项超声心动图不同步标准中的 2 项,方可接受再同步化治疗。在 QRS 时间中度延长患者中,可从再同步化治疗获益是由于避免了 QRS 时间重度延长(150～159 毫秒),还是由于纠正了显著的不同步(虽然 QRS 时间中度延长)尚未清楚。为解决此问题需进行进一步的研究。

不能确定是由于原始试验对亚组分析的结果还是因荟萃分析加原始试验对亚组分析的结果,导致指南和临床实践做出显著的改变。

除了 QRS 时限,QRS 波形态是确定再同步化治疗反应和临床疗效的另一个重要预测指标。再同步化治疗对收缩期左心功能不全逆转重塑的研究(RE-VERSE)[3]和多中心心脏再同步化自动除颤器植入治疗试验(MADIT-CRT)的亚组分析[11]显示:左束支阻滞患者接受再同步化治疗获得有利结果的概率高,但非左束支阻滞模式,仅有右 BBB(RBBB)或非特异性室内传导障碍的患者,不能从再同步化治疗中获得任何临床疗效。

这些一致的数据已被欧洲心脏病学会(ESC)采用并于 2010 年在急性和慢性心脏衰竭治疗指南中进行了修改[6]:左束支传导阻滞(QRS 波≥120 毫秒)且心功能Ⅱ或Ⅲ级是准入再同步化治疗的Ⅰ类标准。患者没有左束支传导阻滞模式,如果 QRS 波持续时间为 150 毫秒以上,被认为是再同步化治疗的Ⅱa 类指征。

问题

对再同步化治疗反应最好的预测指标是什么?

讨论

对再同步化治疗反应很好的患者约为 10%。反应很好的标准尚未明确,但可能包括:与基线比较,治疗后左室射血分数(LVEF)增加 15%～20% 或≥50%;NYHA 分级的降低;随访期间没有因心力衰竭住院。

最近,Hsu 和他的同事[4]调查了 LVEF 对再同步

化治疗疗效很好的预测因素,确定了六项临床、心电图和超声心动图的标准:女性(比率比[OR],1.96;95% CI,1.32～2.9)、体重指数(BMI)低于 30kg/m^2(OR,1.51;95% CI,1.03～2.2)、既往无心肌梗死(OR,1.8;95% CI,1.2～2.71)、QRS 时限≥150 毫秒(OR,1.79;95% CI,1.17～2.73)、左束支阻滞模式(OR,2.05;95% CI,1.24～3.4)和基础左心房容积指数小(OR,1.47;95% CI,1.21～1.79)。

据上所述,本文中的患者除了 QRS 持续时间不够宽(为 135 毫秒)外,其他条件均符合对同步化治疗反应很好的所有标准。

最终诊断

该患者的诊断为原发性左心功能不全(LVEF,33%)导致充血性心力衰竭,有轻度左心室扩张,心电图显示典型的左束支阻滞模式,QRS 波中度延长(135 毫秒),有严重的不同步收缩。有趣的现象是,左束支传导最初为正常,逐渐发展为左束支传导阻滞;与其并行的是左室射血分数最初也正常,在发生左束支传导阻滞后,逐渐受损。此现象支持该患者的心肌病是由心室收缩的不同步引起的[10]。

治疗计划

虽然患者的 QRS 波仅有中度延长,如前所述可能某些亚组患者不能从再同步化治疗中充分受益,但是她符合许多对再同步化治疗反应很好的标准(即性别、BMI 低、既往无心肌梗死、左束支阻滞模式、左心房不大)。

此外,QRS 波增宽和左室射血分数的受损的时间一致提示她的心肌病继发于严重不同步,因而,可能对同步化治疗的反应良好。

下一步的重要步骤是决定植入双心室起搏器(CRT-P)还是植入双心室起搏除颤器(CRT-D)?根据欧洲心脏病学会(ESC)的指南,此患者有植入双心室起搏器(CRT-P)的Ⅰ A 类适应证(心力衰竭 NYHAⅢ/Ⅳ级,QRS>120 毫秒,窦性节律,LVEF≤35%),同时有植入双心室起搏除颤器(CRT-D)ⅠB 类的适应证(即 NYHAⅡ或Ⅲ级,LVEF≤35%,非缺血性原因,功能状态良好,合理预期生存>1 年)。

因为患者以前没有心律失常事件的病史(一级预防),但有心脏不同步,因而决定为此患者植入双心室起搏器(CRT-P),并结合最佳的药物治疗。

介入治疗

植入房室顺序双心室起搏器（CRT-P），如下：

* 心房电极放在右心耳
* 右心室电极导联放在室间隔的中段
* 左心室电极导联放在冠状静脉窦的侧支

植入术中无并发症发生。

植入术后和第二天检测感知和起搏阈值正确。

术后心电图显示窦性心律，双心室同步起搏，起搏的 QRS 波宽度为 120 毫秒，QRS 电轴 90 度。

用超声心动图优化后的室间机械延迟为 22 毫秒（植入前是 93 毫秒）。室间隔及左心室前壁之间的延迟降到 23 毫秒，表明心室收缩同步化治疗有效。程控后，左心室的充盈时间增加至 65%。

给予患者最佳的药物治疗（即血管紧张素转换酶抑制剂、β 受体阻滞剂、利尿剂和安体舒通）。

结果

植入 6 个月后复诊，患者在运动过程中无呼吸急促（NYHA 心功能分级为 I 类）。临床检查没有心力衰竭的迹象（即水肿消失和肺呼吸音正常）。

发现

双心室起搏率为 98%。起搏和感知阈值正确，与导联阻抗一致。在随访过程中未检测到心律失常。

超声心动图显示：左室射血分数明显改善至 62%。心室大小正常，左室舒张末期内径为 48mm。

评论

QRS 时限中度延长的患者（<150 毫秒），无论 NYHA 心功能分级如何，似乎对双心室同步起搏治疗反应较差。然而，仍有一些患者可能对双心室同步起搏治疗反应超级好。虽然为确定这些特定的亚群患者需要做具体的研究，但有些标准可以帮助预测双心室同步起搏治疗是否对患者有疗效。本文中的患者有这些标准中的 2 项，即心脏收缩的机械不同步及根据临床病史得知患者是由左束支传导阻滞引起的心肌病。

左束支传导阻滞引起左心室的激活和收缩异常，室间隔提早激活，而其对应的侧壁延迟激活和收缩，有时延迟到二尖瓣开瓣后。临床和动物研究表明，这种不同步可导致全心室的异常，如左心室充盈时间缩短、室间隔的低灌注、心肌的环形缩短和心肌血流量降低。这些异常导致不良的电和结构性重塑，最终导致左心室功能降低。再同步化治疗通过纠正电和机械的不同步，可以扭转这种重构，导致左室射血分数改善。

参考文献

1. Bristow MR, Saxon LA, Boehmer J, et al: Cardiac-resynchronization therapy with or without an implantable defibrillator in advanced chronic heart failure, *N Eng J Med* 350:2140-2150, 2004.
2. Cleland JG, Daubert JC, Erdmann E, et al: The effect of cardiac resynchronization on morbidity and mortality in heart failure, *N Engl J Med* 352:1539-1549, 2005.
3. Gold MR, Thébault C, Linde C, et al: The effect of QRS duration and morphology on cardiac resynchronization therapy outcomes in mild heart failure: results from the REsynchronization reVErses Remodeling in Systolic left vEntricular dysfunction (REVERSE) Study, *Circulation*, 126:822-829, 2012.
4. Hsu JC, Solomon SD, Bourgoun M, et al: Predictors of super-response to cardiac resynchronization therapy and associated improvement in clinical outcome: The MADIT-CRT (Multicenter Automatic Defibrillator Implantation Trial with the Cardiac Resynchronization Therapy) Study, *J Am Coll Cardiol* 59:2366-2373, 2012.
5. Linde C, Abraham WT, Gold MR, et al: Randomized trial of cardiac resynchronization therapy in mildly symptomatic heart failure patients and in asymptomatic patients with left ventricular dysfunction and previous heart failure symptoms, *J Am Coll Cardiol* 52:1823-1843, 2008.
6. McMurray JJ, Adamopoulos S, Anker SD, et al: ESC guidelines for the diagnosis and treatment of acute and chronic heart failure 2012: the Task Force for the Diagnosis and Treatment of Acute and Chronic Heart Failure 2012 of the European Society of Cardiology. Developed in collaboration with the Heart Failure Association (HFA) of the ESC, *Eur Heart J* 14:803-869, 2012.
7. Moss AJ, Hall WJ, Cannom DS, et al: Cardiac resynchronization therapy for the prevention of heart failure events, *N Eng J Med* 361:1329-1338, 2009.
8. Sipahi I, Carrigan TP, Rowland DY, et al: Impact of QRS duration on clinical event reduction with cardiac resynchronization therapy, *Arch Intern Med* 171:1454-1462, 2011.
9. Tang AS, Wells GA, Talajic M, et al: Cardiac resynchronization therapy for mild to moderate heart failure, *N Engl J Med* 363:2385-2395, 2010.
10. Vaillant C, Martins RP, Donal E, et al, *J Am Coll Cardiol* 61:1089-1095, 2013.
11. Zareba W, Klein H, Cygankiewicz I, et al: Effectiveness of cardiac resynchronization therapy by QRS Morphology in the Multicenter Automatic Defibrillator Implantation Trial–Cardiac Resynchronization Therapy (MADIT-CRT), *Circulation* 123:1061-1072, 2011.

肺动脉高压导致右心衰竭患者的心脏再同步化治疗

Maria Rosa Costanzo

张志华 译,孙静平 校

年龄	性别	职业	初步诊断
79 岁	女性	退休主妇	右室心尖起搏导致右心衰加重

病史

患者于 1985 年开车时发生晕厥。以往体健。经检查发现该患者有高度房室传导阻滞,且植入永久双腔起搏器。此后,除了诊断为中度慢性阻塞性肺疾病,患者的临床过程平稳。直至 2006 年,患者因急性失代偿性心力衰竭入院。入院后经冠状动脉造影未发现冠状动脉疾病;右心导管检查测量心腔内压力:右心房压,18mmHg;肺动脉压,88/34/53mmHg;肺动脉楔压,25mmHg。未测心排出量,未评估对血管扩张药的血流动力学反应。患者开始口服昔多芬(Sildenafil)50mg,每日两次。

2008 年初,患者因劳力性呼吸困难日渐加重、体重增加 5kg 以上、颈静脉压升高及全身水肿入院治疗。入院时患者体重为 117kg,肾功能严重受损(血尿素氮,78mg/dl;血清肌酐,2.7mg/dl)。经胸超声心动图显示左室收缩功能轻度减退,左房扩大伴轻到中度二尖瓣反流,右室明显扩大伴有收缩功能减退,右房扩大伴重度三尖瓣反流,估测肺动脉收缩压>65mmHg。为确定适当的治疗方案,检测基础状态下及吸入一氧化氮后的血流动力学参数(表 5-1)。

由于发现患者有严重的容量过度负荷,持续以100ml/h 进行静脉超滤,共 5 天。体外液体清除后体重及肾功能的改变见表 5-2。

出院前患者以 2L/min 鼻插管给氧、夜间以双水平正压通气(BiPAP)给氧。西地那非(sildenafil):20mg,每日三次;内皮素受体拮抗剂波生坦(bosentan):125mg,每日两次口服。在后续随访中患者劳力性呼吸困难有所改善,体格检查颈静脉压降至 8cmH$_2$O,未闻及肺部啰音,下肢轻度水肿。

表 5-1 基础状态及吸入 NO 治疗后血流动力学参数

血流动力学	基础状态	一氧化氮达 80ppm
BP(mmHg)	93/61	71/46
RA(mmHg)	21	18
PA(mmHg)	71/26/45	63/21/42
PAWP(mmHg)	12	16
TPG(mmHg)	33	26
CO(L/min)	5.2	6.1
CI(L/min/m^2)	2.5	2.9
PVR(Wood units)	6.4	4.3
PVRI(Wood units/m^2)	13.2	9.0

BP:动脉血压;CI:心脏指数;CO:心输出量;NO:一氧化氮;PA:肺动脉压;PPM:每百万份;PAWP:肺动脉楔压;PVR:肺血管阻力;TPG:跨肺动脉压差;PVRI,肺血管阻力指数。

表 5-2 体外液体清除后体重及肾功能改变

测量因素	第1天	第2天	第3天	第4天	第5天
体重(kg)	117	114.5	112	109	104
血尿素氮(mg/dl)	78	60	45	40	34
血清肌酐(mg/dl)	2.7	2.4	2.0	1.4	1.1

患者症状持续改善,2009 年 7 月出现疲劳加重及房颤。应用胺碘酮后,患者自行恢复窦性心律。2010 年 3 月,由于起搏器故障及电池损耗,重新植入双腔起搏器及两根新的右房及右室电极。植入 3 月后,房颤

复发,但心室率控制在 75bpm 左右,经电复律恢复窦性心律。2010 年 10 月,房颤再次复发,电复律后再次恢复窦性心律。在其后的近 3 个月里,电复律对房颤无效。患者的心室率从 110bpm 增至 120bpm。随后几周内,劳力性呼吸困难、周围水肿日益恶化,尽管加强利尿治疗,患者的症状仍越来越难以控制。2010 年 12 月初,患者接受房室结消融术,直至 2011 年底,充血的相关症状及体征有所改善。2012 年初,尽管频繁调整利尿剂治疗,患者劳力性呼吸困难、疲劳和周围性水肿仍加重,体重也增加。

讨论

患者同时有确诊为肺动脉高血压的三个血流动力学标准,可确诊为肺动脉高血压:平均肺动脉压 > 25mmHg;肺动脉楔压 < 15mmHg;肺血管阻力 > 3 Wood 单位。该患者肺动脉高血压的病因不明,但患者有已证实的会使肺动脉高压加重的因素,如肥胖、阻塞性睡眠呼吸暂停、甲状腺疾病等[8]。

值得注意的是:第一次右心导管术后,在没有监测肺血管阻力或对扩血管药的血流动力学反应的情况下,他使用了磷酸二酯酶抑制剂西地那非。但是,实践指南推荐肺动脉高压的特殊药物只能在做过完整的血流动力学评估后方可使用,以避免继发于左心疾病的肺动脉高压患者的潜在不利影响[8]。

该患者右心室功能不全的主要原因是严重肺动脉高压,体格检查示静脉充血和周围性水肿,超声心动图证实右室扩大和收缩功能下降。[8]最近的研究表明,中心静脉压增加是肾功能恶化的关键之一,因为升高的中心静脉压传播到肾静脉导致滤过压降低,从而进一步损害肾小球滤过率。住院期间,该患者存在严重肾功能损害,并通过体外清除液体得以改善[1]。祥利尿剂是最常用的减轻充血的药物,独立于任何影响水钠平衡的因素,抑制致密斑处对氯化钠的重吸收,刺激肾素-血管紧张素-醛固酮系统。该药的病理生理学以及日益增多的文献证明,利尿剂用于急性心衰的不良反应的结果促使人们寻找其他的方法[1]。进行超滤清除液体的间质液流动率不能超过 14~15ml/min,以免进一步激活肾素-血管紧张素-醛固酮系统。此外,对于相同的液体量,采用等张超滤比采用利尿剂引导的低渗利尿可排除更多的钠。此患者,在静脉超滤后,体重逐步降低,肾功能改善[2]。

在近 12 个月的临床稳定期后,患者病情进展加速,房颤也日渐加重。此外,由于存在右心室功能不全,患者对快速心室率的耐受尤其差。正如此患者一

样,房颤多发生于器质性心脏病的患者。代谢、机械、神经激素及与心衰相关的炎症因子的改变会导致房颤的进展。然而,这些因素对房颤的持续和进展及从阵发性变为持续性的影响机制尚不完全了解。最近,欧洲心脏协会对 1219 例患者中的 178 例阵发性房颤进展为持续性房颤的患者进行了调查分析,结果显示多变量分析中,高血压、年龄在 75 岁以上、以往短暂性脑缺血发作、慢性阻塞性肺疾病和心衰是阵发性房颤进展成持续性房颤的独立预测因子。研究人员以回归系数为基准,制定了预测房颤进展的记分。心脏衰竭(2 分)、慢性阻塞性肺疾病史以及年龄 75 岁以上(各 1 分),对于达 4 分的患者,房颤由阵发性进展成持续性有中到高度风险[3]。

患者耐受快速心室率能力差,是典型右心室衰竭的表现。在正常人中,85% 的血容量储存于静脉循环,15% 储存于动脉循环。在右心室衰竭患者中,血容量储存在静脉循环中的比例更大,导致动脉内容量不足。心室率快速的房颤将进一步加重对左室充盈的影响[3]。

目前用药

托拉塞米(torsemide):60mg,每日 2 次

双氢克尿噻(hydrochlorothiazide):25mg,每日 1 次,服用托拉塞米前 30~60 分钟服用

安体舒通(spironolactone):每日早晨 50mg,晚上 25mg,服用托拉塞米服药前的 30~60 分钟服用

氯化钾(potassium chloride):30mEq,每日 1 次

西地那非(sildenafil):20mg,每日 3 次

波生坦(bosentan):125mg,每日 2 次

华法林(warfarin):7.5mg,每日 1 次

阿司匹林(aspirin):81mg,每日 1 次

左旋甲状腺素(evothyroxine):75mcg,每日 1 次

奥美拉唑(omeprazole):20mg,每日 1 次

沙美特罗-沙丁胺醇(fluticasone-salmeterol):250/50mcg,每日 2 次吸入

讨论

患者使用的祥利尿剂是托拉塞米(torsemide),具有较好的口服生物利用度(托拉塞米:100%)和较长的半衰期(2.5 小时 vs 6.5 小时),从而减少利尿后肾钠潴留的时间,故优于呋喃苯胺酸(呋喃苯胺酸的生物利用度:不可测定)。长期用祥利尿剂治疗,远端肾小管细胞能更有效地适应钠的重吸收,降低祥利尿剂

的排钠作用。由于噻嗪类利尿剂和醛固酮拮抗剂比袢利尿剂具的半衰期长,提示患者应在用袢利尿剂前服用这些药物以减轻袢利尿剂对远端肾小管的影响,保持托拉塞米的有效性[4]。

患者肺动脉高压的治疗包括:磷酸二酯酶抑制剂,西地那非和非选择性内皮素拮抗剂波生坦。由于存在严重的右室衰竭,应考虑加用前列腺环素。由于左心室收缩功能低于正常范围时,这些药物可能会增加肺内分流,吸入 NO 后心脏充盈压升高,因此,此患者没有用前列腺环素治疗[8]。

此患者也未用抗心律失常药物治疗。因为欧洲心脏协会调查发现,使用抗心律失常药物并不能防止高危患者房颤的发展,对此类患者的治疗建议控制心率而非心律。该患者并未使用控制心率的药物,如地尔硫䓬,因其负性肌力作用可能使已经损害的右室收缩功能进一步恶化,从而增加体液潴留[8]。

目前的症状

患者目前的症状:轻微活动便出现呼吸困难,体重增加 5.4kg,疲劳加重,吸氧的需要量增加。

讨论

患者在房室结消融术后和临床病情恶化前曾有一段症状改善期。此现象提出了一个问题:是什么原因使得病情最初得到改善,但此改善未能持续超过 12 个月。随后,由于肺动脉高压,右室压力的过度负荷,导致室间隔在舒张期向左侧弯曲导致左室充盈,腔室大小、顺应性及收缩性降低。加之快速心室率的房颤使左室充盈进一步损害,充盈压升高,心输出量降低[9]。此种血流动力学的恶化是患者心衰症状加重的原因。房室结消融术后,心室率的减慢使左室的充盈得到改善,这是患者临床症状改善的合理解释[9]。

难以解释的是为什么房室结消融术后临床症状的改善仅持续近 12 个月。最近的一项研究表明,右室压力过度负荷导致心肌和电的重构[6]。后者的影响使传导减慢和动作电位延迟,继而延长右室收缩的持续时间,导致右室心肌缩短峰值显著延迟,继而使右室的舒张期较室间隔和左室的舒张期延迟[6]。这种心室间的机械不同步导致左室充盈及每搏量降低。因此,左心室的功能不全开始是由于室间隔在舒张期向左弯曲压迫左室引起,其后又由于左室前负荷降低及充盈不足加重。这提示在右室压力负荷过重的患者中,双心室间收缩期的收缩及舒张期的松弛的不同步,而右

室起搏使右心室提前兴奋,使心室间的延迟得以改善[6]。此事实可能解释在房室结消融术后,患者的临床症状在一段时间内改善的原因,因右室起搏可能改善舒张期心室间的不同步而增加左室的充盈及每搏量。

患者经历一段时间的临床相对稳定期后,功能降低,充血的症状和体征加重。此种临床恶化的可能原因是长期右室心尖起搏,导致心室异常的电和机械活动,对心脏结构及左室功能产生不良影响[10]。几项大型、随机起搏器选择模式的临床试验提示,有相当高比例的右室心尖起搏患者与临床预后差有关。结合本例患者,右室心尖起搏的不良影响可能与潜在的传导疾病和曾接受房室结消融术有关[10]。

体格检查

血压/心率:92/60mmHg/115bpm

身高/体重:172cm/100kg

颈静脉:45°半卧位,颈静脉压 11～12cmH$_2$O

肺/胸部:呼吸音减低,肺底部有细小爆破音

心脏:心尖搏动弥散,右室抬举性搏动,心律正常,P2 亢进,右侧第三心音(S3)

腹部:中度膨隆,肝肿大(肋下 15cm),肠鸣音亢进

四肢:双侧静脉充血,压凹性水肿 3+

讨论

患者的体格检查结果符合"湿冷"型的血流动力学变化,由低收缩压造成的低心输出量,与液体过负荷有关的颈静脉压力升高、肝大及周围性水肿的体征。

右室抬举性搏动及组成肺动脉第二心音(S2)的亢进与右室扩张、功能障碍和严重的肺动脉高压一致[8]。

实验室检查

血红蛋白:12.2g/dl

血细胞比容:38.1%

平均红细胞体积:90.9fl

血小板计数:256×10^3/μl

钠:137mEq/L

钾:5.5mEq/L

肌酐:1.3mg/dl

血尿素氮:43mg/dl

讨论

血尿素氮/肌酐比值升高是中心静脉压高对肾功能影响的表现。如前所述,中心静脉压升高使肾血流量减少。随着肾血流量的减少,肾脏重吸收尿素增加。因此,该患者血尿素氮升高是由中心静脉压升高使肾血流减少,肾脏对尿素的重吸收增加所致[1]。

患者的血钾水平在正常上限是因为患者使用保钾利尿剂螺内酯治疗严重肾功能障碍所致。

根据肾脏疾病饮食调整(MDRD)方程,患者的肾小球滤过率约为40ml/(min·1.73m²),符合肾功能中度减退。北美和欧洲成人心衰治疗的实践指南涵盖了对服用醛固酮拮抗剂导致高钾血症患者的监测、预防和治疗的详细建议[7]。

心电图

发现

2010年11月,房室结消融术前不久患者的12导联心电图(图5-1)。房颤,心室率约115bpm。此外,电轴左偏,右束支传导阻滞及下壁导联非特异性T波改变。

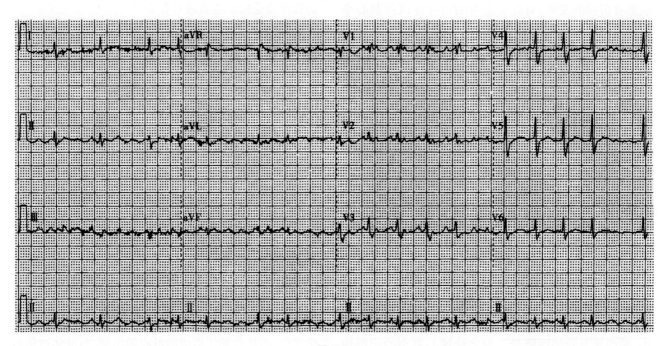

图 5-1

讨论

心室率快的房颤与血流动力学不稳定及右心室衰竭症状和体征的恶化有关,因为此种心律失常进一步损害左室舒张期充盈,加重静脉充血。

在患者随访的心电图中,并未见某些典型的肺动脉高血压心电图表现。由于存在房颤,不能鉴别右心房扩大,也没有电轴右偏及右心室肥厚伴劳损的图形。

超声心动图

发现

超声心动图显示心脏再同步治疗前、后的三尖瓣环的收缩速度(图5-2A),心脏再同步治疗改善前、后右心室面积变化(图5-2B,图5-2C)。

讨论

右心室压力过度负荷与左心室的负性重构有关。另一方面,左室的功能极大地影响右心室的收缩功能。左心室的收缩对右室收缩压和心脏输出量有大于40%的影响。对于此患者,心脏再同步治疗导致左室功能的改善,右心室的收缩增强,进而使中心静脉压降低,右心衰的症状和体征改善。

三尖瓣环收缩期速度

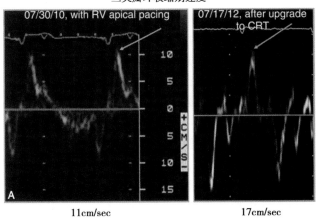

11cm/sec　　　　17cm/sec

右心室面积变化分数20%
7/30/2010,有右室心尖起搏

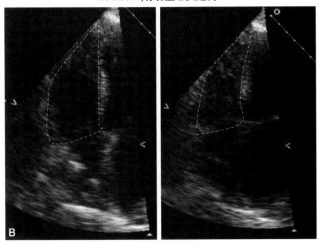

25.2cm² 　　　　20.1cm²

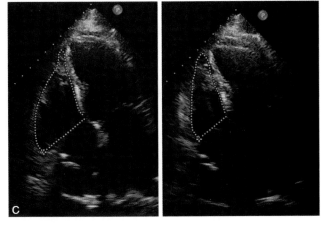

图 5-2

计算机断层扫描

发现

　　胸部 CT 平扫主肺动脉水平显示肺动脉主干、左右肺动脉明显扩张(图 5-3)。

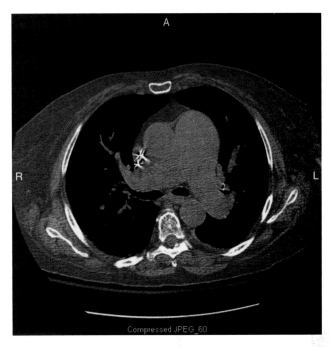

图 5-3

讨论

　　CT 扫描结果与肺动脉高压的诊断相符。肺动脉高压的特点是内膜的增厚和纤维化、平滑肌肥厚、血管收缩、外膜增生及形成原位血栓。这些改变主要发生在肺小动脉并导致肺的大血管逐渐扩张。

血流动力学

发现

　　血流动力学检查显示系统性动脉压低、左右心充盈压升高及严重的肺动脉高压(表 5-3)。

表 5-3　房颤前及心脏再同步化治疗前血流动力学监测结果的比较

测量因子	AF 发生前	CRT 治疗前
BP(mmHg)	110/70	92/60
RA(mmHg)	2	13
PA(mmHg)	32/13/22	59/36/43
PAWP(mmHg)	5	27
TPG(mmHg)	17	16
CO(L/min)	3.8	4.1
CI(L/min/m²)	2	2
PVR(Wood units)	4.5	3.9
PVRI(Wood units/m²)	8.4	7.9

　　AF,房颤;BP,血压;CI,心脏指数;CO,心排量;CRT,心脏再同步化治疗;PA,肺动脉压;PAWP,肺动脉楔压;PVR,肺血管阻力;PVRI,肺血管阻力指数;RA,右房压;TPG,跨肺动脉压差。

讨论

与最佳的药物治疗获得的改善相比,患者目前的血流动力学情况恶化。需要引起重视的是肺动脉楔压显著升高,提示左心室功能障碍的加重。左心室功能减退最合理的原因是持续的右室心尖起搏对左心室电和机械活化模式的不利影响[10]。

临床重点问题与讨论要点

问题

为何患者的房颤由阵发性进展成持续性?

讨论

此患者由阵发性房颤进展成持续性房颤的风险增加的原因有:年龄、潜在的慢性阻塞性肺病及右心衰竭。虽然导致房颤进展危险因素的知识在不断增长,但是促成这种演变的特殊电生理学基质尚未完全清楚。欧洲心脏协会调查人员提出预测房颤进展的方案与 CHADS2 评分预测血栓栓塞事件有惊人的相似之处[3]。两者都提示高龄房颤患者伴有合并症的可能性高,并强调充血性心力衰竭、高血压、以前有中风或短暂性脑缺血发作史、肺部疾病和糖尿病等均与房颤的发生与进展有关[3]。另一尚未解决的问题是对有可能发展为持续房颤的高危阵发性房颤患者的最佳治疗。对于肺动脉高压致右心衰并进展成房颤患者,治疗的选择更少。本文介绍的患者由于存在严重右心衰及充血,不宜用钙通道阻滞剂;由于有肺部疾病及肺动脉高压,如用胺碘酮而发生肺部并发症可能是致命性的,故也不宜用。在此情况下,房室结消融术是最好的治疗选择。然而,最终由于持续右室心尖起搏的不利影响,使患者的病情加重[10]。

问题

压力负荷导致的右心衰竭会影响左心室功能吗?

讨论

已知右室压力过负荷导致室间隔在舒张期向左侧弯曲,使左心室腔缩小、顺应性及收缩力降低。然而,这种左心室功能损害不仅仅是右心室扩大及左心室腔扭曲的结果。右心室重构的电生理学影响,如传导减慢、动作电位延长、右心室的收缩期延长及室间隔的舒张较左室壁开始舒张的时间延迟[6]。这

种心室间的不同步导致左室充盈及每搏量降低。在肺动脉高压的临床观察及动物研究中,心室间的相互依赖进一步表现为左心室的"萎缩性"电和机械重构[6]。由于右室压力过度负荷的患者心室间收缩期的收缩和舒张期的松弛的不同步(右室延迟),右心室的起搏使右心室提前兴奋,可能缩短舒张期室间隔的延迟,而提高左心室充盈及每搏输出量,可以解释患者在房室结消融后前 12 个月的血流动力学改善;而右心室的起搏,导致左心室的"萎缩性"重构,可以解释其后的临床复发和恶化。基于起搏部位更接近正常传导系统可能会减轻电激活的延迟和机械不同步的假设,有人提出采用右心室流出道、间隔及束支起搏代替右心室心尖起搏[10]。然而对此假设,并非所有的研究都持肯定态度。在一项 98 例房室传导阻滞患者的随机研究中,18 个月后,室间隔与心尖右心室起搏患者的左室射血分数和运动能力无显著差异[10]。此外,本文中的患者由于右心室巨大及压力过度负荷导致导线的定位困难、导线稳定性及阈值等担忧,以致于很难获得右心室其他的起搏位置。

问题

从右心室起搏到心脏再同步治疗(CRT)后,患者的临床及血流动力学状态改善的机制是什么?

讨论

右室心尖起搏的副作用是由于心尖起搏导致心室电和机械活动的异常[5]。右室心尖起搏的电波前向传播是通过心肌而非通过 His-Purkinje 传导系统。因为电波的前向传播更慢,导致心肌电激活的不均匀,与左束支传导阻滞(LBBB)类似。右室心尖起搏同样也改变了左室机械活动的起始及模式。在一些动物研究中,起搏点附近的区域早期的迅速收缩导致后活动区域的提前拉伸,最终导致这些区域收缩期的心肌缩短延迟,而早期激活的区域过早收缩的区域已开始松弛。心肌应变及工作的再分配使随后收缩的有效性降低,产生心脏代谢、灌注、重构、血流动力学和代谢功能方面的改变。一些研究已证实从右心室心尖起搏发展到心脏再同步治疗所收获的效益[10]。这些效益包括:①逆转左心室重构,表现为左心室容量降低;②减轻二尖瓣反流的严重程度;③改善收缩功能,即 dP/dt_{max} 增加;④降低左心室舒张末压和等容期压力减半时间;⑤改善左心室整体射血分数;⑥提高运动耐量及 NYHA 分级。

然而,目前对于先前已安装起搏器的患者升级到

CRT 后,是否可改善生存率尚不明确。在房室结消融术后的评估试验中,184 名患者在房室结消融术后被随机分到传统右心室起搏或心脏再同步治疗组。随访中,81 例仅接受右心室起搏的患者平均左心室射血分数显著低于 103 例接受心脏再同步治疗的患者(41±13% 和 46±13% ,$P<0.05$)[5]。其他试验表明,传统右心室起搏和接受心脏再同步治疗患者组间,心脏功能和运动耐力仅有轻度差异。BioPace 实验(房室传导阻滞患者接受双心室起搏预防心脏的不同步)(NCT00187278)的结果尚未报道[10]。

重要的是尚无 CRT 在与本案例症状类似的患者中的作用的资料可参考——由于严重肺动脉高压及房室结消融术后右室心尖起搏所致右心衰竭。

最终诊断

患者的最终诊断为因右心室心尖起搏导致双心室收缩性心力衰竭。

治疗计划

电生理医师考虑将该患者起搏器升级为双心室植入式心脏复律除颤装置。

介入治疗

患者于 2012 年 3 月移除现有起搏器,植入双心室起搏器。

预后

右心室起搏升级至双心室起搏后不久,患者呼吸困难及疲劳改善。

结果

体格检查发现血压 125/70mmHg、颈静脉压 8cmH$_2$O、下肢轻度水肿。复测血流动力学,并与右室升级为双心室起搏前相比。

讨论

体格检查与充血症状的改善相符。血流动力学参数表明左右心充盈压降低及心输出量改善(表 5-4)。这些研究结果表明心脏的再同步治疗使右心室衰竭的不利影响降低[10]。此观察提醒人们要注意两个心室

间复杂的相互作用[9]。如前所述,右心室压力过负荷对左室电和机械重构产生深远的不利影响[6,9]。反之,左心室的功能也显著影响右心室的收缩功能。实验性研究表明,右心室近 20% ~40% 的收缩压和血流量由左心室收缩产生[9]。该患者左心室功能改善可能是由于 CRT 提高了右心室前向血流,而使中心静脉压降低及右心室衰竭症状和体征改善[10]。

表 5-4　右心室起搏及心脏再同步治疗升级后血流动力学参数

测量参数	RV 起搏	CRT
RA(mmHg)	13	9
PA(mmHg)	59/36/43	39/14/22
PAWP(mmHg)	27	7
TPG(mmHg)	16	15
CO(L/min)	4.1	4.7
CI(L/min/m^2)	2.0	2.3
PVR(Wood units)	3.9	3.2
PVRI(Wood units/m^2)	7.9	6.5

CI,心脏指数;CO,心输出量;CRT,心脏再同步化治疗;PA,肺动脉压;PAWP,肺动脉楔压;PVR,肺血管阻力;PVRI,肺血管阻力指数;RA,右房压;RV,右室;TPG,跨肺动脉压差

参考文献

1. Costanzo MR, Jessup M: The cardiorenal syndrome: do we need a change of strategy or a change of tactics? *J Am Coll Cardiol* 53:597-599, 2009.
2. Costanzo MR, Ronco C: Isolated ultrafiltration in heart failure patients, *Curr Cardiol Rep* 14:254-364, 2012.
3. de Vos CB, Pisters R, Nieuwlaat R, et al: Progression from paroxysmal to persistent atrial fibrillation, *J Am Coll Cardiol* 55:725-731, 2010.
4. Dell'Italia LJ: Anatomy and physiology of the right ventricle, *Cardiol Clin* 30:167-187, 2012.
5. Doshi RN, Daoud EG, Fellows C, et al: Left ventricular-based pacing cardiac stimulation post AV nodal ablation evaluation (the PAVE study), *J Cardiovasc Electrophysiol* 16:1160-1165, 2005.
6. Hardziyenka M, Campian ME, Verkerk AO, et al: Electrophysiologic remodeling of the left ventricle in pressure overload-induced right ventricular failure, *J Am Coll Cardiol* 59:2193-2202, 2012.
7. Jessup M, Abraham WT, Casey DE, et al: 2009 Focused update: ACCF/AHA guidelines for the diagnosis and management of heart failure in adults: a report of the American College of Cardiology Foundation/American Heart Association Task Force on Practice Guidelines, *Circulation* 119:1977-2016, 2009.
8. McLaughlin VV, Davis M, Cornwell W: Pulmonary arterial hypertension, *Curr Probl Cardiol* 36:461-517, 2011.
9. Santamore WP, Dell'Italia LJ: Ventricular interdependence: significant left ventricular contributions to right ventricular systolic function, *Prog Cardiovasc Dis* 40:289-308, 1998.
10. Tops LF, Schlij MJ, Bax JJ: The effects of right ventricular apical pacing on ventricular function and dyssynchrony, *J Am Coll Cardiol* 54:764-776, 2009.

最佳药物治疗的作用

Chin Pang, Chan and Cheuk-Man Yu

孙静平 译

年龄	性别	职业	诊断
51 岁	男性	驾驶员	缺血性扩张心肌病

病史

患者不吸烟,于2003年患心肌梗死,冠状动脉造影证实有三支病变,其中左主干病变严重,因此接受了冠状动脉旁路移植术(CABG)。移植术后6个月的超声心动图显示:左室射血分数为25%(LVEF)。患者有心力衰竭的症状,为纽约心脏病学会(NYHA)Ⅲ类。心电图检查显示窦性心律,左束支传导阻滞,QRS间期是150毫秒,没有心律失常。鉴于持续的左心室收缩功能障碍和宽QRS的左束支传导阻滞,植入心脏再同步起搏除颤器(CRT-D),左心室电极插入冠状窦的侧后分支。其后,患者在心力衰竭和起搏门诊定期随访。

患者在植入CRT-D后6个月复诊,临床症状仍为NYHA Ⅲ级。起搏器检测:心室起搏百分比为85%,其他参数未见明显异常。超声心动图检查显示:左心室射血分数为25%。

评论

患者的临床症状和超声心动图的结果均提示心脏再同步化治疗对此患者无效。有必要探讨心脏再同步化治疗无效的潜在原因。

目前用药

阿司匹林(aspirin):80mg,每天一次
缓释美托洛尔(metoprolol controlled-release):12.5mg,每天一次
雷米普利(ramipril):1.25mg,每天一次
呋塞米(furosemide):20mg,每天一次

辛伐他汀(simvastatin):80mg,每天一次

评论

患者虽接受指南推荐的药物治疗,但剂量不足。

目前症状

患者植入心脏再同步起搏除颤器后,心力衰竭的症状持续。

评论

心脏再同步化治疗对此患者无效的原因可能是由于双心室的起搏率不理想,及未得到最佳的药物治疗。

体格检查

血压/心率:113/45mmHg/84bpm
身高/体重:164cm/62kg
颈静脉:颈内静脉扩张
肺/胸:双侧肺基底部有捻发音
心脏:心音正常,无杂音
腹部:柔软,无压痛
四肢:灌注正常

评论

患者的临床症状为心力衰竭 NYHA Ⅲ级。

实验室结果

血红蛋白:在正常范围

物流条码　　20172511

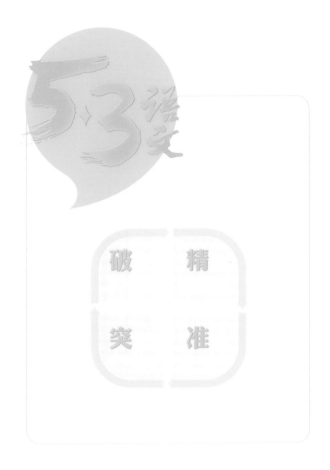

定价：29.80元

ISBN 978-7-5515-9841-5

责任编辑：杨元珍　刘京京
装帧设计：曲一线视觉设计中心

你看见我们的时候
我们在书上

你不见我们的时候
我们在路上

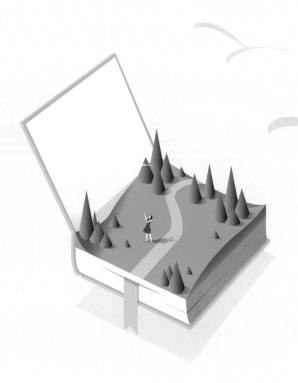

血细胞比容:在正常范围

红细胞平均体积:在正常范围

血小板计数:在正常范围

钠:在正常范围

钾:在正常范围

肌酐:在正常范围

血尿素氮:在正常范围

心电图

发现

心电图显示窦性心律,双心室起搏不足(图 6-1)和药物治疗后双心室起搏率达到理想(图 6-2)。

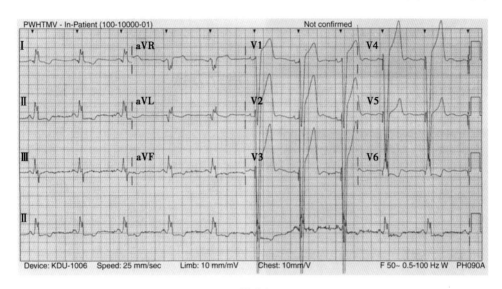

图 6-1

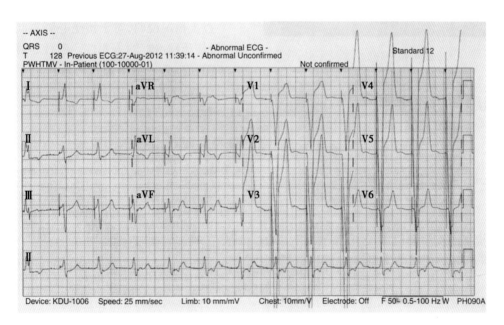

图 6-2

超声心动图

发现

超声心动图的心尖四腔心切面显示:由于双心室

起搏不足导致心室收缩不同步(图 6-3)。

发现

经最佳药物治疗后,心尖四腔心切面显示:LVEF改善,左心室腔扩张显著减轻(图 6-4)。

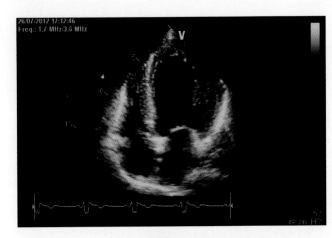

图 6-3

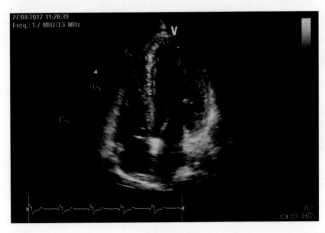

图 6-4

临床重点问题与讨论要点

问题

如何提高心脏再同步化治疗的疗效?

讨论

根据指南推荐,患者服用的美托洛尔(倍他乐克)和 β 受体阻滞剂的剂量均太低。应该将药物调整到最佳剂量。β-受体阻滞剂的剂量增加后可以减慢患者自身的心率而能增加双心室起搏的百分比。已知双心室起搏比例提高可提高心脏再同步化治疗的疗效。

问题

是否需要为此患者增加任何其他的药物治疗?

讨论

根据现行指南的建议,可以增加醛固酮受体阻滞剂[4]和地高辛[2]。

最终诊断

药物治疗的不足导致心脏再同步化治疗无效。

治疗计划

调整治疗用药的剂量。

治疗方法

增加 β 受体阻滞剂和雷米普的剂量,并加用地高辛和螺旋内酯。

结果

检测起搏器显示;起搏百分比接近 100% ,最新的超声心动图显示 LVEF 约为 40% 。患者的临床症状和心功能分级为 NYHA Ⅱ 级。

发现

以上情况说明,对于接受心脏再同步化治疗的患者,最佳药物治疗的重要性。现行起搏指南建议在植入 CRT 前,必须给予最佳的药物治疗[1]。有研究显示,接受心脏再同步化治疗患者的超声心动图和临床改善不佳与药物治疗不理想有关[3]。

参考文献

1. Digitalis Investigation Group: The effect of digoxin on mortality and morbidity in patients with heart failure, *N Engl J Med* 336:525-533, 1997.
2. Epstein AE, DiMarco JP, et al: American College of Cardiology/American Heart Association task force on practice guidelines (Writing committee to revise the ACC/AHA/NASPE 2002 guideline update for implantation of cardiac pacemakers and antiarrhythmia devices); American association for thoracic surgery; Society of thoracic surgeons. ACC/AHA/HRS 2008 guidelines for device-based therapy of cardiac rhythm abnormalities, *J Am Coll Cardiol* 51:e1-e62, 2008.
3. Fung JW, Chan JY, Kum LC, et al: Suboptimal medical therapy in patients with systolic heart failure is associated with less improvement by cardiac resynchronization therapy, *Int J Cardiol* 115:214-219, 2007.
4. Pitt B, Remme W, Zannad F, et al: Eplerenone, a selective aldosterone blocker, in patients with left ventricular dysfunction after myocardial infarction. Eplerenone Post-Acute Myocardial Infarction Heart Failure Efficacy and Survival Study Investigators, *N Engl J Med* 348:1309-1321, 2003.

第二篇

扩大心脏再同步化
治疗的适应证

第二篇

心脏再同步化治疗对纽约心功能 Ⅱ 级的疗效

Matthew T. Bennett and Anthony S. L. Tang

陈涛 译,孙静平 校

年龄	性别	职业	诊断
66 岁	女	家庭主妇	非缺血性心肌病

病史

患者为 66 岁女性,3 年前自觉活动耐量降低。在一次外出旅游时,自觉上楼梯费力,而不得不选择使用电梯。在旅行结束时,出现双下肢水肿及平卧位气短,夜间休息需采取半卧位。

旅行结束后,患者就诊于家庭医生门诊,超声心动图检查结果显示射血分数为 20%,有二尖瓣反流。左室重量指数为 153g/m²。左室收缩末期及舒张末期直径分别为 44mm 和 66mm。心电图提示:窦性心律,电轴左偏,心室率 77bpm,左束支传导阻滞。

患者开始接受药物治疗,包括利尿剂(呋塞米,Lasix)及血管紧张素转换酶抑制剂(雷米普利,Ramipril)。血容量正常后,加用 β 受体阻滞剂(卡维地洛,Carvedilol)并逐渐调节用量,加至有效剂量。

冠状动脉造影结果显示冠状动脉正常。

既往史:有吸烟史(20 年,20 支/天,已戒烟 3 年)及乳腺癌病史,曾用放疗及化疗(阿霉素,doxorubicin)。饮酒史:每周末饮用 1~2 杯红酒。否认心肌病家族史。

与心力衰竭有关的检查提示:无 HIV 感染,甲状腺疾病,血色素沉着症及淀粉样变性。近期无病毒感染史。

经过 9 个月的治疗,复查超声心动图提示左室射血分数为 30%。症状得到改善。运动负荷试验评价患者的活动耐量。踏车负荷试验能消耗 3.8 代谢当量。患者的活动耐量低于同性别及年龄人群的水平。

患者自觉症状好转,拒绝植入双心室埋藏式心脏复律除颤器(biventricular implantable cardioverter-defibrillator,ICD)。2 年后,患者因心功能不全住院治疗 1 次。当时她发现体重净重较平时增加 5kg,经静脉用利尿剂治疗后,体重恢复,运动耐力也有所恢复。

再次就诊于心脏科,经再次推荐心脏再同步化除颤治疗(cardiac resynchronization therapy defibrillator,CRT-D)后,患者同意转至心脏电生理专科。

诊断

患者为 66 岁女性,非缺血性心肌病。运动负荷试验提示心脏轻度功能受限(纽约心功能分级 Ⅱ 级)。

目前用药

雷米普利(ramipril):10mg,每天早上
卡维地洛(carvedilol):25mg,每天早上
螺内酯(spironolactone):12.5mg,每天早上
卡维地洛:25mg,每天晚上

评论

患者已接受最佳的药物治疗方案。

目前症状

患者否认端坐呼吸及阵发性夜间呼吸困难,可步行 8 个街区。但不再进行骑车及其他有氧运动,上楼时有症状,需乘坐电梯。

评论

虽然经过药物治疗,患者仍然有纽约心功能Ⅱ级的心力衰竭表现。通常,患者自觉症状尚可,活动耐量受限。患者没有意识到自己已改变生活方式,适应逐渐减退的心脏功能。

体格检查

血压:84/54mmHg(左上肢,坐位)
心率:53bpm(静息)
身高/体重:172.5cm/80.5kg
颈静脉:胸骨角上方2cm,肝颈静脉回流征阳性
肺脏及胸廓:双肺呼吸音清,无干湿性啰音
心脏:第一心音(S1)正常,第二心音分裂(S2),无第三、第四心音及杂音
腹部:肝脾未触及,无主动脉扩展
四肢:温暖,灌注好,水肿2级

评论

患者表现有轻度的容量过度负荷。

实验室资料

血红蛋白:139g/L
血细胞比容:0.43%
平均红细胞体积:88fl
血小板计数:$219×10^3/\mu l$
血清钠:140mmol/L
血清钾:5.6mmol/L
肌酐:115μmol/L
尿素氮:7mmol/L

评论

血液检测结果提示肾脏功能不全(慢性)和轻度高钾血症(可能由于服用螺内酯所致)。

心电图

发现

12导联心电图提示窦性心律,心室率84bpm及左束支传导阻滞(图7-1)

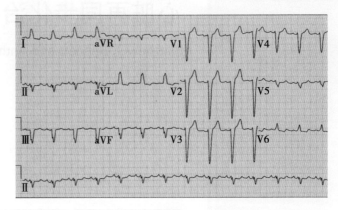

图7-1

评论

左束支传导阻滞,QRS波时限为168毫秒。

超声心动图

发现

胸骨旁长轴显示左室扩大,左室舒张末期及收缩末期内径分别为60mm和49mm(图7-2)。双平面辛普森(Simpson)法计算左室射血分数为22%。二尖瓣轻度关闭不全。(图7-3)

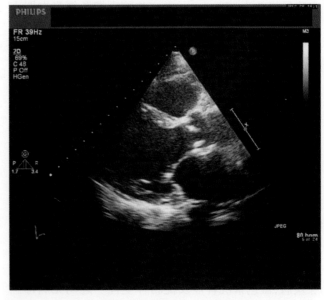

图7-2

评论

左心室轻度扩大。射血分数显著降低。

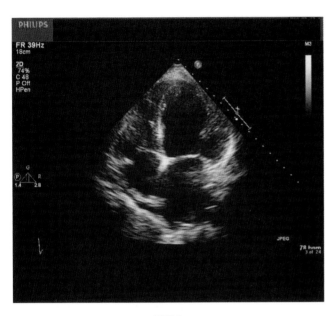

图 7-3

临床重点问题与讨论要点

问题

植入双心室起搏装置是否对此患者有益?

讨论

药物、起搏及除颤治疗心力衰竭患者的比较 (COMPANION) 研究及心脏再同步化治疗心衰患者疗效的研究 (CARE-HF) 均显示了双心室起搏治疗对纽约心功能 Ⅲ 级和 Ⅳ 级患者的有效性。在 COMPANION 研究中, Bristow 及其同事[1] 随机选取了 1520 例患者, 其 QRS 波时限均大于 120 毫秒, 左室射血分数小于 35%, 患者被随机分为仅接受标准的药物治疗, 或同时接受双心室起搏治疗, 或仅用双心室除颤治疗。上述结果显示心衰的死亡率及入院率在双心室起搏组减少了 34%, 在双心室起搏除颤 (ICD) 组减少 40%。

在 CARF-HF 研究中, Cleland 及其同事[2] 随机纳入了 813 例心力衰竭且纽约心功能 Ⅲ 级和 Ⅳ 级的患者, 左室射血分数 ≤35%、QRS 波时限 ≥120 毫秒 (如果 QRS 波时限小于 150 毫秒, 需要测量其他不同步参数), 左室扩大。这些患者均接受了最佳的药物治疗, 患者被分到加或不加双心室起搏治疗两组中。在双心室起搏治疗组中, 死亡率及主要心血管事件发生率减少 37%。此外, 死亡率减少 36%。

多中心植入心脏再同步自动除颤器治疗的研究

(MADIT-CRT) 和心衰的再同步化除颤治疗研究 (RAFT) 均检测植入双心室起搏除颤器对无临床症状心衰患者的疗效[3,4]。在 MADIT-CRT 研究中, 包括 1820 例纽约心功能 Ⅰ 级或 Ⅱ 级的患者, 左室射血分数 ≤30%, QRS 波 ≥130 毫秒, 患者被随机分为接受双心室起搏加 ICD 治疗或单独 ICD 治疗两组。主要全因死亡终点及心衰发生率在 ICD 单独治疗组高于双心室起搏加 ICD 治疗组 (25.3% 比 17.2%)。

在 RAFT 研究中, 1798 例患者的纽约心功能为 Ⅱ 级和 Ⅲ 级, 左室射血分数 ≤30%, QRS 波时 ≥120 毫秒的患者随机接受单独 ICD 治疗或 ICD 加双心室起搏治疗。经过 40 个月的随访, 在单独自动除颤器 (ICD) 组, 心衰的全因死亡或再住院率为 40.3%, 在双心室起搏自动除颤器治疗组为 33.2%。

问题

双心室起搏治疗可减少心脏事件, 是否可改善症状和减少死亡率或两者均改善?

讨论

在 MADIT-CRT 及 RAFT 研究中, 在双心室起搏除颤器组中 (MADIT-CRT), 心力衰竭的相对风险减低 (relative risk reduction, RRR) 41%, 在 RAFT 研究中, 住院心力衰竭相对风险降低 32%[3,4]。在 RAFT 研究中, 双心室起搏除颤组的死亡风险较单纯除颤器组降低 25%。但在 MADIT-CRT 研究中, 两组间的死亡率无差异。

问题

在心功能 Ⅱ 级的患者中, 哪些人能够从双心室起搏治疗中获益? 本文中的患者是否能够获益?

讨论

在 MADIT-CRT 研究中, 预先设定了几项有关双心室起搏除颤治疗对亚组疗效的分析, 其结果显示女性患者获益大于男性。同时 QRS 波时限大于 150 毫秒的患者获益大于 QRS 波时限小于 150 毫秒的患者。[3]

在 RAFT 研究中, 双心室起搏除颤治疗对于 QRS 波时限大于 150 毫秒患者的疗效大于 QRS 波时限小于 150 毫秒的患者。此外, 对完全性左束支传导阻滞患者的疗效大于其他阻滞类型的患者。

本例患者符合上述两项研究中的多项标准。该患者心电图呈完全性左束支传导阻滞,且 QRS 波时限大于 150 毫秒。这些标准预示对双心室起搏治疗有较好的反应。且该患者为女性,也支持能够从双心室起搏治疗获得显著改善。

最终诊断

该患者 66 岁,非缺血性心肌病。目前无明显不适,但因心力衰竭住院治疗。运动负荷试验提示功能受限。心电图提示完全性左束支传导阻滞,QRS 波时限为 168 毫秒。

治疗方案

经过与患者沟通,充分告知 CRT-D 及 ICD 植入术的风险及获益,患者选择接受 CRT-D 植入术。

介入治疗

冠状静脉造影证实后侧冠状静脉分支为合适的左室电极部位(图 7-4)。开始未用血管成形术导丝,电极未能完全插入(图 7-5)。因而改用血管成形术导丝(图 7-6)将电极成功放入(图 7-7)。X 线片的后前位及侧位像确认电极在心脏的位置(图 7-8 及图 7-9)。

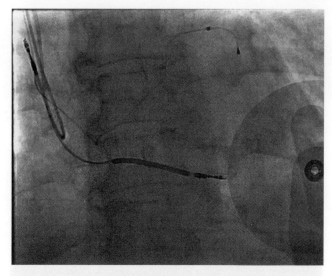

图 7-5

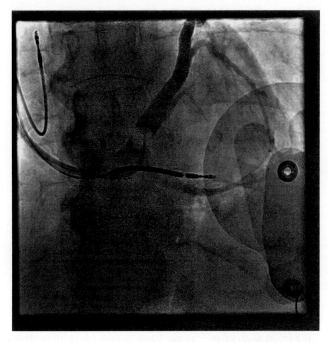

图 7-4

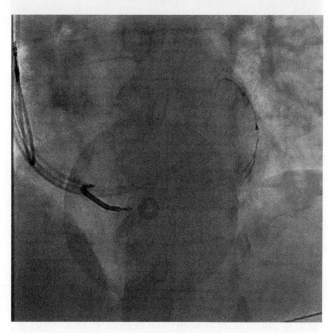

图 7-6

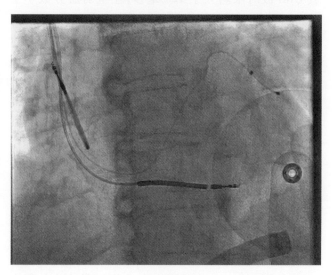

图 7-7

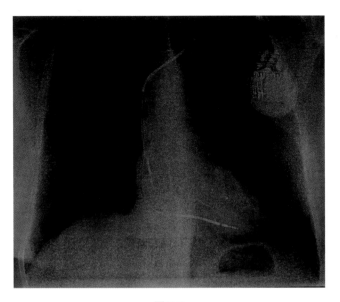

图 7-8

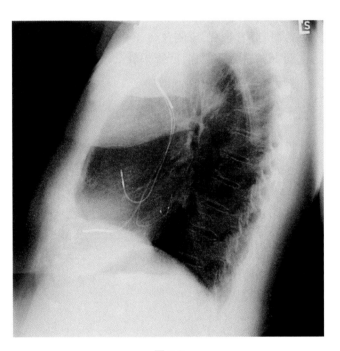

图 7-9

结果

术后 1 个月门诊复查:虽然患者术前曾否认活动耐量受限,但是现在自我感觉较前明显改善。

参考文献

1. Bristow MR, Saxon LA, Boehmer J, et al: Cardiac-resynchronization therapy with or without an implantable defibrillator in advanced chronic heart failure, *N Engl J Med* 350:2140-2150, 2004.
2. Cleland JG, Daubert JC, Erdmann E, et al: The effect of cardiac resynchronization on morbidity and mortality in heart failure, *N Engl J Med* 352:1539-1549, 2005.
3. Moss AJ, Hall WJ, Cannom DS, et al: Cardiac-resynchronization therapy for the prevention of heart-failure events, *N Engl J Med* 361:1329-1338, 2009.
4. Tang AS, Wells GA, Talajic M, et al: Cardiac-resynchronization therapy for mild-to-moderate heart failure, *N Engl J Med* 363:2385-2395, 2010.

起搏器适应证

Chin Pang, Chan and Cheuk-Man Yu

陈涛 译,孙静平 校

年龄	性别	职业	诊断
73 岁	男	厨师	完全性房室传导阻滞

病史

患者既往体健,无吸烟史。最近出现头晕及晕厥一次。入院后,心电图提示完全性房室传导阻滞,心室率40 次/分。无心力衰竭的临床症状。超声心动图提示左心室收缩功能正常。无导致传导阻滞的可逆性病因,为患者植入双腔起搏器。右室电极固定在右室心尖部,右房电极固定在右心耳。手术顺利,术后出院。

出院后一个月,患者主诉活动耐量减退及呼吸困难。

目前用药

患者未服药物。

目前症状

活动耐量降低及呼吸困难。

评论

患者心功能不全的症状发生于植入起搏器后。

体格检查

血压:120/64mmHg,心率:74bpm,心房感知,心室起搏心律

身高:170cm,体重50kg

颈静脉:轻度扩张
肺部:双肺底细湿啰音
心脏:心音正常,未闻及杂音
腹部:腹软,无压痛,肝脾未触
四肢:温暖灌注好

评论

体征提示心力衰竭。

实验室检查

血红蛋白:正常
血细胞比容:正常
红细胞体积:正常
血小板数量:正常
血清钠:正常
血清钾:正常
血肌酐:正常
血尿素氮:正常

心电图

发现

心房感知,心室起搏心律,起搏器依赖。

评论

心电图提示起搏器依赖。

胸片

发现

胸片未见明显异常。

评论

胸片排除肺部疾患,未见充血性心力衰竭征象。

超声心动图

发现

超声心动图提示收缩功能降低及心室收缩不同步(图 8-1 和图 8-2)。

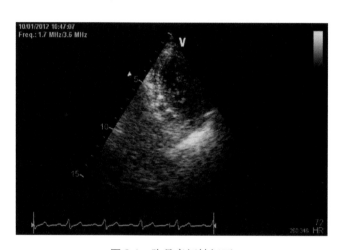

图 8-1 胸骨旁短轴切面

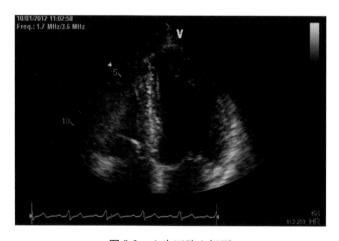

图 8-2 心尖四腔心切面

发现

超声心动图提示:升级为双心室起搏后,收缩功能及同步化均改善(图 8-3)。

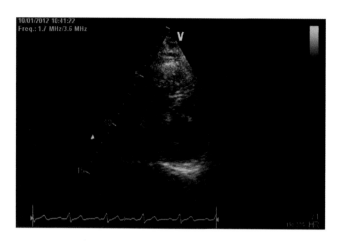

图 8-3 胸骨旁短轴切面

磁共振检查

患者植入的起搏器与磁共振不兼容,因而不能做磁共振检查。

心导管检查

该患者有做心导管的适应证。

血流动力学

血流动力学检测提示左室舒张末压约为14mmHg。

发现

冠脉造影未见异常。

评论

有必要排除缺血性心脏病。

临床重点问题及讨论

问题

该患者的临床诊断是什么?

讨论

患者的临床症状符合心力衰竭的诊断。有必要排除心力衰竭的其他原因,如肺部疾患及缺血性心脏病。

问题

起搏器设备的哪项参数有助于诊断?

讨论

对此病例,起搏负荷是最重要的参数。起搏负荷直接与起搏器导致的左室收缩障碍相关。

问题

应该做哪项检查?

讨论

超声心动图是必要的诊断措施。超声心动图已提示此患者有收缩功能减退及收缩不同步。此外,冠状动脉造影排除与缺血相关的心功能障碍也非常重要。

问题

目前应采取什么治疗措施?

讨论

引起该患者收缩功能障碍的原因是异常起搏,因此升级为双心室起搏应是首选的治疗方案。

最终诊断

该病例的最终诊断为:起搏器诱导的左室收缩功能障碍,以心力衰竭为临床特征。

治疗方案

治疗方案为纠正非同步化,即升级为心脏再同步化治疗(双心室起搏,CRT-P)。

干预

该患者的干预措施是升级为双心室起搏。

结果

经双心室起搏治疗后,超声心动图提示收缩功能改善,心室非同步化降低至最小程度。临床症状及活动耐量改善。

评论

该病例说明,起搏治疗有潜在诱发左室功能障碍的风险。在既往有收缩功能障碍病史的患者中风险较高[4]。其原因主要是起搏导致的机械性不同步。最近的研究表明,右心室起搏治疗2年后,可导致收缩功能减退,但是如果患者接受双心室起搏,可保留收缩功能[1,5]。虽然两组基线的收缩功能正常,收缩功能减退的风险和起搏负荷的程度相关。因此,目前的指南推荐,对于有潜在收缩功能障碍及起搏器依赖的患者,应行双心室起搏治疗。此外,指南建议对于右室起搏引起收缩功能障碍的患者,应升级为双心室起搏。

参考文献

1. Chan JY, Fang F, Zhang Q, et al: Biventricular pacing is superior to right ventricular pacing in bradycardia patients with preserved systolic function: 2-year results of the PACE trial, *Eur Heart J* 32:2533-2540, 2011.
2. Epstein AE, DiMarco JP, Ellenbogen KA, et al: American College of Cardiology/American Heart Association Task Force on Practice Guidelines (Writing Committee to Revise the ACC/AHA/NASPE 2002 Guideline Update for Implantation of Cardiac Pacemakers and Antiarrhythmia Devices); American Association for Thoracic Surgery; Society of Thoracic Surgeons. ACC/AHA/HRS 2008 guidelines for device-based therapy of cardiac rhythm abnormalities, *J Am Coll Cardiol* 51:e1-e62, 2008.
3. Vardas PE, Auricchio A, Blanc JJ, et al: European Society of Cardiology; European Heart Rhythm Association. Guidelines for cardiac pacing and cardiac resynchronization therapy: The Task Force for Cardiac Pacing and Cardiac Resynchronization Therapy of the European Society of Cardiology. Developed in collaboration with the European Heart Rhythm Association, *Eur Heart J* 28:2256-2295, 2007.
4. Wilkoff BL, Cook JR, Epstein AE, et al: Dual-chamber pacing or ventricular backup pacing in patients with an implantable defibrillator: the Dual Chamber and VVI Implantable Defibrillator (DAVID) Trial, *JAMA* 288:3115-3123, 2002.
5. Yu CM, Chan JY, Zhang Q, et al: Biventricular pacing in patients with bradycardia and normal ejection fraction, *N Engl J Med* 361:2123-2134, 2009.

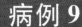

病例 9

经瓣膜结合处将右心室的起搏电极放置在右冠状窦

Christopher J. McLeod

孙静平　译

年龄	性别	职业	诊断
61 岁	男性	无	Ebstein 畸形伴高度房室传导阻滞

病史

患者为 61 岁，男性。1997 年，接受了 Ebstein 畸形修复术；2001 年，因三尖瓣反流做了 35mm 的生物瓣膜置换术，术中还做了附加通道消融和右心房迷宫手术；2004 年，由于复发性发作的房颤，患者又接受了成功的肺静脉分离术。当时进行的电生理学研究显示，患者有严重的窦房结功能障碍，但无症状，并观察到生物三尖瓣被植入到冠状窦近端（心房）。

评论

在修复 Ebstein 畸形的手术中，将生物三尖瓣植入到冠状窦近端心房面的情况并不少见。其目的是为了避免损伤附近的房室结。

目前用药

患者服用安体舒通（aldactone）、呋塞米 [furosemide（Lasix）]、华法林（warfarin）、氯沙坦（losartan）、阿托伐他汀（atorvastin）和阿司匹林（aspirin）。

目前症状

经常有频繁的晕厥前症状，但没有发生晕厥。患者主诉偶尔发生面部和手臂的刺痛。

体格检查

血压/心率:116/66mmHg/52bpm,规律
身高/体重:169cm/93kg
颈静脉:无颈静脉压升高
肺/胸:呼吸音正常
心脏:右心室中度抬举性搏动,心音规律,第二心音(S2)正常/分裂。在胸骨左缘有 1/6 级收缩期杂音,无舒张期杂音或奔马律
腹部:腹软,无压痛,无脏器肿大
四肢:无发绀,无水肿

评论

没有明显的右心衰竭或左心衰竭的临床证据。

实验室数据

血红蛋白:14.4g/dl
红细胞平均体积:92.2fl
血小板计数:$202×10^9/L$
钠:142mmol/L
钾:4.2mmol/L
肌酐:0.9mg/dl
血尿素氮:16mg/dl

心电图

发现

心电图显示窦性心动过缓伴右束支传导阻滞，心室率为 45 次/分（图 9-1）。有窦性心律失常及一次房性期前收缩。

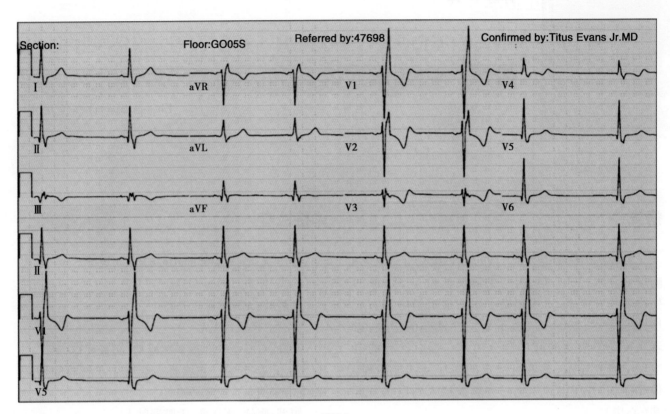

图 9-1

胸片

发现

胸片显示心脏大小正常,右心室轮廓突出(图 9-2),肺野清晰。可见生物瓣膜瓣环。

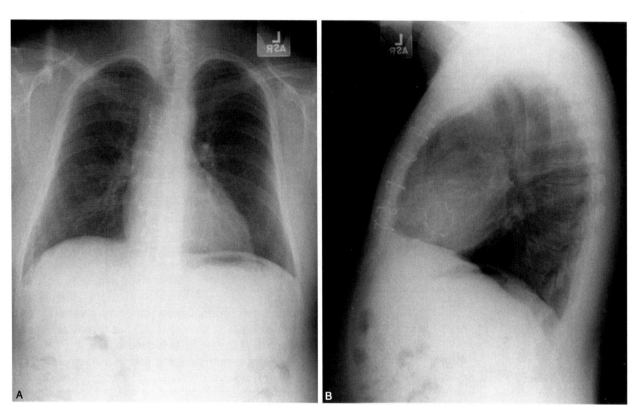

图 9-2

其位置和特点提示为残留的腱索。

超声心动图

发现

超声心动图显示:左心室的大小和收缩功能正常,右心室中度扩大,收缩功能中度降低。有 35mm 的 Carpentier-Edwards 生物人工三尖瓣,在心率 42bpm 时的平均跨瓣阶差为 4mmHg,有微量三尖瓣反流。附着在室间隔中段的右心室面有一个可活动的回声,根据

电生理测试

发现

监测发现房性期前收缩呈二联律,明显的窦性心动过缓,P 波的形态不同,有一次室上性期前收缩和一次窦性停搏,时间为 2 秒。有一次房性和一次室性早搏。有 4.1 秒间歇的高度阻滞(图 9-3)。

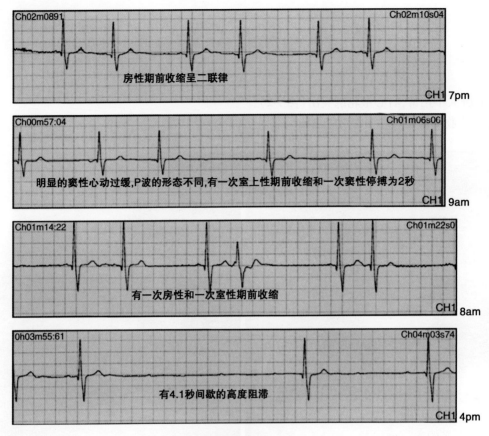

图 9-3

临床重点问题与讨论要点

问题

是否需放置心外膜电极？

讨论

在某些情况下，必须放置心外膜电极，心内分流，Glenn 吻合（即双向腔静脉肺动脉连接）或机械瓣。由于传统的起搏导线可以通过生物瓣，我们没有考虑放置心外膜电极。此外，经历了一次或更多次心脏手术的患者，心外膜有大量的瘢痕组织，阻碍长期有效的心外膜起搏。对于儿童，心外膜起搏在原生的心室或心房外膜的表面会有更好的长期性能[3]。

问题

单个心房电极是否可充分提供起搏支持？

讨论

在这些患者中，除了监测到的高度房室传导阻滞外还必须考虑到同时有房内阻滞。在 Ebstein 畸形修复术中，通常需切除大面积的冗余心房肌，这会导致心房内有大量的瘢痕，而使从窦房结到房室结间有功能或解剖学的传导阻滞。在有高度房室传导阻滞的患者中，房室结功能可能保持正常。为了正确评估房室结功能，需在心房的多个位置尝试用导联在接近房室结处起搏，理想的部位是在间隔。如果接近房室结起搏没有显示房室传导阻滞，则应诊断为心房内阻滞，可避免用心室导联。此种心房内传导延迟的现象也可以在其他先天性心脏病手术后的患者中见到。

问题

是否可经人工三尖瓣放置右心室电极？

讨论

从概念上讲，避免通过生物瓣放置电极是合理的。但导联对三尖瓣的完整性和功能的不良影响并不常见。然而，最近的专项研究表明，跨生物瓣膜的导联与人工生物三尖瓣严重反流发生率的增加不相关。但必须考虑的问题是，在经历一或多次手术的先天性心脏病患者中，纵隔及心包的纤维化与粘连使再次手术有更高的风险[2]。

问题

在此例患者中,人工瓣膜已缝在冠状静脉窦的心房面,考虑将电极放置在冠状动脉窦是否合适?

讨论

在此患者中,为了心室起搏,必须经三尖瓣将起搏电极放入右心室心尖部或冠状窦。然而,假定起搏电极放置在冠状静脉窦与右心室心尖部有若干固有的差异。右心室心尖部起搏导致右心室的不同步,可能引起三尖瓣反流加重。在心脏左室起搏的心脏再同步化治疗(CRT)中,再同步化治疗对三尖瓣反流有疗效[1]。

重要的是要认识到现在的冠状静脉窦的起搏导联比传统的心室起搏导联更薄、更柔软,更适合用于瓣膜的结合部,而避免经瓣叶的边缘。无论是将起搏电极放置在右室心尖或冠状静脉窦,心腔内超声都有帮助,以避免起搏电极经瓣叶的边缘,而是应经瓣叶的结合部。同样重要的是要注意冠状窦起搏电极的位置应尽可能不受心脏舒张和收缩运动的影响。放置在房室沟内可以减少瓣叶创伤的可能性。起搏电极放置后,需用腔内超声心动图检测是否有三尖瓣反流,并确定起搏电极是否为最佳位置。

最终诊断

最后诊断为症状性窦房结和房室结功能障碍。

治疗计划

建议用起搏电极在右心房的不同部位起搏,以评估房内传导延迟。

介入治疗

为了避免导致人工瓣膜的功能不全,应计划依次尝试心房内起搏,心内超声心动图引导下将起搏电极放置入右心室或冠状静脉窦。首先,确定房内传导阻滞的可能性,因此应在心房的不同位置测试以评估心房内任何位置可能的传导延迟。没有发现房内传导延迟的证据,且心房电极放置在稍低于上腔静脉交界处,有可接受的起搏阈值。经测试发现房室结功能很差,在起搏频率为600毫秒以上(90次/分)时会发生Wenckebach传导阻滞,这表明绝对需要心室内起搏电极。为检查起搏导线通过三尖瓣的影响,插入起搏电极后,心腔内超声心动图发现,起搏电极经三尖瓣到右心室心尖部后,导致明显的三尖瓣反流,如图9-4A。因此,换用另一种方法,用一根专门放入冠状静脉窦的起搏电极(5.7-French,EASYTRAK 2,Boston Scientific,Natick,Mass),在心腔内超声心动图的引导下,起搏电极经人工三尖瓣前叶与后叶之间的空隙进入冠状静脉窦,位于右心室基底段,在人工三尖瓣的远端(图9-5和图9-6)。随后心腔内超声心动图显示:起搏电极所在的位置合适,无三尖瓣反流,如图9-4B。

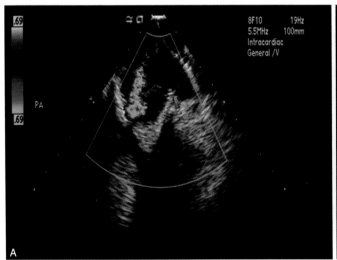
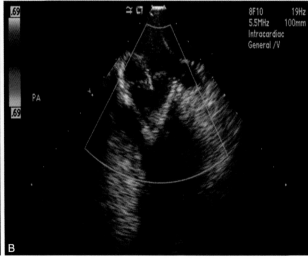

图 9-4

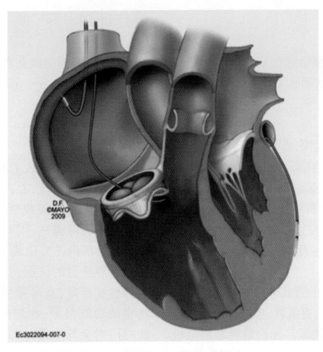

图 9-5

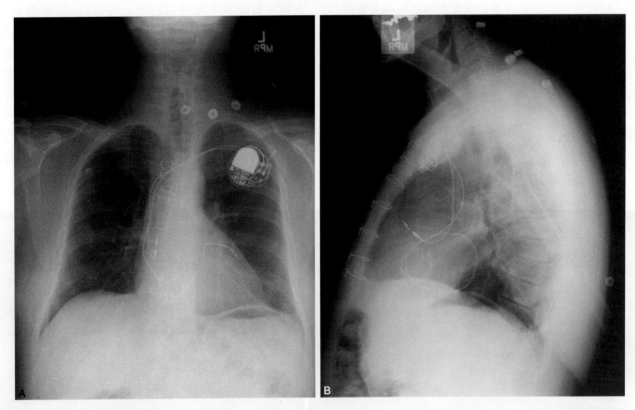

图 9-6

结果

　　急性,双腔永久性心脏起搏器植入,无三尖瓣反流。随访一年后,患者主诉完全没有晕厥前症状,运动耐量极好,可骑自行车大约 5 英里,没有明显的限制。起搏电极位置良好,胸片和超声心动图未发现人工三尖瓣功能障碍,无三尖瓣反流。平均跨瓣压力阶差为 3mmHg。起搏电极清晰可见,经人工三尖瓣进入冠状静脉窦。起搏的阈值稳定。

　　此案例是与心脏再同步化治疗(CRT)相关的讨论,虽然此患者不需要 CRT。问题是先天性心脏异常的患者与那些不需要仔细考虑起搏电极位置的患者有很多不同之处。此外,许多先天性异常可导致严重的全心室功能障碍。即使不存在全心功能不全,也可能因其他原因需要植入心脏起搏器,必须考虑心脏起搏器的优点和缺点以及可能增加心室不同步,或使心脏瓣膜的功能不全加重。

　　对于此例患者,当发现放置起搏电极导致三尖瓣反流加重的结果后,用替代性放置心室起搏电极的方法取得了良好的结果。

参考文献

1. Bleeker GB, Schalij MJ, Nihoyannopoulos P, et al: Left ventricular dyssynchrony predicts right ventricular remodeling after cardiac resynchronization therapy, *J Am Coll Cardiol* 46:2264-2269, 2005.
2. Eleid MF, Blauwet LA, Cha Y-M, et al: Bioprosthetic tricuspid valve regurgitation associated with pacemaker or defibrillator lead implantation, *J Am Coll Cardiol* 59:813-818, 2012.
3. McLeod CJ, Attenhofer Jost CH, Warnes CA, et al: Epicardial versus endocardial permanent pacing in congenital heart disease, *J Interv Card Electrophysiol* 28:235-243, 2010.

第三篇

心脏再同步化治疗
植入的挑战

第三篇

右心室起搏性心肌病

Joseph J. Gard and Samuel J. Asirvatham

孙静平 译

年龄	性别	职业	诊断
62 岁	男性	医师	长期右心室起搏导致渐进性左心室功能障碍

病史

患者为 62 岁的男性,不吸烟。因需将双腔起搏系统升级到心脏再同步治疗(CRT)起搏而入院。患者于 4 年前因症状性心房扑动接受腔静脉三尖瓣峡部的射频消融,在消融术后 8 小时发生完全性房室传导阻滞而植入双腔起搏器。最初的起搏系统是 St. Jude Medical Victory XL DR 5816, a Medtronicbipolar screw-in atrial lead 5568-53, and a Medtronicbipolar screw-in ventricular lead 4076-58。在植入起搏系统时,患者的左心室大小和射血分数(60% ~ 65%)正常。起搏器检测显示起搏率为 99% 以上。

患者主诉疲劳,运动耐量降低,呼吸困难。在因房扑进行消融术后,有症状性、阵发性心房颤动,开始服用氟卡尼。其他有关的医学史包括:血脂异常和高血压。

放射性核素血管造影报告显示左室射血分数为 38%。为排除心肌病的原因行冠状动脉造影,无缺血性心肌病。

目前用药

患者的日常药物:阿司匹林(aspirin)81mg,西替利嗪(cetirizine)10mg,度他雄胺(dutasteride)0.5mg,依那普利(enalapril)5mg,艾司西酞普兰(escitalopram)10mg,氟卡胺(flecainide)50mg,氢氯噻嗪(hydrochlorothiazide)25mg,辛伐他汀(simvastatin)80mg。

评论

通常有传导系统疾病的患者应避免用氟卡尼。因氟卡尼减慢传导,可以使 QRS 从基线进一步加宽,导致心室不同步进一步加重。对于冠状动脉或结构性心脏病的患者,因为氟卡尼有增加恶性心律失常的风险,也应避免使用。因此,患者停用氟卡尼。

目前症状

患者的症状包括疲劳、运动耐量降低、呼吸困难。

体格检查

血压/心率:140/94mmHg/60 次
身高/体重:180cm/100.60kg
颈静脉:没有颈静脉压升高
肺/胸:双侧呼吸音正常
心脏:心音规律,有矛盾性第二心音分裂(S2),轻度三尖瓣反流的杂音
腹软,无压痛,无腹胀
四肢:正常

实验室数据

血红蛋白:14.7g/dl
血细胞比容:43.2
红细胞平均体积:91.1fl
血小板计数:212×10^3/μl
钠:143mmol/L
钾:4.1mmol/L
肌酐:1.1mg/dl

心电图

发现

心电图显示:房室连续的双腔起搏率为 60 次/分(图 10-1),QRS 波间期为 182 毫秒。

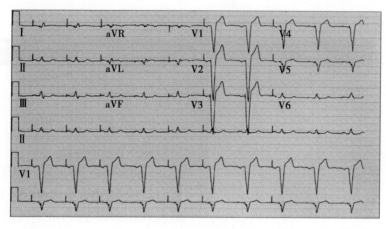

图 10-1

胸片

发现

后前位(图 10-2,A)和侧位胸片(图 10-2,B)显

评论

QRS 波的形态与右心室心尖部起搏一致。起搏性左束支阻滞(LBB)的形态提示激活起源于右心室。由于是从右到左的顺序激活,在导联 I 主要为正性电位。从心尖激活导致 V4 导联的波形完全为负性,支持起搏的位置在心尖部。

示:心脏起搏器位于左锁骨下,起搏电极位于右心耳、右心室间隔。

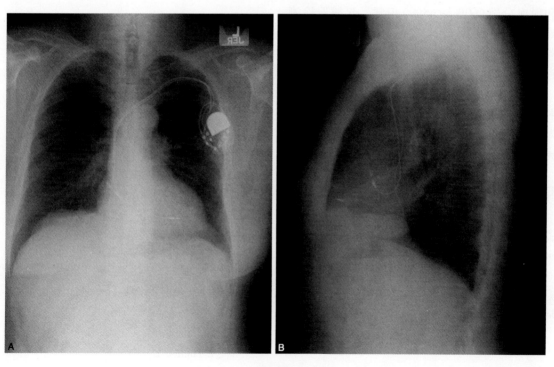

图 10-2

临床重点问题与讨论要点

问题

与成功和有效放置左心室起搏电极相关的解剖标志是什么？

讨论

对冠状静脉系统解剖的深入了解是成功放置左心室起搏电极的关键[4,5]。冠状窦的入口处位于右心房间隔的下部，在三尖瓣和下腔静脉之间。在右前斜位透视时，房室沟的脂肪可作为解剖标志以帮助确定冠状窦的入口。可用可控导管进入冠状窦口，将导管从右心室回拉并向房间隔的方向扭转（即从进入处的上方逆时针转）。在右前斜位透视下观察导管从右心室退出的过程，可观察到晃动的导管向前方进入冠状窦口。此时，可在左前斜位观察确保起搏电极进入左心的冠状静脉系统内[1]。

冠状静脉系统的相关组成部分包括：冠状静脉窦、心脏大静脉、前室间隔静脉、中静脉和侧静脉（s）。冠状窦口有冠状窦瓣。冠状窦瓣可能是对冠状窦插管的技术挑战，通常可以通过冠状窦的下缘进入。血液从室间隔的下部经心中静脉返回到冠状静脉窦。冠状窦变成心大静脉。通常，双心室起搏电极首选的位置是左心室的侧静脉或后外侧静脉。冠状窦瓣可位于后外侧静脉口。冠状窦瓣可能是放置心室起搏电极的障碍[3]。

对冠状静脉解剖的理解及其在透视下典型分布的经验有助于避免发生并发症。放置左心室电极的主要并发症是薄壁冠状静脉夹层。可能发生在冠状静脉窦内递送左心室电极的操作过程中，但也可发生在静脉造影时。操作者应熟悉冠状静脉系统的解剖结构及其典型透视分布，可尽量减少机械创伤。放置左心室的其他问题包括：刺激膈神经和电极的位置不佳。

问题

如何避免刺激横膈及肋间肌，如果植入物后发生此并发症，如何用非手术的方法评估和处理？

讨论

在非麻醉患者中完成左心室起搏电极的放置之前，应评估对膈肌和肋间肌的刺激。通过直接观察和在 X 线透视下观察，用高输出起搏后，是否可刺激患者胸部及膈肌。此评估应在完整的呼吸周期中完成，因为起搏的刺激可能仅发生在呼吸期间解剖位置变化的瞬间。同样，应评估高输出起搏对肋间肌的刺激。如果患者清醒，可以问患者是否有要打嗝的感觉。尽管在植入过程中做了仔细的评估，但在植入后，仍可能发生膈肌和肋间肌的刺激。植入后的评价与植入过程中类似，但因为患者已不是在植入过程中，可在患者不同的体位进行检查。

如果在植入起搏器后发生心外的刺激，可以通过程控避免和减少心外刺激。有时，可将左心室起搏电极的输出调节到较低的电位，不再产生心外刺激，却又足以输出有效和可靠的起搏电荷。同样，单极起搏比双极起搏产生刺激的面积更大，因此单极起搏更可能产生心外刺激。现代的双心室起搏系统提供多个可程控的起搏矢量，可作为管理捕获阈值和心外刺激问题的额外选项。

问题

预测从后外侧冠状静脉和右心室心尖的双心室起搏所产生的 QRS 波是什么形态？

讨论

预期双心室起搏的 QRS 波形态是左心室和右心室起搏混合动力产生的 QRS 波。基于左心室和右心室起搏电极的位置，从起搏部位发出激活心肌的模式决定 QRS 波的形态。右心室起搏电极传统上是放在右心室心尖的室间隔部，在此位置产生的 QRS 波在导联 I 是正向的，在 V1 导联为左束支阻滞形态。心尖位置起搏导致向上的矢量，在下肢导联（II、III 和 aVF 导联）表现为 QS 型。从左心室起搏电极应产生右束支传导阻滞形态的 QRS 形态，在导联 I 为负 QS 型（激活从左到右）。从前室间静脉起搏的特征为右束支传导阻滞（RBBB）形态，在下肢导联呈正性波。在前间静脉的侧支起搏，在导联 I 表现为负 QRS 综合波。

双心室起搏的 QRS 波形态代表从右和左心室电极起搏激活心肌混合动力产生的 QRS 波型。双心室起搏经右心室心尖部及后外侧冠状静脉产生非典型的右束支传导阻滞（RBBB）波形，在下肢导联的 QRS 波形态表现为双相或等电位。从左侧冠状静脉电极激活导致在导联 I 上为负的 QRS 综合波可能是等电位的，这要取决于左、右心室的激活是否平衡。通常，双心室起搏比单部位起搏的 QRS 波群时间短。双心室起搏的心电图表现在文献中已有详细的描述。[2]

最终诊断

怀疑是因完全性房室传导阻滞而应用的右心室起搏导致的心肌病。

治疗计划

将患者因房室传导阻滞置入的房室顺序性双腔起搏系统升级为心脏再同步化治疗（CRT）起搏系统加左心室起搏电极。

介入治疗

将为患者置入的房室顺序性双腔起搏系统升级为心脏再同步化治疗（CRT）起搏系统。置入 Guidant 双极式左心室导线（EASYTRAK2 IS-1 4543）。将发生器换为美敦力 InSync Ⅲ 8042。

在以前发生器的部位有广泛的纤维化。仔细地解剖分离后，将旧的发生器和多余的导线从囊袋中取出。静脉造影显示锁骨下静脉几乎全梗阻。尽管试图从内侧放入导联，但梗阻无法通过，所以将起搏导联经下腔静脉置入。对一系列的梗阻扩张后，将电极导联送入冠状静脉窦系统。在放置冠状窦电极导联的过程中，测试了多个潜在的心室静脉起搏部位。在后外侧静脉的起搏阈值很高，起搏产生的 QRS 波形态宽。将电极导联放在接近心尖的下壁，起搏产生的 QRS 波群形态改善，然而此位置不稳定。最终，将起搏电极放置到外侧分支（如图 10-3 所示），起搏产生的 QRS 波群形态稳定，起搏和感知的阈值满意，在高输出起搏时未发生心外刺激。

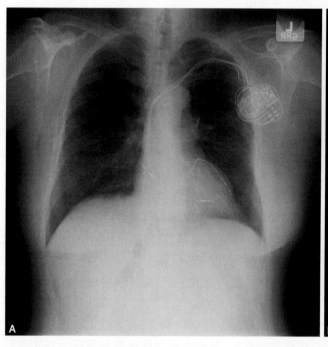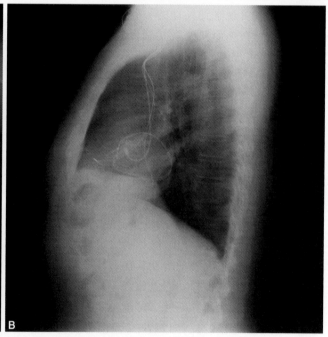

图 10-3 后前位 X 影像显示：可见新的左心室导线和发生器。左心室的导联在心脏的侧面是满意的位置（A），侧面 X 影像（B）显示导联在前间隔静脉

结果

在临床随访中，患者的症状改善，起搏 QRS 波间期从基线的 182 降到 166 毫秒（图 10-4）。双心室起搏 QRS 波形态与经胸部 X 线片证实的起搏电极在右心室心尖部和前室间静脉内产生的形态一致。

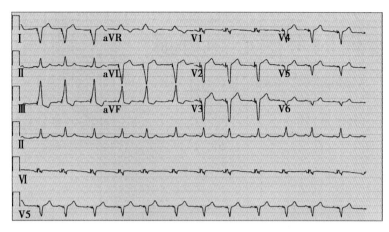

图 10-4 QRS 波的形态与双心室起搏一致。V1 导联表现为非典型右束支形态,提示有些激活来自左心室。在导联 I 为显著的负性波,如预期的从左到右室激活。然而,在下肢导联为正性向量,可能是从左心室的高处激活。

参考文献

1. Asirvatham SJ: Cardiac anatomic considerations in pediatric electrophysiology, *Indian Pacing Electrophysiol J* 8(suppl. 1): S75-S91, 2008.
2. Asirvatham SJ: Electrocardiogram interpretation with biventricular pacing devices. In Hayes DL, Wang PJ, Sackner-Bernstein J, et al: *Resynchronization and defibrillation for heart failure: a practical approach*, Oxford, UK, 2008, Blackwell Publishing.
3. Corcoran SJ, Lawrence C, McGuire MA: The valve of Vieussens: an important cause of difficulty in advancing catheters into the cardiac veins, *J Cardiovasc Electrophysiol* 10:804-808, 1999.
4. Habib A, Lachman N, et al: The anatomy of the coronary sinus venous system for the cardiac electrophysiologist, *Europace* 11(suppl 5):v15-v21, 2009.
5. Stellbrink C, Breithardt OA, Franke A, et al: Technical considerations in implanting left ventricular pacing leads for cardiac resynchronisation therapy, *Eur Heart J Suppl* 6(D):D43-D46, 2004.

为成功植入心脏再同步化治疗：
何时考虑心中静脉

Vishnu M. Chandra, Joseph J. Gard, and Samuel J. Asirvatham

孙静平 译

年龄	性别	职业	诊断
58 岁	男性	职员	心力衰竭加重

病史

患者为 58 岁男性职员。20 年前曾患病毒性心肌炎，后诊断为心肌病，因气短加重、体力减退就诊。患者轻度肥胖，无急性呼吸窘迫。由于间歇性心脏传导阻滞和症状性窦性心动过缓，置入双腔起搏系统，并接受药物治疗。

虽然患者已接受最佳的药物治疗，但仍有心室功能不全，左心室射血分数（LVEF）为 28%、有心力衰竭的症状（NYHA Ⅲ），左束支传导阻滞，QRS 间期为 148 毫秒。因而，建议置入心脏再同步化心律转复除颤器（CRT-D）。

患者曾在当地医院试图升级到 CRT 除颤器（CRT-D）系统，但因无法放置左心室导线而放弃。据说是锁骨下静脉穿刺困难，在冠状窦上 2cm 处导线无法通过。

既往病史有间歇性房颤及轻度症状，已接受控制心率及抗凝治疗。

目前用药

赖诺普利（lisinopril）:10mg，每日两次

卡维地洛（carvedilol）:25mg，每日三次

地高辛（digoxin）:0.125mg，每日一次

体格检查

血压/心率:142/78mmHg/60bpm，规律。

颈静脉压力:10cmH_2O

心脏:心脏听诊发现有轻度三尖瓣和二尖瓣反流的杂音，第二心音（S2）宽且有分裂，肺动脉音增强；无第三心音（S3）；最近置入起搏器的部位愈合良好。下肢轻度水肿。

住院和手术过程

经讨论后，可采用的措施包括：再尝试左心起搏导联、手术安装心外膜起搏导联、评估左心室辅助装置或心脏移植。最后决定先考虑心外膜放入冠状静脉窦的选项。因为此方法较放置在心外膜的手术创伤小、起搏阈值稳定、起搏导联的位置也更稳定[6]。

患者空腹状态入导管室。行腋静脉穿刺及静脉造影术。因为患者是心脏起搏器依赖，故放置了临时起搏导线。冠状窦插管顺利，做了球囊静脉造影。

静脉造影结果如图 11-1 所示。正如当地医院所述，起搏导线在冠状窦上 2cm 处无法通过。

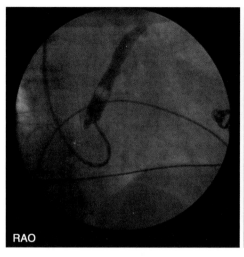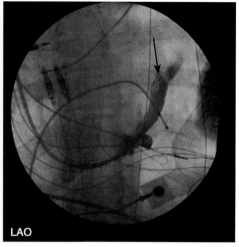

图 11-1

临床重点问题与讨论要点

问题

此患者的进入冠状静脉系统过程困难的可能原因是什么?

讨论

静脉造影证实有小静脉瓣(Vieussens 瓣,Vieussens valve)。此静脉瓣是一种正常的解剖变异,位于心大静脉和冠状窦的交界处。通常是心室后侧静脉和心房斜静脉(Marshall 静脉)的起点。研究表明小静脉瓣接近闭塞可妨碍导管和引导导丝的进入,而使心血管介入手术复杂化,此患者就是这种情况[4]。因此当各种导线穿过冠状静脉窦时,通常是不能通过静脉窦瓣的,且会弯曲并被弹回到冠状窦的主体。

问题

有什么其他可能的原因导致导线不能顺利地进入冠状静脉系统的分支?

讨论

对于某些患者,做冠状窦插管时进入冠状静脉系统可能非常困难,特别是左心室侧面的游离壁。可能的原因包括:冠状静脉狭窄,操作过程中发生的冠状动脉夹层,冠状静脉夹层和手术后或与消融治疗相关的静脉阻塞。某些患者的目标静脉阻塞,又没有可替代的血管,做球囊扩张和支架植入可能是成功放入导线的必要措施。据一项研究报道,冠状静脉狭窄的频率约为 2.4%,已证明使用气囊血管成形术是一种有效的方法。用导丝和导

管组合操作,几乎可在所有的患者中取得成功[5]。

进入冠状静脉窦的静脉与静脉窦成锐角也可能对导丝进入冠状静脉系统远端造成进一步干扰[8]。

图 11-2 显示另一位患者的静脉造影,发现在后外侧静脉的远端,冠状静脉窦突然终止。该患者以前确实做过冠状动脉搭桥手术以及二尖瓣修复。

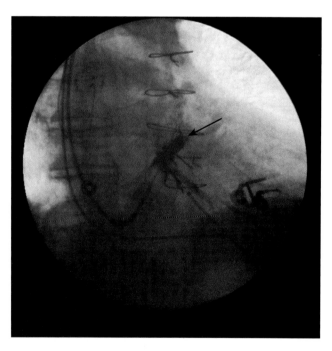

图 11-2

矛盾的是,非常大的冠状静脉系统也会使导线进入心室静脉变得困难。

图 11-3 显示一例患者冠状窦的后静脉分支有大的静脉瘤(箭头)。虽然导管对于此患者很容易插入冠状窦,但由于大量血液流回右心房,在推进导线时,导线容易在静脉瘤内卷曲或弹回,导致很难送入冠状静脉系统。

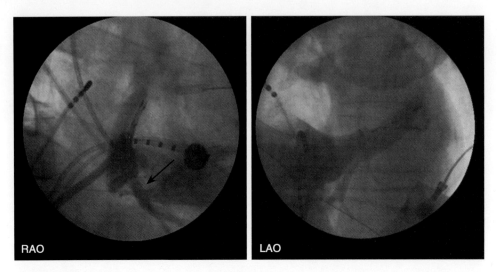

图 11-3

问题

不能将导线传递到心室静脉系统远端和侧壁的患者,如本文的患者有突出的 Vieussens 瓣,可选用什么措施处理?

讨论

上文已提到将起搏导联送入冠状窦系统的外侧静脉和心大静脉困难的原因(即夹层、狭窄和 Vieussens 瓣),通常忽视了冠状窦口和冠状窦的近段。因为心中静脉(MCV)或后室间隔静脉的起源处非常接近冠状窦口——通常立即远离冠状窦口——将起搏导联插入心中静脉,再经其侧支进入左室壁的侧静脉对于此患者是可以考虑的选择[7]。此静脉主要分支的走向是沿着后间隔进入接近右心房口的冠状窦[6]。

如何将起搏导联插入心中静脉? 由于心中静脉口位于冠状窦口的附近,将起搏导联插入心中静脉在技术上是很困难的。

图 11-4 展示了一种有效的手法,操作者应该熟悉

用偏转导管插入心中静脉(MCV)的技术

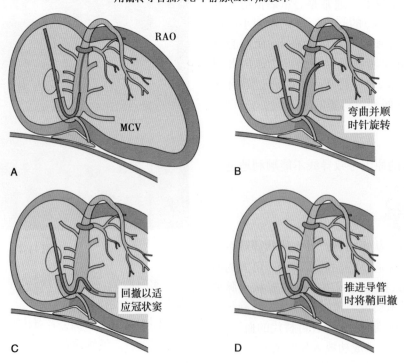

图 11-4
RAO,右前斜位

起搏导联插入心中静脉的技术。通常在导管鞘进入锁骨下静脉后,需逆时针方向旋转导管鞘使其进入冠状静脉窦。然后,继续逆时针方向旋转,使导管尖的方向朝向心房,而不是心室静脉。然后,轻轻地以顺时针方向旋转导管鞘,同时回撤到冠状窦口。逐步将导联线的尖端插入心中静脉口。在操作时,以顺时针方向旋转导管鞘,在导管鞘撤出冠状静脉窦之前,导联线已进入心中静脉。有时为确保进入心中静脉,可能需要插入第二根导联线或偏转导管。然后,将导管鞘回撤到右心房,使导管鞘与进入心中静脉的通路间保持一条直线,以利于进入心中静脉。

介入治疗

一旦实现了选定的通路,如果用了偏转导管,在导线向前推进时可拔出导线外的导引导管(见视频 11-1)。心中静脉引流左心室后面的血液;后静脉提供更直接的进入左心室侧区的通路。然而,这些不同的静脉具有许多吻合,从而在左心室的后侧壁形成一个相互关联的静脉系统。[1]因此,看清在心中静脉和后静脉到侧静脉之间的侧支通路很有用。可以通过在冠状静脉和冠状静脉窦内的闭式静脉造影或选择性的心中静脉造影获得(图 11-5)。

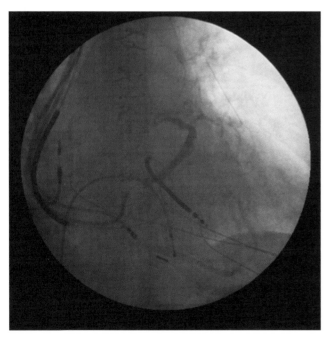

图 11-5

有效的心脏再同步化治疗可改变心室激活的序列,以提高心脏的效率,通过左室射血分数(LVEF)可以体现(图 11-6)。左室起搏导联的理想位置应该是与右心室起搏电极距离最大的位置,从而可提高双心室起搏的有利影响。在手术中,可调正起搏的部位以降低心室的不同步,表现为 QRS 时限减少。同样重要的是,避免在冠状静脉内的起搏电极刺激膈神经,因为可以引起膈肌疼痛[9]。对于本文中的患者,导联通过侧支进入心室的后侧静脉,在右室起搏导线和左心室侧壁起搏部位之间有良好的起搏向量。在移除以前的起搏导线后,患者的症状有改善,心室功能也有轻度改善(射血分数,32%)。

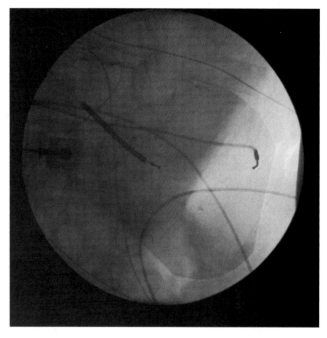

图 11-6

在类似病例的研究中已证实,左室起搏电极放在心中静脉有避免起搏刺激膈肌的作用。在一例有心力衰竭 NYHA Ⅲ 至 Ⅳ 级的患者中,左心室起搏电极被放置在冠状窦的后侧支;但是,由于刺激膈神经导致双心室起搏失败。经心中静脉可以将起搏导线放在最佳的心尖后侧位,尽管有困难。患者 8 个月随访后的检查显示起搏良好(<1V,0.5 毫秒),左室射血分数显著改善。患者避免了采用开胸手术从心外膜放置导线的创伤。

临床重点问题与讨论要点

问题

因为心中静脉位于与右心室相邻的后室间沟,左心室的起搏导线放置在心中静脉如何对某些患者起到再同步化治疗的作用?

讨论

如图 11-7 显示的心脏解剖观及心中静脉的走向。因为心中静脉有侧静脉分支,此静脉分支接受左心室侧壁的静脉;因而,大多数经心中静脉置放左心室起搏电极的患者可以获得双心室起搏治疗的疗效。这些静脉与冠状动脉系统发自右冠状动脉或后降支动脉的后侧支动脉类似。在这些患者中,将起搏导联放置在侧静脉或前侧静脉的分支等于将导联放置于左心室的游离壁。换言之,虽然使用了冠状静脉系统完全不同的分支进入心室静脉,但起搏部位是相同的;所以主要的是起搏部位,而不是如何到达那个部位。但是,更难以理解的是,如心脏的解剖图所示,有些没有侧支且起搏导线放置在心中静脉内的患者为什么也能获益。没有明确的原因解释为什么这些患者有时会受益,可能的原因如下:

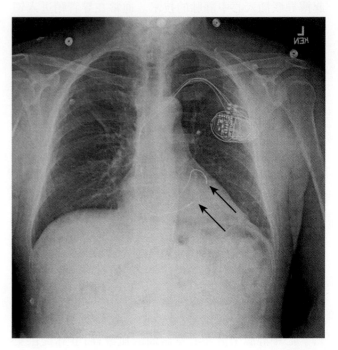

图 11-8

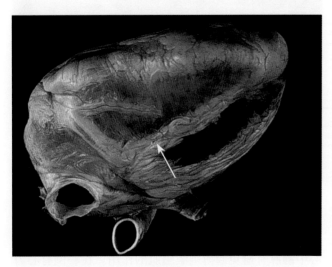

图 11-7

1. 心室后壁心外膜表面的心肌纤维均以放射状且与心脏的长轴呈垂直的方向排列,而心内膜纤维往往是沿着心脏的长轴呈纵向排列[7]。因此,在 X 线下即使是右心室的起搏电极也与心中静脉内的起搏电极相当接近,因为纤维排列方向的差异,心外膜心中静脉内的起搏电极激发左心室侧壁要比右心室心尖激发心内膜心肌的时间早。

2. 在一些患者中,因为右心室起搏电极的位置,左心室起搏的标准部位——左心室游离壁或侧壁可能并不是理想的部位。

例如,如图 11-8、图 11-9 所示,右心室电极被放置在室间隔很靠前的高位。因此,在这些患者中,如将双室起搏电极放置在左室的高侧壁,就会与右心室的电

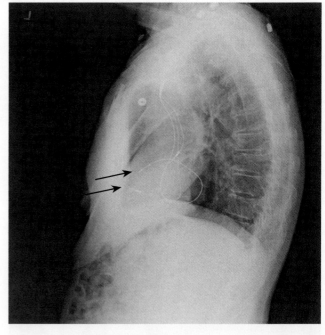

图 11-9

极很近。

本文患者的 12 导联心电图显示:在双心室起搏时,虽然导联 I 显示为负性综合波(从侧壁激活),但QRS 波增宽,为左束支传导阻滞图形(图 11-10)。这可能是因为此类右心室导线放置在左前方的患者可能从放置在比较靠后方的左心室后静脉或心中静脉的起搏电极中获益。

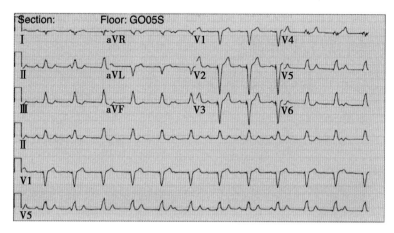

图 11-10

结果

虽然,此患者有近似闭塞的静脉瓣,但仍成功地经心中静脉将起搏导线放置到左心室侧壁的分支。双心室起搏治疗近 2 年后,患者的症状有明显改善,左室射血分数轻度改善,一般情况良好。

参考文献

1. Anderson SE, Lahm R, Iaizzo PA: The coronary vascular system and associated medical devices. In Iaizzo PA, editor: *Handbook of cardiac anatomy, physiology, and devices*, Totowa, NJ, 2005, Humana, pp 109-124.
2. Asirvatham SJ: Anatomy of the coronary sinus. In Yu CM, Hayes DL, Auricchio A, editors: *Cardiac resynchronization therapy*, Malden, 2008, Blackwell Futura, pp 211-238.
3. Bogaert J: Cardiac function. In Bogaert J, Dymarkowski S, Taylor AM, Muthurangu V, editors: *Clinical cardiac MRI*, Berlin, 2012, Springer-Verlag, pp 109-166.
4. Corcoran SJ, Lawrence C, McGuire MA: The valve of Vieussens: an important cause of difficulty in advancing catheters into the cardiac veins, *J Cardiovasc Electrophysiol* 10:804-808, 1999.
5. Hansky B, Lamp B, Minami K, et al: Coronary vein balloon angioplasty for left ventricular pacemaker lead implantation, *J Am Coll Cardiol* 40:2144-2149, 2002.
6. Hansky B, Schulte-Eistrup S, Vogt J, et al: Lead selection and implantation technique for biventricular pacing, *Eur Heart J Suppl* 6:D112-D116, 2004.
7. Lachman N, Syed FF, Habib A, et al: Correlative anatomy for the electrophysiologist. II. Cardiac ganglia, phrenic nerve, coronary venous system, *J Cardiovasc Electrophysiol* 22:104-110, 2011.
8. Leon AR, Delurgio DB, Mera F: Practical approach to implanting left ventricular pacing leads for cardiac resynchronization, *J Cardiovasc Electrophysiol* 16:100-105, 2005.
9. Manolis AS, Kappos K, Koulouris S, et al: Middle cardiac vein pacing avoids phrenic nerve stimulation, offers optimal resynchronization and obviates surgery for epicardial lead placement, *Hosp Chron* 2:44-45, 2007.

使用主动固定电极定位冠状窦静脉避免刺激膈神经

Azlan Hussin and Razali Omar

孙静平 译

年龄	性别	职业	诊断
69 岁	男	退休的政府职员	缺血性心肌病并发室性心动过速

病史

患者为 69 岁的男性,有完全性心脏传导阻滞、慢性心房纤维性颤动、糖尿病和高血压。于 2003 年因完全性心脏传导阻滞植入单腔起搏器。患者于 8 年前发生室性心动过速,需要复律。寻求进一步的治疗。

目前用药

比索洛尔(bisoprolol):5mg,每日一次;
阿托伐他汀(atorvastatin):10mg,每日一次;
培哚普利(perindopril):4mg,每日一次;
华法林(warfarin):2mg,每日一次;
胰岛素(insulin):皮下注射,混合注射液:含 30% 胰岛素注射液(普通胰岛素)和 70% 低精蛋白锌胰岛素,早晨 48U 和晚上 20U

目前症状

患者在中度用力时有气短。

体格检查

血压/心率:120/80mmHg/72bpm
身高/体重:160cm/60kg
心脏:心脏肥大

实验室数据

血红蛋白:11.3g/dl
血细胞比容:34%
红细胞平均体积:77.8fl
血小板计数:177×10³/μl
钠:143mmol/L
钾:4.2mmol/L
肌酐:108mmol/L
血尿素氮:6.7mmol/L

心电图

结果

图 12-1 为患者入重症监护室前的心电图。图 12-2 为患者入重症监护室时的心电图,显示室性心动过速。

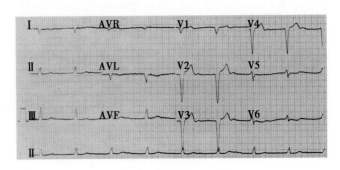

图 12-1

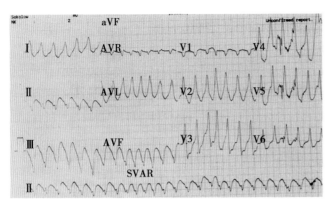

图 12-2

心导管

发现

冠状动脉造影显示轻度冠状动脉疾病。建议用保守治疗。

临床重点问题与讨论要点

问题

测定冠状静脉窦不刺激膈神经部位的解剖基础是什么？

讨论

解剖学研究显示左膈神经和目标冠状静脉窦之间的距离为 3.5 ~ 4.5mm[3]。个体之间有差异，此距离可以用美敦力 3830 导线（Medtronic，Minneapolis，Minn.）测量，因为 3830 导线尖端的直径为 1mm。

问题

可否将美敦力 3830 电极的螺旋尖端经冠状窦壁送达心肌？

讨论

冠状窦静脉的组织学检查显示：心肌与心脏的心尖和中部区域血管间的距离约为 1 ~ 1.42mm[1]。因为美敦力 3830 电极为螺旋结构，4 ~ 5 圈的长度为 2.5mm，因而非常适合于此特性。因此，只需将美敦力 3830 电极旋转 2 ~ 3 次即可到达心肌。

问题

如何才能区别美敦力 3830 电极的尖端是旋入冠状静脉的心肌侧，而不是心包侧？

讨论

如果电极尖端固定于冠状窦的心包侧，起搏阻抗将非常高，而在心包的心肌侧产生的起搏阻抗在可接受范围内[2]。如果在心包侧，应松开并重新定位。

问题

多次冠状窦内固定电极是否有造成心包填塞的危险？

讨论

美敦力 3830 电极的螺旋尖端的直径约为 1mm。因此，如果美敦力 3830 电极必须重新定位，在冠状窦壁的破口应为 1mm。在冠状窦低压系统中的小裂口不会引起心包积液或填塞。

介入治疗

为患者植入心脏再同步化除颤器。获得冠状窦静脉造影后（图 12-3），传统的左心室起搏电极传送到目标冠状窦静脉分支。然而采用传统的起搏电

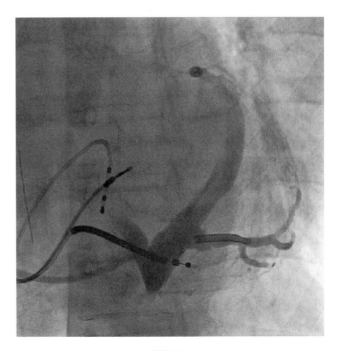

图 12-3

极,在不同的冠状动脉分支,起搏均引起膈神经的刺激。

用主动固定电极(selectsecure 3830、Medtronic)送到目标分支。因为 3830 电极设计的类型没有通过的能力,传送到目标静脉分支的过程中,需用一个可伸缩的内护鞘(Attain Select IISub-Selection Catheter, Medtronic)。

在主动固定电极(selectsecure 3830、Medtronic)送到目标部位后,顺时针旋转电极导联三次。固定后需测试起搏参数和电极导联的稳定性。如结果不满意,应逆时针旋转电极导联两到三次,松开导联,然后重新定位。

结果

主动固定电极在目标冠状静脉窦分支内,固定了 5 次。最初的两个部位引起膈神经刺激(图 12-4,A 和 B)。第三个部位不能夺获(见图 12-4,C),第四个部位夺获的阈值不可接受的高(图 12-4,D)。

在第五个部位是可以接受的起搏阈值,又无膈神经刺激(见图 12-4,D)。经仔细地确定此部位与其他部位的关系,发现此有效的部位与其他部位在同一个目标静脉分支内(图 12-5,A)。确定主动固定电极的尖端的部位后,确保电极在此部位的稳定性(图 12-5,B)。

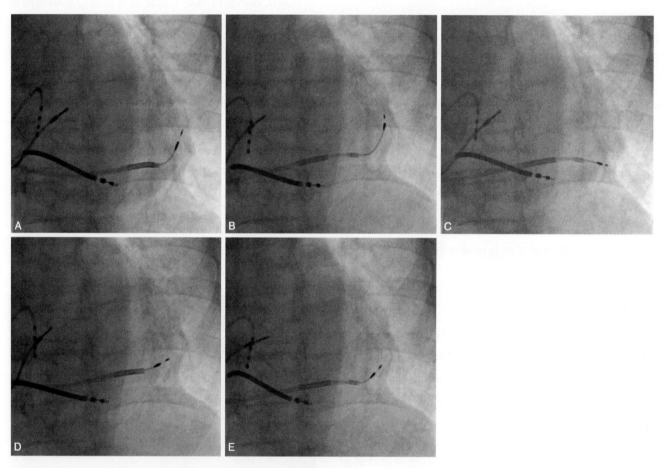

图 12-4

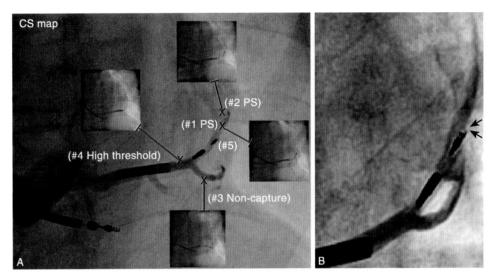

图 12-5

参考文献

1. Anderson SE, Hill AJ, Iaizzo PA: Microanatomy of human left ventricular coronary veins, *Anat Rec (Hoboken)* 292:23-28, 2009.
2. Hansky B, Vogt J, Gueldner H, et al: Implantation of active fixation lead in coronary veins for left ventricular stimulation: report of five cases, *Pacing Clin Electrophysiol* 30:44-49, 2007.
3. Sanchez-Quintana D, Cabrera JA, Climent V, et al: How close are the phrenic nerves to cardiac structures? Implications for the cardiac interventionalists, *J Cardiovasc Electrophysiol* 16:309-313, 2005.

左心室导联在冠状静脉窦内的位置不稳定时，应用主动固定电极的作用

Azlan Hussin and Razali Omar

孙静平 译

年龄	性别	职业	诊断
66 岁	男	退休教师	室性心动过速,复发性心力衰竭

病史

患者虽然已接受最佳的药物治疗,仍因心力衰竭复发入院。入院时的左心室射血分数为 25%,组织多普勒超声心动图证实有机械性不同步。动态心电图监测发现患者有短阵室性心动过速和阵发性房颤。

目前用药

华法林(warfarin):0.125mcg,每天一次
呋塞米(furosemide):40mg,每天两次
卡维地洛(carvedilol):12.5mg,每天两次
螺内酯(aldactone):25mg,每天一次
地高辛(digoxin):0.125mg
辛伐他汀(simvastatin):20mg,每天一次
缬沙坦(valsartan):80mg,每天一次

目前症状

复发性心力衰竭。轻度活动就有显著气短(NYHA Ⅲ级)。

体格检查

血压/心率:100/70mmHg/96bpm
身高/体重:167cm/60kg
颈静脉:扩张
肺/胸:双侧肺有捻发音
心脏:扩大
腹部:有腹水

实验室数据

血红蛋白:11.1g/dl
血细胞比容:32%
平均红细胞体积:20.7fl
血小板计数:167×10^3/μl
钠:141mmol/L
钾:4.3mmol/L
肌酐:89mmol/L
血尿素氮:7.5mmol/L

临床重点问题与讨论要点

问题

放置左心室起搏电极需要用主动固定技术的几率?

讨论

为了克服解剖的特性和电极的不稳定,且能将起搏电极放置在起搏阈值最佳而又无膈神经刺激的部位,约有 12% 的患者需要用主动固定左心室导联[3]。

问题

为什么为此患者选择主动固定电极?

讨论

　　冠状窦静脉造影(图 13-1)显示:患者的后侧支静脉巨大,其口径甚至超出了目前所用左心导联的最大尺寸。后侧支的走行非常直,且没有在支持导管移除后,有助于保持常规的左心室电极的弯曲度。因此,如果用标准左心室电极,脱位的机会比较高。

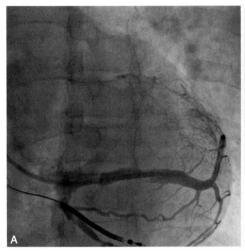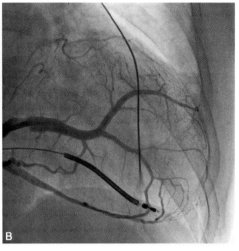

图 13-1　选择性左冠状窦静脉造影:左前斜位(A)和右前斜位(B)。可见冠状窦远端分支的大小比导引导管的大

问题

　　对于此患者,为什么不用传统的左心室特定的主动固定电极?

讨论

　　目前可用的左心室特定的主动固定电极,是通过电极两侧的反向固定页间接地固定在冠状静脉窦壁上。这将促进组织从冠状动脉窦壁侧生长而包住导联线将导致移除导联的困难[2,4]。冠状窦内导联的大小及组织的向内生长也会导致冠状静脉窦内的血栓形成[3]。另一个潜在的问题是患者仅有单个冠状窦分支,未来他可能需要更换左心室导线。此外,这是一个单极导线,如果需要重新定位,其用途有限制。而用3830 起搏导联稳定电极时,可不损伤冠状窦,如果未来需要,可再用此静脉。因为3830 起搏导联是双极性的,如果需要的话,可以很容易地进行重新定位。

问题

　　3830 电极在冠状窦内的功能如何?

讨论

　　在植入 3830 电极的 36 例患者中,3830 电极有可接受的起搏阈值和阻抗。无急性或长期的并发症发生。平均随访8.1 个月后进行检测,起搏阈值和阻抗保持稳定[1]。

治疗计划

　　尽管患者已接受最佳的药物治疗,但仍有症状与非持续性室性心动过速,组织多普勒超声心动图证实机械不同步,因此决定植入心脏再同步除颤器。

介入治疗

　　用常规方法放置右心室电极。用标准的冠状窦鞘进入冠状静脉窦。用可伸缩式的内导管将导管鞘送入选择的冠状窦分支。冠状窦静脉造影见于 X 线的两个斜位影像(图 13-2)。

　　通过伸缩导管套,将美敦力3830 主动固定电极传送到目标静脉。在目标部位,顺时针方向旋转电极2 ~ 3次,使电极固定在心肌。测试起搏参数,完成后将伸缩导管鞘常规撤出。

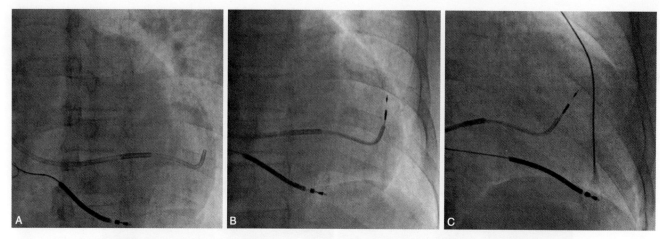

图 13-2　通过伸缩导管套，以 90°的角度，将美敦力 3830 主动固定电极传送到目标静脉（**A**）。在目标部位，顺时针方向旋转电极 2～3 次。然后在左前斜位（**B**）及右前斜位（**C**）检查导管的位置

结果

植入成功完成后，检测可接受的起搏参数，无任何并发症（图 13-3）。在术后 1 个月、3 个月和 6 个月随访，起搏参数没有任何显著变化。

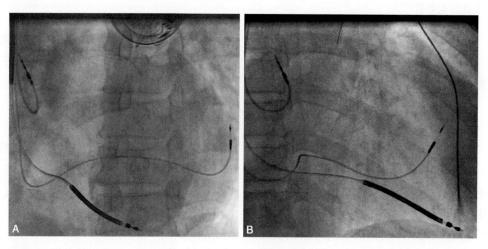

图 13-3　从左前斜位（**A**）和右前斜位（**B**）观察电极的最终位置。尽管冠状窦分支的大小比导联大，但电极已被固定，因而可保留在原位

参考文献

1. Aziz AFA, Hussin A, Khelae SK, et al: Active fixation in the coronary sinus for left ventricular stimulation: an alternative method in improving left sided lead stability and overcoming phrenic nerve stimulation, *Heart Rhythm* 5(Suppl):S490, 2012.
2. Baranowski B, Yerkey M, Dresing T, et al: Fibrotic tissue growth into the extendable lobes of an active fixation coronary sinus lead can complicate extraction, *Pacing Clin Electrophysiol* 34:e64-e65, 2011.
3. Luedorff G, Kranig W, Grove R, et al: Improved success rate of cardiac resynchronization therapy implant by employing an active fixation coronary sinus lead, *Europace* 12:825-829, 2010.
4. Maytin M, Carrillo RG, Baltodano P, et al: Multicenter experience with transvenous lead extraction of active fixation coronary sinus leads, *Pacing Clin Electrophysiol* 35:641-647, 2012.

病例 14

永存左上腔静脉:经右心静脉通路植入冠状静脉窦起搏电极

Haran Burri

孙静平 译

年龄	性别	职业	诊断
78 岁	男	退休	心力衰竭,需要心脏再同步化治疗

病史

患者曾做机械主动脉瓣置换,有心力衰竭(NYHA Ⅲ级),左心室射血分数为 25%,左束支传导阻滞,QRS 波时间为 160 毫秒,是植入双心室起搏器和心脏再同步化治疗的适应证。

介入治疗

行左腋静脉穿刺,用导引导丝发现有永存左上腔静脉(PLSVC)(图 14-1)。做静脉造影发现,冠状静脉窦没有后侧分支。由于没有无名静脉,则需用冠状窦的逆行插管经右侧静脉通路(图 14-2)进入。气囊导管放置在心大静脉,可见适用于电极植入的侧静脉(图 14-3)。用 0.014 英寸血管成形术导引导管,将双极型冠状静脉窦导线植入侧静脉(图 14-4)。植入右心室和心房起搏电极,图 14-5 显示导线的最终部位。

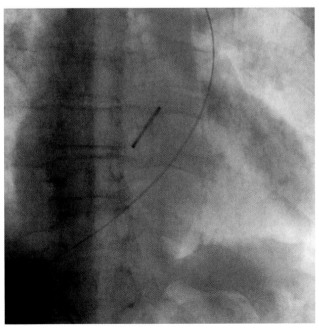

图 14-1 后前位的左侧静脉视图,用 J 形导线经永存左上腔静脉入冠状静脉窦和右心房

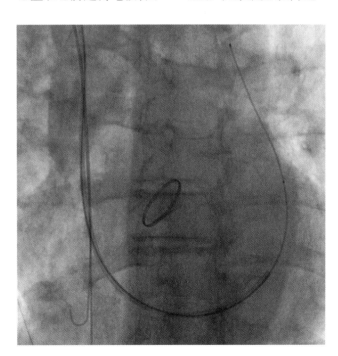

图 14-2 正位透视图:经右侧静脉通路,用导引导管和 0.035 英寸导丝行冠状静脉窦逆行插管。请注意,在此影像中可见到导丝可能被错误的送入肺动脉(导丝的头部偏移和左前斜位显示导丝在后面的情况,允许操作者做出正确的诊断)

77

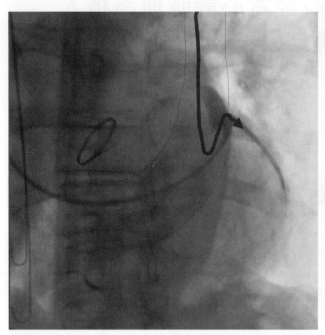

图 14-3　左前斜位 40°视图显示球囊导管选择侧支。注意:不可能通过永存左上腔静脉进入此分支(弯箭头)。虚线描出冠状静脉窦和永存左上腔静脉的轮廓

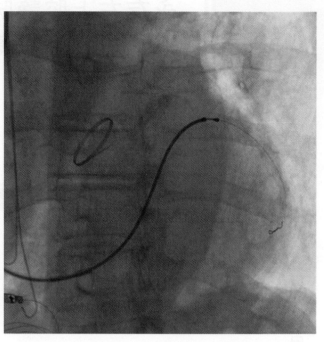

图 14-4　冠状窦电极越过 0.014 英寸血管成形术导引导管在侧静脉内的位置

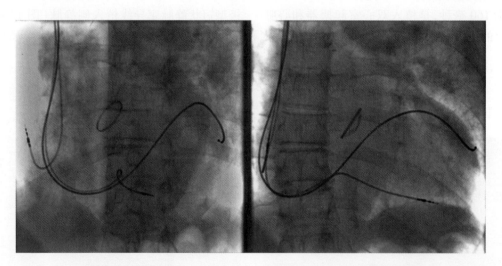

图 14-5　左前斜位 40°(左)和后前位(右)视图显示导联的最终位置

结果

　　永存左上腔静脉是胸廓最常见的静脉异常,在需植入起搏器的患者中,发生率约有 0.4%[1]。这是由于在胚胎发育过程中,左前主静脉未闭塞而变成 Marshall 韧带所导致[2]。此种情况无症状,但对于需要心脏再同步化治疗的患者,这可能造成技术上的困难。经左侧静脉通路放置导管为顺行,或向下,通过永存左上腔静脉插入扩张的冠状窦。因为球囊闭塞,静脉造影不可能显示后侧支静脉,而由于快速的冲洗,直接注入造影剂也不可能显示支流。经右侧静脉用冠状静脉窦逆行插管,通常更容易将左心电极送入冠状窦(如本案例)。有大约 30% 的患者[2]在两个腔静脉之间有一个无名静脉桥,用此静脉桥可避免经右侧进入冠状静脉窦。在心大静脉内,可施行闭塞球囊血管造影以显示支流,或通过逆行充盈的上游(因为角度不同,不可能通过永存左上腔静脉进入这些分支,如图 14-2 所示)或经侧支前向性充盈显示。

参考文献

1. Biffi M, Bertini M, Ziacchi M, et al: Clinical implications of left superior vena cava persistence in candidates for pacemaker or cardioverter-defibrillator implantation, *Heart Vessels* 24:142-146, 2009.

2. Ratliff HL, Yousufuddin M, Lieving WR, et al: Persistent left superior vena cava: case reports and clinical implications, *Int J Cardiol* 113:242-246, 2006.

永存左上腔静脉：经左侧静脉通路的心脏再同步化治疗

Haran Burri and Skand Kumar Trivedi

孙静平 译

年龄	性别	职业	诊断
55 岁	女性	家庭主妇	特发性心肌病

病史

患者有完全性传导阻滞，超声心动图显示左心室射血分数（LVEF）为 30%。

经股静脉通路将临时起搏器导线插入右心室。冠状动脉造影排除了冠状动脉疾病。安排患者植入双心室起搏器。

目前用药

卡维地洛（carvedilol）:6.25mg，每日两次

地高辛（digoxin）:0.25mg，每日一次

速尿+安体舒通（lasilactone）:25mg，每日两次

依那普利（enalapril）:2.5mg，每日两次

目前症状

患者有心力衰竭（NYHA Ⅲ级）的症状。

体格检查

血压/心率:110/70mmHg/78bpm

身高/体重 144cm/62kg

颈静脉:怒张

肺/胸:呼吸音正常

心脏:第三心音（S3）显著，无杂音

腹部:无脏器肿大

四肢:正常

实验室数据

血红蛋白:13.9g/dl

钠:143mmol/L

钾:3.4mmol/L

肌酐:73mmol/L

血尿素氮:22mmol/L

评论

患者的血液和生化参数正常。

心电图

发现

患者有左束支传导阻滞，QRS 时间为 140 毫秒。

胸片

发现

胸片显示心脏扩大，心胸比例为 60%。

超声心动图

发现

超声心动图显示室间隔运动不同步，左心室射血

分数为 30%。

最终诊断

特发性心肌病；
永存左上腔静脉；
心力衰竭 NYHA Ⅲ 级。

介入治疗

经左侧腋静脉通路发现永存左上腔静脉（PLS-

VC）。经导管鞘静脉造影显示：没有无名静脉，也没有后侧支静脉（图 15-1）。但用冠状动脉 levophase 造影可显示后侧支静脉（图 15-2）。用 Judkins 右 4 诊断导管经 MB2 冠状窦导管鞘插入（Medtronic, Minneapolis, Minn.）选择的后侧静脉（图 15-3）。用 0.014 英寸平衡中重导丝，将美敦力 Starfix 导管植入（图 15-4）。选择此导联是为了确保稳定。右心房螺旋电极被放置在右心耳，用 J 形导线以便将右室电极放置在室间隔所需的位置（图 15-5）。

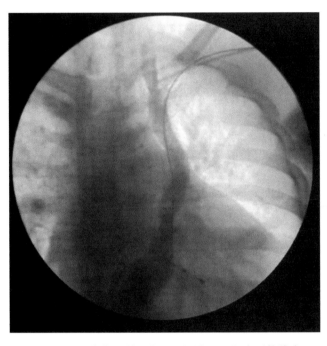

图 15-1　后前位 X 线透视显示：导丝经左腋下静脉穿刺进入永存左上腔静脉。注射造影剂后没有显示无名静脉或适用于冠状窦电极植入的后侧支静脉

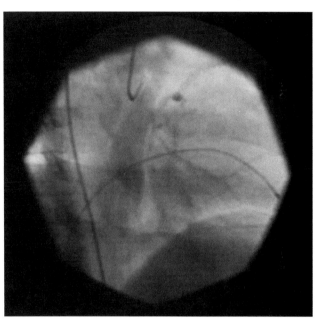

图 15-2　右前斜 30°投影显示：冠状动脉 levophase 造影呈现扩张的冠状窦（永存左上腔静脉也可见）和后侧支静脉

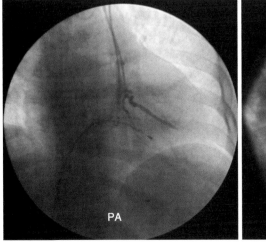

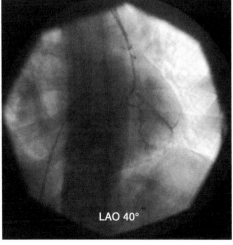

图 15-3　后前位（左）和左前斜 40°（右）X 线影像显示：用 Judkins 右 4 诊断导管进入侧静脉

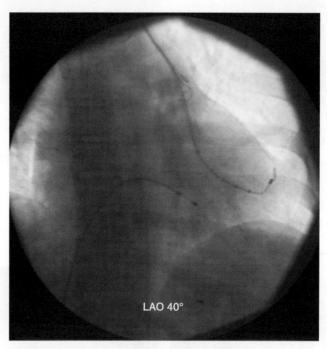

图 15-4　左心室电极定位于侧静脉

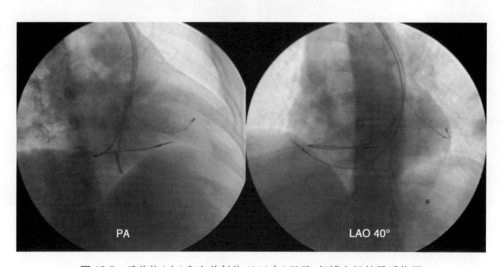

图 15-5　后前位（左）和左前斜位 40°（右）显示：起搏电极的最后位置

结果

评论

如第 14 章所述，通常采用冠状窦逆行插管经右侧静脉通路更容易将左室电极放入冠状静脉窦。然而，对于极少数无右上腔静脉或冠状窦闭锁的患者[2]，应引流至锁骨下静脉。在这些情况下，唯一的选择就是通过永存左上腔静脉将左心起搏导线放入冠状静脉窦的分支。

对于我们的患者，冠状动脉 levophase 造影发现可用的侧静脉。通过永存左上腔静脉成功将冠状静脉窦电极放入侧静脉，而未经右侧静脉通路。通过永存左上腔静脉易于放置右心房导线，但是通过永存左上腔静脉放置右心室电极可能具有挑战性。用 J 形导线可帮助将电极定位于室间隔。

参考文献

1. Ratliff HL, Yousufuddin M, Lieving WR, et al: Persistent left superior vena cava: case reports and clinical implications, *Int J Cardiol* 113:242-246, 2006.
2. Gasparini M, Mantica M, Galimberti P, et al: Biventricular pacing via a persistent left superior vena cava: report of four cases, *Pacing Clin Electrophysiol* 26:192-196, 2003.

病例 16

视频辅助开胸手术将电极植入左室心外膜

Juan B. Grau, Christopher K. Johnson, Dan Musat, and
Jonathan S. Steinberg

孙静平 译

年龄	性别	职业	诊断
80 岁	女	退休	充血性心力衰竭

病史

患者有非缺血性心肌病,6 个月内左心室射血分数从 30% 下降到 15% ~20%,本次入院前 5 个月,诊断为有充血性心力衰竭(NYHA)Ⅲ级。有长期失代偿心力衰竭和慢性贫血史。患者已接受最佳药物治疗,并植入了心律转复除颤器(ICD)。24 个月前曾试图放置心脏再同步治疗的双心室起搏器,但无法将左心室电极放置入冠状窦。在手术过程中,冠状静脉窦造影显示,高位侧静脉分支与冠状静脉窦呈直角,在角度的近端有狭窄,心中静脉无后、侧和前静脉支。用 Whisper 导线试图插入高侧静脉,并使用"过线"技术(over the wire)引导向前插入高侧静脉。然而,引导线不能通过狭窄之处。为更好地评估狭窄的严重程度,重复了静脉造影,显示狭窄以后的静脉已阻塞。因为没有适用于放置左心室电极的静脉,患者被转到外科,做心外膜电极植入手术。

目前用药

阿司匹林(aspirin):81mg,每天一次
卡维地洛(carvedilol):6.25mg,每天两次
速尿(furosemide):20mg,每天两次
氯化钾(potassium chloride):10mEq,每天一次
安体舒通(spironolactone):25mg,每天一次
缬沙坦(valsartan):40mg,每天一次

目前症状

患者短距离步行就有呼吸急促(NYHA Ⅲ级)。

体格检查

血压/心率:116/56mmHg/76bpm
身高/体重:157.48cm/51.8kg
颈静脉:不扩张
肺/胸:肺呼吸音正常,起搏器切口愈合良好
心脏:第一心音(S1)和第二心音(S2)正常,规律,有柔和的收缩期杂音,无奔马律
腹部:柔软,无压痛,无脏器肿大
四肢:无水肿

实验室数据

血红蛋白:7.0g/dl
血细胞比容:22.4%
平均红细胞体积:85.8fl
血小板计数:195×10^3 μl
钠:138mmol/L
钾:4.4mmol/L
肌酐酐:0.9mmol/L
血尿素氮:20mmol/L

心电图

发现

心电图：心室率，81bpm；心房率，81bpm；脉率，146毫秒；QRS，140毫秒；QT，420毫秒；QTc，487毫秒；P电轴-QRS电轴-T电轴分别是 039°、-51°和 127°（图16-1）。

评论

正常窦性心律，电轴左偏，前壁心肌梗死（时间不定）。

发现

重复的心电图：心室率，60bpm；心房率，60bpm；脉率，128毫秒；QRS，130毫秒；QT间期，400毫秒；纠正QT间期，400毫秒；P电轴-QRS电轴-T电轴分别是0°、-80°和105°（图16-2）。

评论

双心室房室顺序性起搏心电图。

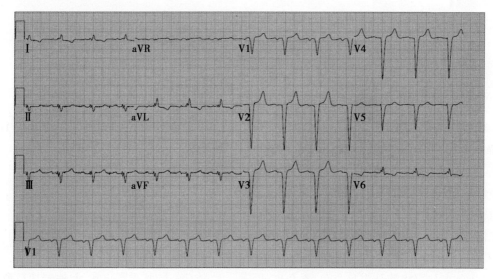

图 16-1　术前 3 天的心电图

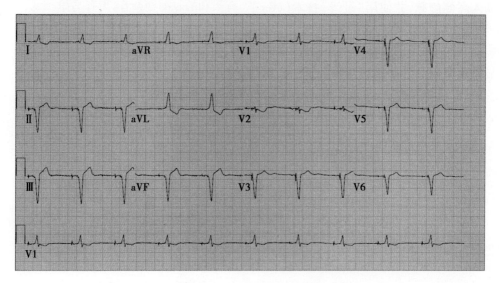

图 16-2　术后 20 天的心电图

胸片发现

图 16-3 示心脏轻度增大，左心室突出。主动脉结钙化。自动心脏转复除颤器电极在心房和心室的部位满意。肺门结构轻度突出。双侧胸腔少量积液。

引流管。右下胸部透明度异常，是合并肺实质改变还是胸水难以确定。

图 16-5 示术后即刻见右下肺基底有片状浸润和（或）右侧胸腔积液，左侧有残余气胸（白色箭头）。

图 16-6 示术后 20 天，在图 16-5 中看到的所有变化均消失，已没有肺实变、胸腔积液、血管充血的证据。

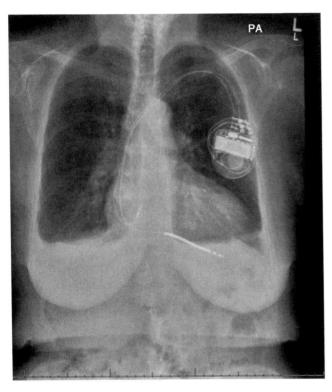

图 16-3　术前 3 天的正位胸片

图 16-4 示心影的大小在正常的边界，右心房和左、右心室内的除颤电极可见。另外，可见放置的左胸

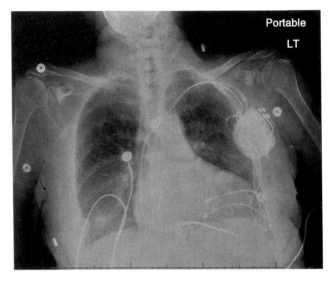

图 16-5　术后 3 天的正位胸片。小量气胸已看不到

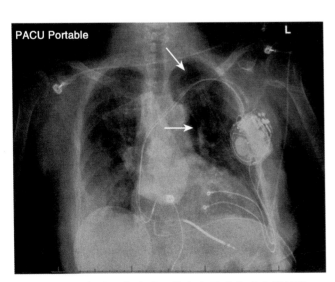

图 16-4　术后正位胸片。箭头表示手术后小量气胸（白色箭头）

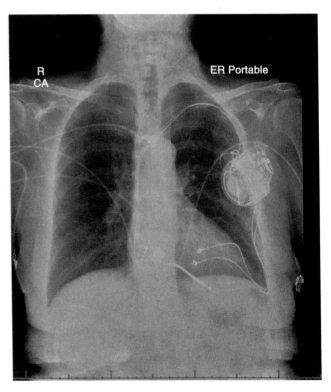

图 16-6　术后 20 天的正位胸片

超声心动图

手术前5个月的超声心动图

发现

超声心动图显示:左心室收缩功能严重降低,射血分数为15%～20%。左心室腔中度扩大。双心房为中度至严重扩张。轻度肺动脉瓣反流,主动脉瓣中度钙化。二尖瓣和三尖瓣有中度至重度关闭不全。二尖瓣硬化,瓣口面积为1.36cm²,肺动脉收缩压轻度升高,为40～50mmHg。

术后第3天的超声心动图

发现

左心室收缩功能严重降低,射血分数从20%提高到25%。室间隔有中度矛盾性运动。左室腔大小中度增加,左心房轻度扩张。起搏器导线在右心室。二尖瓣和三尖瓣有轻度至中度关闭不全。肺动脉收缩压轻度升高,为35～45mmHg。

静脉造影

发现

在左前斜位(LAO)用碘佛醇(Optiray)作为造影剂,采用球囊闭塞术做冠状窦静脉造影(图16-7)。静脉造影显示高侧分支与冠状窦成直角,其近端有严重狭窄,心中静脉无后支、侧支或前分支。用远端额外支持的Whisper导丝插入高侧分支。用双极可控导联及"过线"技术(over-the-wiretechnique)进入外侧支的近端。然而,导联无法超越狭窄点,所以换了一个较小的

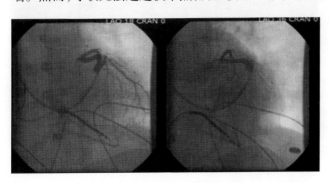

图16-7 术前2个月做静脉造影

导联。为更好地评估狭窄的程度,在右前斜位和左前斜位重复静脉造影,结果显示狭窄静脉的远端完全闭塞。没有其他的静脉可将左心室的起搏电极放置到左心室的侧壁或后壁,因此放弃。

临床重点问题与讨论要点

问题

为什么建议此患者接受双心室起搏?

讨论

患者有心力衰竭NYHA Ⅲ级的症状,左室收缩功能严重受损,射血分数极低。此外,尽管患者已植入右心房-右心室起搏器,但症状无改善。对非特异性室内传导阻滞无益,提示加用左心室起搏有潜在的效益。

问题

为什么此患者需经手术放置左心室的起搏电极?

讨论

手术可以直接将左心室的起搏电极植入心外膜,克服了冠状窦解剖学的局限性,以及在目标区无可用的静脉分支。对于此患者,心脏的静脉造影显示只有一个高侧分支适合放置左心室电极,但它与冠状窦成直角,并有狭窄及远端闭塞。患者的心中静脉没有可替代的后或侧静脉分支。手术可直接看到瘢痕组织和膈神经的位置,可避免将心室导线植入以前心肌梗死的部位和膈肌夺获。

通常,经冠状窦静脉放置左心室起搏电极仍应是首选,在冠状静脉窦解剖结构异常、冠状窦静脉系统没有合适的可以放置稳定电极的目标静脉分支(如在本例患者)或在该区的起搏阈值过高刺激膈神经等情况下,应考虑手术植入心外膜电极。

问题

胸腔镜辅助开胸手术相比于其他的手术有什么优点和缺点?

讨论

胸腔镜辅助开胸手术是一种微创技术,该技术产生的痛苦较少,恢复时间较短,同时仍可看到心外膜。

然而由于此手术过程是最低限度的创伤,操作野受限。此外,由于缺乏触觉的反馈,对于缺乏经验的外科医生,操作较困难。然而,随着外科医生在此手术过程积累更多的经验,便可以克服这些障碍。

最终诊断

最后的诊断为心脏除颤器植入后严重的充血性心力衰竭。

治疗计划

为患者安排胸腔镜辅助开胸将左心室起搏电极植入心外膜。

手术

患者仰卧于手术室中的手术台上。切皮前 1 小时静脉给予头孢唑啉(cefazolin)(24 小时内停用)。然后,由麻醉医生为患者做双腔气管导管插管。按常规方式为患者消毒。用绷带将患者固定于右侧卧位。为了避免妨碍手术过程,患者的左臂向后伸,并予以支撑,以便建立心脏起搏器袋。

在第三、第五、第八肋间做了三个小切口,作为三个插入口。相机通过中间的切口,可看到心包。打开心包后,可见到冠状动脉回旋支的第一缘支及左心耳。此时,试图将电极放置在此手术野的上部;但是因为肋间隙小而失败。在相机可视水平做了 2cm 的小切口,导线穿过开口部,将两根电极放在心脏基底部冠状动脉的回旋支与钝缘支之间。

然后,将起搏导线的近端通过第三肋间肌肉下导入到起搏器囊袋。其中一个电极被连接到心脏除颤器的发生器上,另一个备用导联加盖连接到发生器的后面。此时,将 Blake 引流管放置在心包,并缝合心包膜。胸腔管放置于胸腔。以常规方式缝合起搏器囊袋及切口。在手术室为患者拔管,病情稳定后回恢复室。术中未发生并发症。

对新的导线进行了测试,发现工作状态很好。连接到发电器的左心室电极的起搏阈值为 0.5V,阻抗为 532Ω,备用的左心室电极的起搏阈值为 2.5V,阻抗为 794Ω。程控设置为 DDD 起搏模式,房室传导延迟为 130 毫秒,VV 延迟为 20 毫秒,左心室刺激在右心室前

20 毫秒。

结果

经证实本例患者由于冠状静脉窦和静脉解剖学的变异,经静脉植入左心室电极失败[1,2]。此外,由于电极导线脱位导致的晚期左心室夺获和感应的失败率为 5% ~ 10%[2,7]。此患者因经静脉放置左心电极不可行而考虑经手术将左室电极植入心外膜。已证实此方法可取得近 100% 的成功率,并可提供直接看到左心室的表面、精确地将心室起搏电极定位于再同步化治疗位置的额外优势。[10]

视频辅助开胸术的发展源于胸廓切开手术,其目的是尝试避免全胸骨切开术的并发症且仍然可以实现左心室的后外侧壁暴露。因为传统的开胸手术造成很大的切口并需要扩张肋骨,会造成很大的创伤,因此创建了微创开胸术。微创手术方法可进入心脏的前或侧壁,但不需要扩张肋骨。在这两种情况下,切口被保持在最小,并避免扩张肋骨。外科医生在这些方法方面已经取得了重要的经验,因为这些方法通常被应用于微创冠状动脉血运重建手术,如冠状动脉搭桥术、左乳内动脉吻合前降支的左前降支开胸手术。关于微创开胸手术报告结果的有利性包括:平均住 ICU 的时间为 2.1 天,无重要的并发症,发病率或死亡率的报告[7~9],平均住院日为 5 ~ 8 天[8]。

胸腔镜辅助开胸术发展了微创手术。胸腔镜的指导有利于暴露心室的后侧面,造成小切口及不需要进行肋骨扩张,这些都可减轻患者术后疼痛和不适感,并可精确地将心室起搏电极定位于再同步化治疗的位置。更具体地说,已证明在左心室的后外侧起搏可获得最佳的结果;有证据表明起搏部位近左心室的前壁将影响再同步化治疗的疗效[3]。理想的螺旋形导线是新的安全性工具,使得微创手术将左心室起搏电极放置到心外膜的方法更可行。已证明在并发症和死亡率方面,胸腔镜辅助开胸术可取得与小切口开胸手术同样的结果[4~6]。

胸腔镜辅助开胸术后,患者的平均住院天数为 4 天[4]。与之前的心脏手术方法相比,因为外科医生工作中没有触觉的反馈,精细和仔细地解剖周围的所有结构可能比较困难。然而通过内窥镜的帮助,增强对左心室和后侧面的观察,多数情况下可以容易地完成手术。

参考文献

1. Abraham WT: Cardiac resynchronization therapy for heart failure: biventricular pacing and beyond, *Curr Opin Cardiol* 17:346-352, 2002.
2. Alonso C, Leclercq C, d'Allonnes FR, et al: Six year experience of transvenous left ventricular lead implantation for permanent biventricular pacing in patients with advanced heart failure: technical aspects, *Heart* 86:405-410, 2001.
3. Ansalone G, Giannantoni P, Ricci R, et al: Doppler myocardial imaging to evaluate the effectiveness of pacing sites in patients receiving biventricular pacing, *J Am Coll Cardiol* 39:489-499, 2002.
4. Fernandez AL, Garcia-Bengochea JB, Ledo R, et al: Minimally invasive surgical implantation of left ventricular epicardial leads for ventricular resynchronization using video-assisted thoracoscopy, *Rev Esp Cardiol* 57:313-319, 2004.
5. Gabor S, Prenner G, Wasler A, et al: A simplified technique for implantation of left ventricular epicardial leads for biventricular re-synchronization using video-assisted thoracoscopy (VATS), *Eur J Cardiothorac Surg* 28:797-800, 2005.
6. Mair H, Jansens JL, Lattouf OM, et al: Epicardial lead implantation techniques for biventricular pacing via left lateral mini-thoracotomy, video-assisted thoracoscopy, and robotic approach, *Heart Surg Forum* 6:412-417, 2003.
7. Mair H, Sachweh J, Meuris B, et al: Surgical epicardial left ventricular lead versus coronary sinus lead placement in biventricular pacing, *Eur J Cardiothorac Surg* 27:235-242, 2005.
8. Puglisi A, Lunati M, Marullo AG, et al: Limited thoracotomy as a second choice alternative to transvenous implant for cardiac resynchronisation therapy delivery, *Eur Heart J* 25:1063-1069, 2004.
9. Shah RV, Lewis EF, Givertz MM: Epicardial left ventricular lead placement for cardiac resynchronization therapy following failed coronary sinus approach, *Congest Heart Fail* 12:312-316, 2006.
10. Steinberg JS, Derose JJ: The rationale for nontransvenous leads and cardiac resynchronization devices, *Pacing Clin Electrophysiol* 26:2211-2212, 2003.

心脏计算机断层扫描在植入前的作用：诊断心脏再同步化治疗中放置左心室导管障碍的冠状窦瓣

Jerold S. Shinbane, Farhood Saremi, Antereas Hindoyan, Gregory Rivas, and David Cesario

孙静平 译

年龄	性别	职业	诊断
54 岁	女	商业	显著的冠状窦瓣

病史

患者有肥厚性心肌病发展为扩张性心肌病的历史（心功能为 NYHA Ⅲ 级），传导异常，右束支（RBBB）和左前分支传导阻滞，QRS 时限延长为 154 毫秒。她有肥厚型心肌病阳性的家族史，她的父亲和一个哥哥有肥厚型心肌病。遗传基因测试显示：TNNI3 基因有突变，导致正常谷氨酸密码子被肌钙蛋白 Ⅰ 基因 124 位的谷氨酰胺密码子置换。她没有高血压、血脂异常、糖尿病或烟草使用史。超声心动图显示：射血分数为 20% ~ 25%。在其他医院曾尝试为她植入心脏再同步除颤器（CRT-D），但无法插管进入冠状窦。此外，考虑可能存在冠状窦夹层。因此，转入我院做心脏计算机血管造影（CCTA），进一步评价阻碍冠状静脉导管放置的解剖异常及植入心脏再同步除颤器（CRT-D）的可能性。

目前用药

卡维地洛（carvedilol）：6.25mg，每天早上，12.5mg，每天晚上

依那普利（enalapril）：7.5mg，每天

螺内酯（spironolactone）：25mg，每天

呋塞米（furosemide）：10mg，每天

氯化钾（potassiumchloride）：10mEq，每天

体格检查

血压/心率：90/56mmHg/60bpm

身高/体重：165cm/58kg

颈静脉：颈静脉压力为 $5cmH_2O$

肺/胸：双侧肺部听诊、叩诊正常。植入心律转复除颤器的切口愈合良好

心脏：左心室搏动侧向移位；心脏速率和节律正常，第一心音（S1）和第二心音（S2）正常，没有第三心音（S3）或第四心音（S4）；在胸骨左下缘有 1/6 级全收缩期杂音，放射到腋下

腹部：软，无压痛，无腹胀；没有肝脾肿大；腹部无搏动性肿块或腹部杂音

四肢：没有杵状指、发绀或水肿

实验室数据

血红蛋白：12.8g/dl

血细胞比容：37.6%

平均红细胞体积：94fl

血小板计数：119/μl

钠：139mmol/L

钾：3.9mmol/L

肌酐：0.9mg/dl

血尿素氮：22mg/dl

评论

做心脏计算机血管造影的患者需要碘造影剂，肾功能不全是必须考虑的因素。这对于有心力衰竭需要心脏同步化治疗患者是一个问题。

心电图

发现

心电图显示为心房起搏心律,心室率为60bpm,规律。PR间期为198毫秒,QRS时限为156毫秒,有右束支阻滞和左前分支传导阻滞;校正QT间期为450毫秒。有左心室肥厚。

超声心动图

经胸超声心动图显示:轻度左室扩大,室壁厚度在正常的上限,全心运动功能减退,下壁中段、间隔的下段和心尖无运动。左室射血分数为22%,左心室舒张末期内径为54mm,后壁的厚度11mm,室间隔厚度为12mm。右心室收缩功能轻度降低,双心房扩大,左心房容积指数为43ml/m²。主动脉瓣为三瓣,无主动脉关闭不全或主动脉瓣狭窄。二尖瓣形态正常,没有二尖瓣狭窄或关闭不全。有肺动脉瓣反流,三尖瓣反流,估计右心室收缩压为28mmHg。右心房压力估计为5mmHg。下腔静脉的大小和呼吸变化正常。无心包积液。

CT 血管造影

发现

冠状静脉造影显示

冠状窦口是开的,开口处的直径为1.2cm。有突

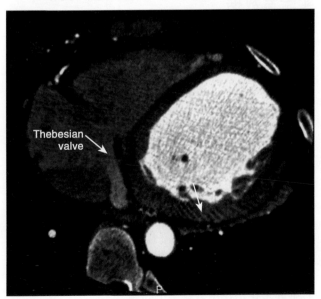

图17-1 二维CT血管造影斜位像显示:有一个突出的冠状窦瓣(白色箭头)覆盖在冠状窦口

出的冠状窦瓣覆盖于冠状窦口(图17-1)。心中静脉在距冠状静脉窦开口后1.5cm处,以146度的角度发出后侧静脉(图17-2~图17-4)。在后静脉开口远端的6cm处(至心尖的中间水平)有一个静脉分叉,分出后和侧静脉。在左心室侧壁区域内没有侧静脉分支,但有前室间隔静脉。冠状静脉窦没有夹层。

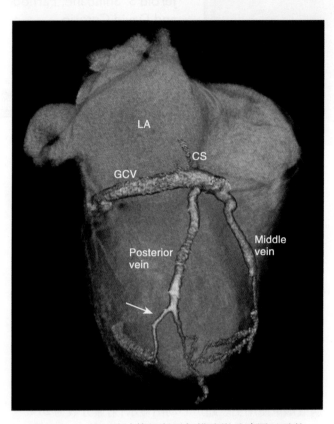

图17-2 三维心脏计算机断层扫描造影重建图显示的冠状静脉系统。心中静脉在距冠状静脉窦开口后的1.5cm处,以146°的角度发出后侧静脉。在后静脉开口的6cm处(至心尖的中间水平)有一个静脉分叉分出后和侧静脉。在左心室侧壁区域内没有侧静脉分支,但有前室间隔静脉。植入左室电极的目标静脉为白色箭头所示。CS,冠状静脉窦;GCV,心大静脉;;LA,左心房

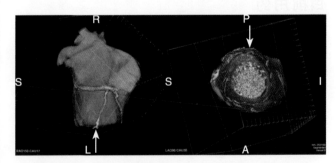

图17-3 心脏计算机血管造影断层扫描的三维重建图显示:静脉分叉的位置是在到心室心尖水平的中段(箭头,左)及与后静脉相关的心肌段(箭头,右)

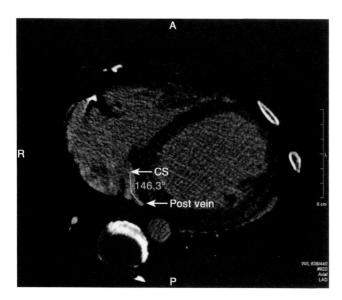

图 17-4 CT 血管造影二维斜位图像显示:后静脉以 146°的角度从冠状静脉窦分出。CS,冠状静脉窦;Post vein,后静脉

其他心血管发现

冠状动脉系统正常,为右优势型,冠状动脉起源的位置正常。有钙化和非钙化斑,无严重冠状动脉狭窄的证据(图 17-5)。左心室中度扩大,心尖变薄有瘤样扩张。在心尖瘤样扩张区有薄层附壁血栓(图 17-6)。

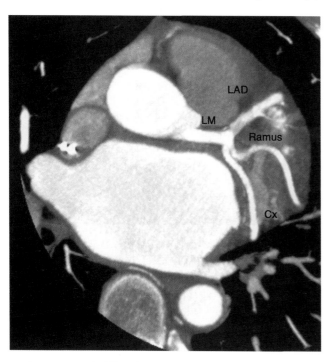

图 17-5 心脏计算机断层造影二维斜位图像显示:左冠状动脉循环无显著冠状动脉病。CX,冠状动脉左旋支;LAD,冠状动脉左前降支;LM,冠状动脉左主干;Ramus,冠状动脉的中间支

左心房严重扩大。右心室形态正常。右心房大小正常。双腔植入式心脏除颤器(ICD)的导线在右心耳和右心室心尖部。主动脉和肺动脉正常。

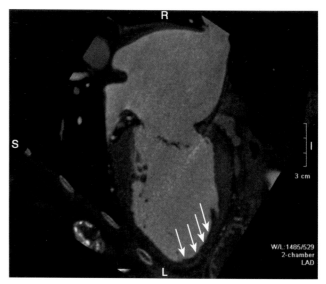

图 17-6 心脏计算机断层造影二维图像显示:左心室中度扩大,心尖变薄有瘤样扩张。在心尖瘤样扩张区有薄层附壁血栓(白色箭头)。左心房严重扩大

临床重点问题与讨论要点

问题

什么是放置左心室电极潜在的解剖局限和挑战?

讨论

放置冠状静脉导管的障碍有多个,包括:①冠状静脉窦或残余窦,如 Thebesian 窦覆盖在冠状静脉窦口,Vieussens 窦覆盖在心大静脉的开口;②无顶冠状窦;③冠状静脉憩室、动脉瘤、狭窄或闭塞;④冠状静脉窦闭锁;⑤在放置左心室电极的目标区域内没有合适的静脉分支或冠状静脉发育不良;⑥手术并发症,如冠状静脉窦夹层;⑦胸静脉异常,如永存左上腔静脉引流入扩张的冠状静脉窦,有或没有右上腔静脉;⑧膈神经的位置靠近目标冠状静脉分支,造成起搏膈肌;⑨在目标冠状静脉分支处存在显著的心肌瘢痕。

问题

从心脏计算断层造影收集的相关信息中,哪些对放置心脏同步治疗导联比较重要?

讨论

心脏计算断层造影可以为心脏同步治疗植入导联提供解剖特征,包括右房的大小、冠状静脉窦的开口处、冠状静脉窦的特性、有哪些分支静脉和其位置、分支与冠状静脉窦间或心大静脉的角度、评估目标静脉的行程和可能会限制导联放置的异常情况(参见前面的问题)[1~7]。

问题

目前,冠状静脉心脏计算断层造影的指南是什么?

讨论

基于美国心脏病学院基金会、心血管计算机断层扫描学会、美国放射学学院、美国心脏协会、美国超声心动图协会、美国心脏核医学会、北美心血管影像学会、心血管造影和介入学会与心血管磁共振学会于2010 制定的标准,认为在放置双心室起搏系统前,做无创冠状静脉断层扫描的适当指数为 8/9[8]。综述的初步数据显示冠状动脉造影静脉结果有利于心脏同步治疗系统的安置[5]。

问题

什么是用冠状静脉断层血管造影扫描评估心脏再同步治疗患者需特殊考虑的问题?

讨论

因为接受心脏再同步治疗评估的患者都有严重的心功能不全,所以需特别注意可能限制冠状静脉成像的事项。如患者必须能够在仰卧位并按指示在成像时屏住呼吸。为了成像,将心率控制在 60bpm 对这些患者可能具有挑战性,因为一些患者不能快速地使用 β-阻断剂。此外,房性或室性异位心律失常如房颤,可降低影像质量。造影剂的容量负荷问题及含碘造影剂可引起肾毒性。

获取图像的最佳时机与造影剂的浓度有关,由于心功能不全的患者循环的时间长,可能使造影剂达到目标结构的时间延迟。此外,采集冠状静脉系统的图像需要延迟触发,因为造影剂必须通过冠状动脉和心肌后才会回到冠状静脉系统。在做冠状静脉研究时注射造影剂前,应在感兴趣的区域,如降主动脉的最低点,用冠状动脉造影的方法做测试;以标准的冠状动脉造影的时间为基础并增加几秒,再用较高的 Hounsfield 单位阈值触发。

问题

什么是与心血管操作程序有关的 Thebesian 瓣?

讨论

Thebesian 瓣是一种胚胎右侧瓣的残余结构,通常可能为很小的残余,但也可以作为瓣的一部分或形成完全的瓣。冠状窦瓣可以使冠状窦插管过程更具挑战性,如为电生理研究的冠状静脉窦插管、心胸外科手术中的逆行灌注、心脏再同步治疗系统安置左心电极。冠状静脉断层血管造影可以看到突出的可能会阻碍左心室电极放置的 Thebesian 瓣。[9]

最终诊断

心脏计算断层造影(CCTA)证实患者有突出的冠状窦瓣覆盖在冠状窦口,成为经冠状静脉系统放置左室导联的障碍。

治疗计划

Thebesian 瓣的存在是应用标准方法的挑战,需要用其他的方法,包括:①使用替代导丝和套管经标准的锁骨下或头静脉的方法;②用双插管技术,通过股静脉的不同方法打开 Thebesian 瓣,随后将导丝、套管和左心室导线经锁骨下或头静脉的放置方法[10];③通过微创手术将左室导联放置在心外膜的方法。在这种情况下,CCTA 可以帮助确定目标位置与胸廓三维解剖和骨骼结构的关系,以便确定最佳的切口处(图 17-7)。

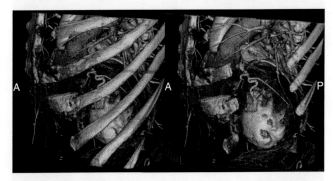

图 17-7 心脏计算机断层扫描血管造影三维重建图显示了左心室与骨骼结构的关系。这些信息可能是规划将左心室导线安置在心外膜的有用方法

介入治疗

加用左心室导联经冠状静脉连接到双心室起搏器的升级程序。起搏器袋是通过一个切口暴露在切开处,与发电机分开。经左锁骨下静脉穿刺。在透视下,用多用途弯曲的导管及 Wholey 导引导线(Coviden, Mansfield,Mass.)向前推进到右心房中部,向室间隔方向旋转,通过三尖瓣环进入右心室。将导管和导线以逆时针方向慢慢拉回到右心房的中部,向后旋转导管。一旦导管和导线进入右心房,即可通过冠状窦瓣进入冠状窦。因为用多用途导管鞘推进到冠状窦很困难,可用灵活的Terumo 导管(Terumo Medical,Somerset,N. J.)及 Wholey

导引导线先进到冠状窦和心大静脉的主体。注射造影剂以确定后侧支静脉。将 Wholey 导引导线撤出,冲洗套管,经 PT2 导线(Boston Scientific,Natick,Mass.)将左心电极送入冠状静脉窦的后侧支(图 17-8)。电极位于后侧支静脉后,获得良好的感知和夺获阈值,不刺激膈肌;测试脉冲为 10V 和 2 毫秒。

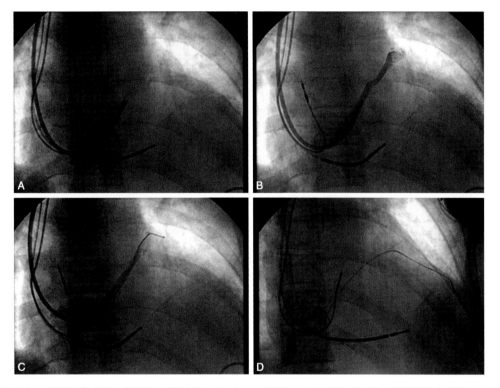

图 17-8　透视图像表明,多功能导管已越过 Thebesian 瓣进入心大静脉的主体,随后部署左室腔内电极

结果

为患者成功地部署了冠状静脉内的电极,获得双心室起搏器 CRT-D 的正常运作(图 17-9)。

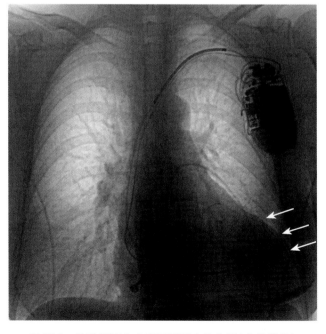

图 17-9　胸片证实左心室导联所在的位置(白色箭头)

参考文献

1. Auricchio A, Sorgente A, Soubelet E, et al: Accuracy and usefulness of fusion imaging between three-dimensional coronary sinus and coronary veins computed tomographic images with projection images obtained using fluoroscopy, *Europace* 11:1483-1490, 2009.

2. Cao M, Chang P, Garon B, et al: Cardiac resynchronization therapy: double cannulation approach to coronary venous lead placement via a prominent Thebesian valve. pacing and clinical electrophysiology, *Pacing Clin Electrophysiol*, 2012. in press.

3. Girsky MJ, Shinbane JS, Ahmadi N, et al: Prospective randomized trial of venous cardiac computed tomographic angiography for facilitation of cardiac resynchronization therapy, *Pacing Clin Electrophysiol* 33:1182-1187, 2010.

4. Jongbloed MR, Lamb HJ, Bax JJ, et al: Noninvasive visualization of the cardiac venous system using multislice computed tomography, *J Am Coll Cardiol* 45:749-753, 2005.

5. Mao S, Shinbane JS, Girsky MJ, et al: Coronary venous imaging with electron beam computed tomographic angiography: three-dimensional mapping and relationship with coronary arteries, *Am Heart J* 150:315-322, 2005.

6. Mark DB, Berman DS, Budoff MJ, et al: ACCF/ACR/AHA/NASCI/SAIP/SCAI/SCCT 2010 expert consensus document on coronary computed tomographic angiography: a report of the American College of Cardiology Foundation Task Force on Expert Consensus Documents, *Circulation* 121:2509-2543, 2010.

7. Mlynarski R, Mlynarska A, Sosnowski M: Anatomical variants of coronary venous system on cardiac computed tomography, *Circulation* 75:613-618, 2011.

8. Shinbane JS, Girsky MJ, Mao S, et al: Thebesian valve imaging with electron beam CT angiography: implications for resynchronization therapy, *Pacing Clin Electrophysiol* 27:1331-1332, 2004.

9. Taylor AJ, Cerqueira M, Hodgson JM, et al: ACCF/SCCT/ACR/AHA/ASE/ASNC/NASCI/SCAI/SCMR 2010 appropriate use criteria for cardiac computed tomography: a report of the American College of Cardiology Foundation Appropriate Use Criteria Task Force, the Society of Cardiovascular Computed Tomography, the American College of Radiology, the American Heart Association, the American Society of Echocardiography, the American Society of Nuclear Cardiology, the North American Society for Cardiovascular Imaging, the Society for Cardiovascular Angiography and Interventions, and the Society for Cardiovascular Magnetic Resonance, *Circulation* 122:e525-e555, 2010.

10. Van de Veire NR, Marsan NA, Schuijf JD, et al: Noninvasive imaging of cardiac venous anatomy with 64-slice multi-slice computed tomography and noninvasive assessment of left ventricular dyssynchrony by 3-dimensional tissue synchronization imaging in patients with heart failure scheduled for cardiac resynchronization therapy, *Am J Cardiol* 101:1023-1029, 2008.

第四篇

心脏再同步化治疗植入新技术

心内膜左心室电极:新方法

Philippe Ritter, Pierre Jaïs, and Pierre Bordachar

孙静平 译

年龄	性别	职业	诊断
65 岁	男性	退休	心力衰竭

病史

患者65岁,男性,已退休,因持续10年的扩张型心肌病(冠状动脉正常)就诊。危险因素有血脂异常和肥胖(91kg,173cm)。于6年前和2年前,分别因心房颤动和房性心动过速进行了两次消融手术。1年前因心房颤动的发作,经直流电休克转复后,用胺碘酮治疗。目前,患者为窦性心律,虽已用药物治疗,仍有心力衰竭NYHA Ⅲ级。患者没有肺部疾病,呼吸测试正常。

评论

患者虽接受了现有的有效治疗,但仍有长期的心力衰竭历史。诊断为特发性心肌病和房性心律失常,但是心律失常不能解释患者的心力衰竭。

目前用药

比索洛尔(bisoprolol):2.5mg,每天

雷米普利(ramipril):5mg,每天

瑞舒伐他汀(rosuvastatin):20mg,每天

呋塞米(furosemide):40mg,每天

华法林(warfarin):国际标准化比率(INR)在2和3之间

胺碘酮(amiodarone):200mg,每天

评论

患者服用推荐剂量的β-受体阻滞剂和血管紧张素转换酶抑制剂后有症状性低血压。曾服用螺内酯,因发生高钾血症而必须停服。患者无法采用最佳的药物治疗方案,因为其理想的剂量是每天10mg的比索洛尔和雷米普利。他汀类药物是为了治疗高胆固醇血症。胺碘酮和华法林是为了控制心律和预防血栓栓塞。呋塞米的用量应足以控制心力衰竭的症状。

目前症状

患者在劳累时有呼吸困难、心悸和疲劳,心功能为NYHA Ⅲ级,轻度外周水肿。

评论

患者即使在房性心律失常时也未出现过急性心力衰竭的症状。增加呋塞米的剂量不能减轻症状。

体格检查

血压/心律:在休息时98/71mmHg/95bpm

身高/体重:173cm/91kg

颈静脉:不扩张

肺/胸:听诊无啰音

心:无杂音,无异常心音

腹腔:无腹水

四肢:肢体轻度水肿

评论

虽然患者有心力衰竭的症状,除窦性心动过速和低血压外,没有可观察到的客观体征。此现象可发生在有慢性心力衰竭的患者。

实验室数据

血红蛋白:12.7g%

血细胞比容:37.6%

血小板计数:184g/L

钠:139mmol/L

钾:4.2mmol/L

肌酐:109mmol/L

尿素氮:8.4mmol/L

B 型钠尿肽:1287pg/ml

评论

患者有轻度肾功能损害和 B 型利钠肽(BNP)升高。

心电图

发现

心电图显示:窦性心律,82bpm,P 波时间为 80 毫秒,P 轴40°,PR 间期为 320 毫秒,QRS 间期为 120 毫秒,QRS 电轴-30°;校正 QT(QTc)间期为 489 毫秒(图 18-1)。

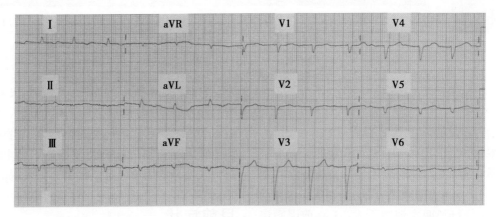

图 18-1 基线心电图

评论

心电图显示:一度房室传导阻滞,QRS 波不延长。虽然左电轴偏移不明显,QRS 波形态符合左前分支阻滞。患者的心电图不适合心脏再同步治疗(CRT)的指征。

胸部 X 线

发现

图 18-2 显示心胸比例超过 50%,肺纹理增重。

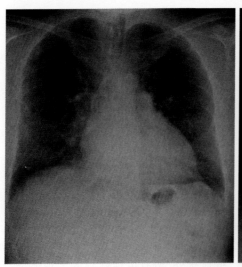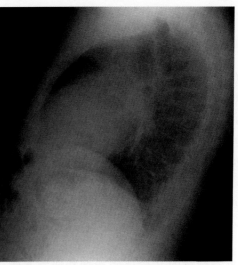

图 18-2 心胸比例超过 50%,肺纹理增重

超声心动图

发现

超声心动图显示:左室射血分数(LVEF)为25%;左心室中度扩张,舒张末期容积为87ml/m²,收缩末期容积为65ml/m²;全心运动减弱;左心室充盈时间小于RR时间的40%;左心室射血前时间为160毫秒;右心室功能正常。心房扩张;无瓣膜异常;充盈压增高。

评论

患者有10年的心力衰竭历史,但左心室中度扩张与左心室射血分数低之间不相称。与延长的时间间隔比,左心室充盈时间短。射血前时间延长可能与左心室不同步有关。充盈压力增高与BNP水平高一致。

心导管检查

患者曾于2006年做冠状动脉造影,排除了冠状动脉疾病。此次冠状动脉造影提供了一个可重新评估冠状动脉的机会,并可观察冠状静脉窦网。检查发现冠状静脉窦网非常小且曲折,但分布广泛;预测植入双心室起搏器困难。

对房室顺序双心室起搏影响的分析:通过右侧股静脉将右心电极放在右心耳和右心室的心尖部;通过右侧腹股沟的股动脉放置左室导联电极。用径向法进行冠状动脉造影,放入测压导线,记录左心室压力,并计算左心室的dP/dt。应用VDD模式,房室延迟时间(AVD)定在100毫秒,将左室导联电极放在心尖的前侧及后部,测试在三个电极位置双心室起搏的血流动力学效应。每次记录的10秒钟前,起搏2分钟。测量平均dP/dt_{max}、dP/dt_{min}。每个起搏形式之间均恢复到基线的节律(图18-3、图18-4、图18-5和图18-6)。

总之,与基线自发节律相比,在所有左心室电极部位的双心室起搏后,dP/dt_{max}、dP/dt_{min}均增加。然而左心室电极在左心室的不同部位对结果有影响。左心室电极放置于左心室心尖,dP/dt_{max}的改进是7%(不显著),而在左室的前侧位为45%,在左心室后壁的中部为67%。

评论

左心室的dP/dt_{max}是评价心功能的血流动力学参数。然而,测量的方法相当重要,特别是当两种疗法的效果差异小时。每一次所做的测量必须与基线的每个形态进行比较。不同的测量方法没有规范。每个起搏

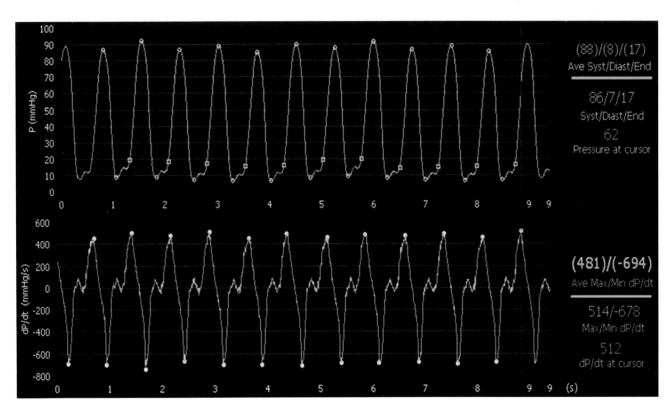

图 18-3　自发性节律、dP/dt_{max} 非常低(481mmHg/s),左心室收缩压低,88mmHg

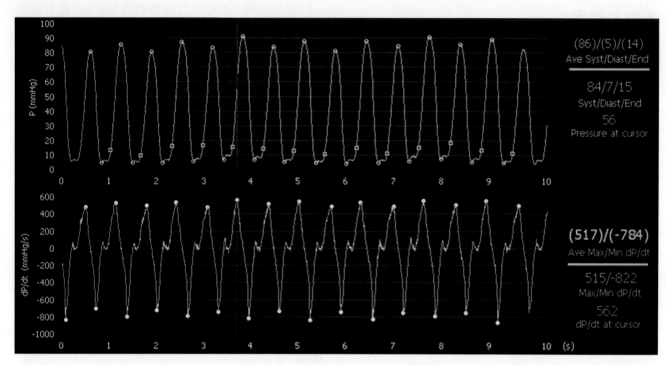

图 18-4　左心室电极放置左心尖,行右心房室顺序双心室起搏时,dP/dt$_{max}$上升到517mmHg/s,但差异不显著,左室收缩压没有变化

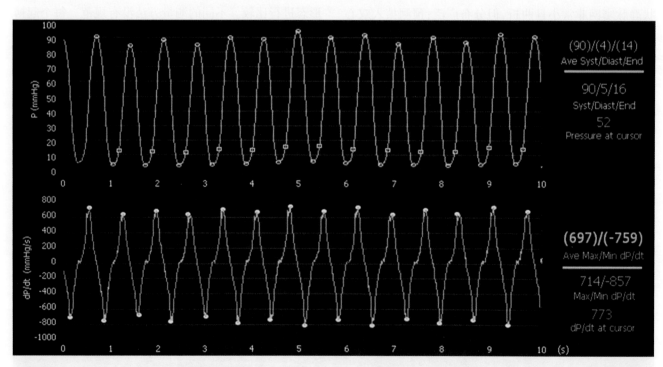

图 18-5　左心室电极放置左心室的前和侧部,行右心房室顺序双心室起搏时 dP/dt$_{max}$显著升高至697mmHg/s,左心室收缩压略有增加

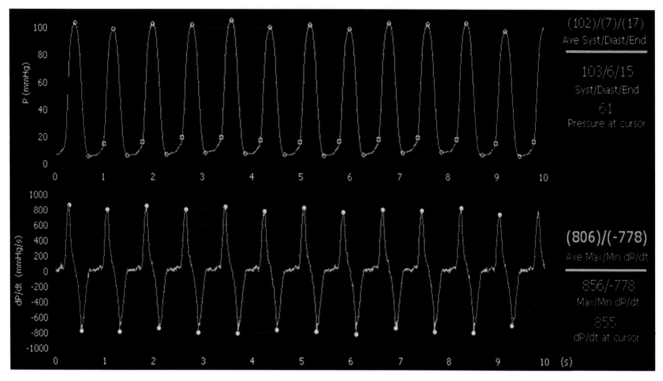

图 18-6 左心室电极放置左心室的后壁中部，行右心房室顺序双心室起搏时左心室 dP/dt$_{max}$ 进一步升至 806mmHg/s，左心室收缩压为 102mmHg。dP/dt$_{min}$ 也比在自然条件下高，证明左心室的松弛更快

模式持续起搏 30 秒到 2 分钟后测量。对几秒钟或几个周期平台的曲线图进行比较，必须是没有早搏的记录才符合条件，因为发生早搏会引起 dp/dt$_{max}$ 下降。另一种技术是在起搏模式转换前后记录几个心动周期，观察起搏直接机械的瞬间效应，而无需外周的适应。在任何情况下都应重复测量以尽量减少伪差的影响，如呼吸，特别是当起搏模式之间的差异很小时。在此例中，左心室电极放置在左心尖的双心室起搏时，与基线 AAI 模式比较的差异不显著。然而，在左心室的其他两个位置，都有显著的差异；dp/dt 的升高，远高于标准偏差的两倍。此例中的缺陷是在每个起搏模式下没有重复测量 dp/dt。

植入

植入房室顺序双心室起搏系统需要全身麻醉。心房电极放置在右心耳，右心室电极（单线圈植入式心脏复律除颤电极）在心尖（而不是在右心室游离壁近心尖处，术后胸部影像学的检查证实）。左心室电极从左锁骨下静脉穿刺通过房间隔放到指定的部位，即 dP/dt$_{max}$ 提高最大的部位，术前血流动力学试验验证是左心室后壁中部的心内膜。所用的导联是 Select Secure（Medtronic，Northridge，Calif.）。这种植入方法目前是评估经房间隔穿刺放置左心室心内膜电极行起搏心脏再同步化治疗（alsync）的可行性和安全性的试验。

术后 X 线片

术后影像学检查包括四个方位：前后位、侧位、右前斜位和左前斜位。证实左心室电极的位置是靠近术前血流动力学研究建议的位置（图 18-7）。

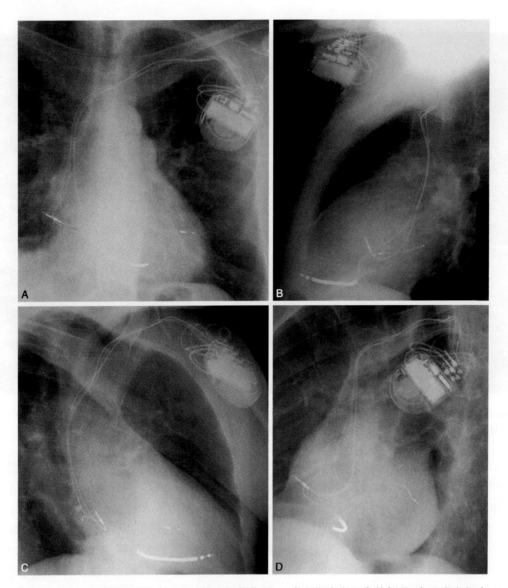

图 18-7　术后胸部影像学检查显示三个电极的位置：心房电极在右心房的侧壁，右心室电极在右心室的心尖，左心室电极在左心室后壁中部的心内膜。A. 前后位图；B. 侧位图；C. 右前斜位图；D. 左前斜位图

术后心电图

双心室起搏时心电图记录显示：QRS 波电轴的右倾。QRS 时限（约 130 毫秒）与原来的 QRS 波群（120 毫秒）并没有真正的不同。房室延迟设置在正常值（120 毫秒），VV 间隔为 0 毫秒（图 18-8）。

左心室单独起搏时心电图显示：典型的经左心室左后起搏的大 QRS 模式（160 毫秒）（图 18-9）。

最佳左心室起搏参数为：阻抗 650Ω，起搏阈值为 0.5V，脉冲宽度为 0.4 毫秒。

电激活模式

非介入心脏电激活测绘图已经研制成功（Ec-VUE，CardioInsight，美国俄亥俄州克里夫兰市）。一个包含 252 个电极的背心被放置在患者的胸部。用计算机断层扫描获得一次心搏的心电图，心脏电激活的信息绘制在患者心脏解剖的三维图像上。此图像允许分析心房和心室的电活动。

左心室起搏影响电同步的不同电激活模式。无创心电测绘图可在不同双室起搏模式期间获取电激活测绘图。红色表示主要激活的区域，暗蓝色表示最晚激活的区域。曲线描绘的区域内的激活时间相同。窄的区域指示传导速度较慢。这些激活图可以用于定量评

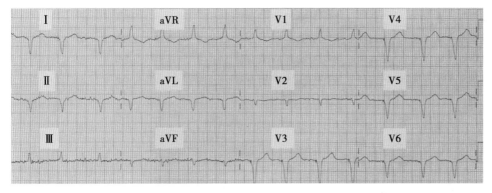

图 18-8　房室左心室起搏时术后心电图记录（DDD 模式）

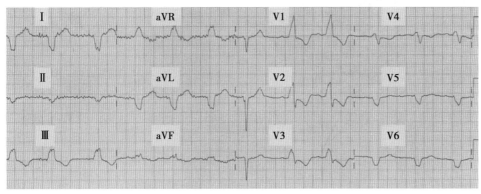

图 18-9　左心室单独起搏时术后心电图记录（DDD 模式）

估再同步化治疗的患者在基线、起搏期间室内及室间的电激活同步性。

在此患者，QRS 波时间是 118 毫秒，左侧壁及后壁比右心室去极化激活延迟。平均右心室和左心室激活之间的差异为 64 毫秒，此激活模式类似于左束支阻滞模式。注意，间隔中段的激活观察不到。

双心室起搏时看起来激活模式更均匀。起搏 QRS 持续时间为 126 毫秒。左心室壁的后下方仍然稍有延迟。右心室和左心室的激活平均值之差是-20 毫秒（图 18-10、图 18-11 和图 18-12）。

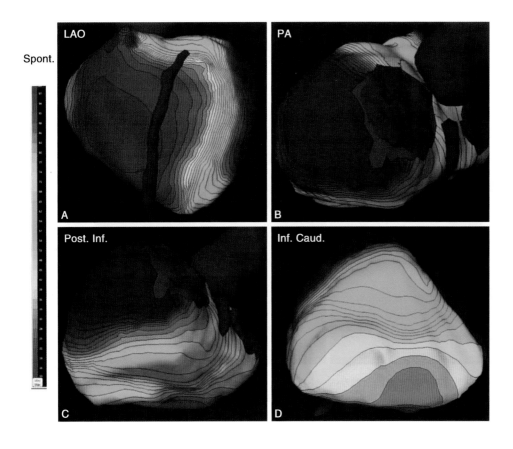

图 18-10　**A.** 左前斜位图。右心室先激活，此种是同步化激活。左前壁被快速激活，而侧壁的激活延迟很多。**B.** 后前位视图。房室瓣在右侧，而左心室心尖是在左边。此图显示左心室的侧壁和后壁激活延迟。**C.** 左心室的后、下壁面（房室瓣在右边，心尖在左边）。此图证实后壁激活晚。下壁轻度延迟，激活较快（D）

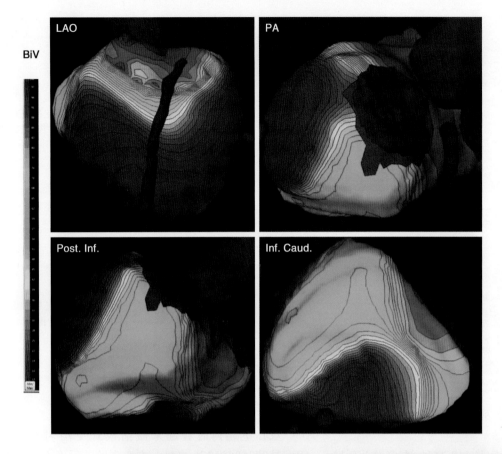

图 18-11 图像的切面与自身节律时相同。在双心室起搏时,显然除极化是从电极所在的部位——右室心尖和左心室后壁开始。因此,右心室游离壁、前壁、后壁和左心室壁的一部分似乎是同步激活。左心室的后壁与下壁稍有延迟,基底段最延迟,但该区域很小

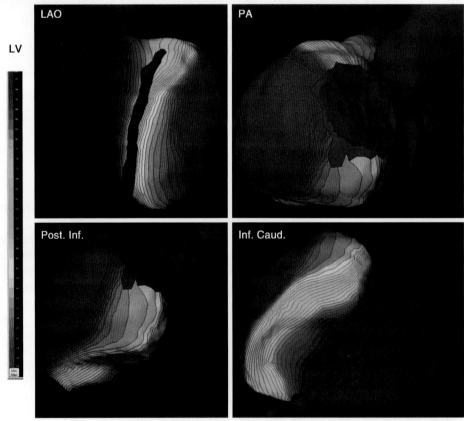

图 18-12 与窦性心律和双心室起搏的节律和时间相同。仅在左心室起搏时的激活模式与左心室侧壁原先的去极化完全相反。阻滞的两个区出现在面对间隔的前壁、后壁和侧壁。因此,右心室和左心室下壁的去极化明显延迟。平均右心室和左心室激活之间的差异为+110 毫秒

总之，该技术有助于根据导联的部位理解激活心室的模式。

结果

在随访的 3 个月期间，药物治疗并没有改变，但抗凝血药的剂量减少。患者心功能为 NYHA Ⅰ级，偶尔有疲劳感。他没有任何心力衰竭的征象，周围水肿消失。

他的体重减轻 10kg。血压是 106/70mmHg。

实验室数据显示，肌酐水平增高达 164mmol/L，钾的水平为 5.1mmol/L，尿素为 15mmol/L，B 型钠尿肽降低为 405pg/ml。

超声心动图结果显示：射血分数增加至 44%，左心室舒张末期容积为 64ml/m²，左心室收缩末期体积为 43ml/m²。左心室射血前期时间是 120 毫秒。右心功能正常，无二尖瓣反流。充盈压正常。心电图模式与出院时相同。左心室阈值为 0.5V，0.4 毫秒，左心室起搏阻抗为 560Ω。双心室起搏器记录无房性或室性心律失常。双心室起搏率为 100%。

评论

双心室起搏再同步化治疗对患者有效。他的心功能分级提高了 2 级，射血分数提高，左心室收缩末期容积减少超过 15%。BNP 降低，虽然未完全恢复正常。

后来，因为他的血压升高而增加药物的剂量（β-受体阻滞和血管紧张素转换酶抑制剂）。由于充盈压正常而停用呋塞米（furosemide），而尿素、肌酐和钾的水平增高。后者的这些变化可以用脱水解释。这种现象在双心室起搏再同步化治疗有效的患者中不罕见。在此患者，药物剂量，包括利尿剂，在 CRT 装置植入术后到第一次随访没有改变。因心脏功能改善与左心室快速重构，利尿剂的剂量需求迅速减少，所以可以早些停用。虽然患者仍有疲劳的症状，但已无呼吸困难。

临床重点问题与讨论要点

问题

是否推荐患者接受双心室起搏再同步化治疗？

讨论

此患者有大多数接受双心室起搏再同步化治疗的标准，除心电图 QRS 波不符合外（即 120 毫秒和非左束支传导阻滞模式）。然而，根据最新的欧洲心脏病学会（ESC）指南，他不是接受双心室起搏再同步化治疗的适应证[4]。

最初接受双心室起搏再同步化治疗的标准为：左束支传导阻滞与 QRS 波时间>150 毫秒，左心室到右心室的激活延迟，总体是由于收缩不同步为首要原因导致心功能进一步下降的患者。后来建议扩张到 QRS 波短（>120 毫秒），临床心力衰竭早期的患者。然而事实上，对于心电图形态为非左束支传导阻滞患者，双心室起搏再同步化治疗的疗效都不好。现在欧洲心脏病学会（ESC）建议：有左束支传导阻滞，QRS 波>120 毫秒的患者为 ⅠA 类适应证，而 QRS 波为非左束支传导阻滞形态，QRS 波>150 毫秒的患者为 ⅡA 类适应证[4]。

问题

此患者接受心室起搏再同步化治疗的原因是什么？

讨论

根据一些国家（包括法国）的指南，如果患者不适合接受双心室起搏再同步化治疗（CRT），但有客观论据表明患者可以从此疗法受益，经行政部门允许，可以进行暂时的血流动力学评估以确定可能的即时效应。当心房双心室起搏时可能对左心起搏电极在心内膜的不同部位的血流动力学进行测试（先前的冠状动脉造影与静脉回流时间证明，此患者难以进入冠状静脉窦网）。此外，在左心室腔内测试各个部位的血流动力学反应为此患者确定起搏的最佳位置提供了更大的灵活性。以往的研究表明，最佳的起搏部位有个体差异[2]。测得的最佳部位就是植入左心室电极的部位。

左心室 dP/dt_{max} 值是评估左心室功能的一个血流动力学参数，在过去十年中，建议在双心室起搏再同步化治疗中，应选择最佳房室传导时间和 VV 间隔。在该患者中发现，左心室心内膜起搏电极放置在左心室后壁的中部，双心室起搏再同步化起搏取得的血流动力学效应与在其他部位起搏的结果有巨大差异。目前，对术前用评估血流动力学的即时效应预测左心室逆重塑是否良好，或对 CRT 的临床反应，仍然有争议[3,6]。从我们在此患者观察到的情况可以想到，有更多对 CRT 的预期疗效可能较低或处于边缘状态，QRS 波持续时间（例如，120～150 毫秒）或心电图为非左束支传导阻滞图形的患者，需要使用评估血流动力学急性疗效引导安置左心室起搏电极。

问题

此患者为什么用目前不推荐的技术,将左室起搏电极植入心内膜? 为什么不用经手术将左室起搏电极植入心外膜的方法?

讨论

对预期经冠状静脉窦的办法有明显困难的患者,手术植入外膜方法是公认可选的方法。然而植入前,对左心室起搏电极在心内膜的急性血流动力学进行评估的结果极佳,但不能肯定,将电极放在心外膜的同一部位是否可获得和心内膜类似的效果。虽然,患者无冠心病或可能出现局部传导障碍的瘢痕区导致两种起搏方式之间的血流动力学结果的不均匀性,但该患者为治疗阵发性房颤已经用过抗凝治疗,所以接收长期抗凝治疗不是问题,甚至可以用更高的剂量(INR 2.5~3.5)。

然而,此技术目前正在研究中,并且可能具有严重的缺陷[5,10]。此外,需要经房间隔穿刺将导管鞘从身体的上部插入,这在技术上是个棘手的问题。电极导线穿过二尖瓣,长期干扰二尖瓣的运动可能是一个问题。必须谨慎预防血栓。万一感染,可能发生赘生物栓塞,也可能需要在心脏手术室去除电极导线。目前,该技术仍处于研究中,ALSYNC 研究将分析植入左心内膜方法的安全性和疗效是否优于传统经静脉途径的方法。

问题

心脏激活图是否有实用性?

讨论

如前所述,新的欧洲心脏病学会(ESC)指南制定的 I A 类适应证为左束支传导阻滞的患者。然而,有一些患者在心电图上表现出非左束支传导阻滞 QRS 波形态,但非介入性心内膜和外膜测绘图显示为左心室激活延迟。此种延迟似乎可从 CRT 获得良好的反应[1,7-9]。在这种情况下,如本文患者的情况,QRS 波没

有延迟,但非介入性心内膜和外膜测绘图显示左心室的电激活延迟。双心室再同步化治疗的左心室起搏对激活模式的影响清楚地表明,左心室起搏可反转激活模式,当双心室起搏时,使电激活显著再同步化。

此种非介入性测绘图几乎是实时记录,只需要一个心动周期。因此,在理论上,这种技术不仅在植入前评估心电激活的不同步有用,在植入过程中亦然,因为它可提供快速和可重复性的心电激活同步的信息。因此可以预测最佳起搏部位。因为电激活的同步和机械功能的改进是并行的。最后,此工具可用于随访中,可为患者确定最佳房室传导时间和 VV 间期,特别是对于 CRT 反应不佳的患者,可以更好地理解疗效不好的可能原因及计划修正程控和植入的方法。

目前,这项技术仍然是在研究中,在临床上的实用性需要科学的证明。

参考文献

1. Bourassa MG, Khairy P, Roy D: An early proof-of-concept of cardiac resynchronization therapy, *World J Cardiol* 3:374-376, 2011.
2. Derval N, Steendijk P, Gula LJ, et al: Optimizing hemodynamics in heart failure patients by systematic screening of left ventricular pacing sites: the lateral left ventricular wall and the coronary sinus are rarely the best sites, *J Am Coll Cardiol* 55:566-575, 2010.
3. Duckett SG, Ginks M, Shetty AK, et al: Invasive acute hemodynamic response to guide left ventricular lead implantation predicts chronic remodeling in patients undergoing cardiac resynchronization therapy, *J Am Coll Cardiol* 58:1128-1136, 2011.
4. McMurray JJ, Adamopoulos S, Anker SD, et al: ESC guidelines for the diagnosis and treatment of acute and chronic heart failure 2012: The Task Force for the Diagnosis and Treatment of Acute and Chronic Heart Failure 2012 of the European Society of Cardiology. Developed in collaboration with the Heart Failure Association (HFA) of the ESC, *Eur J Heart Fail* 14:803-869, 2012.
5. Ploux S, Whinnett Z, Bordachar P: Left ventricular endocardial pacing and multisite pacing to improve CRT response, *J Cardiovasc Transl Res* 5:213-218, 2012.
6. Prinzen FW, Houthuizen P, Bogaard MD, et al: Is acute hemodynamic response a predictor of long-term outcome in cardiac resynchronization therapy? *J Am Coll Cardiol* 59:1198, 2012.
7. Rickard J, Kumbhani DJ, Gorodeski EZ, et al: Cardiac resynchronization therapy in non-left bundle branch block morphologies, *Pacing Clin Electrophysiol* 33:590-595, 2010.
8. Strik M, Ploux S, Vernooy K, et al: Cardiac resynchronization therapy: refocus on the electrical substrate, *Circ J* 75:1297-1304, 2011.
9. Strik M, Regoli F, Auricchio A, et al: Electrical and mechanical ventricular activation during left bundle branch block and resynchronization, *J Cardiovasc Transl Res* 5:117-126, 2012.
10. Whinnett Z, Bordachar P: The risks and benefits of transseptal endocardial pacing, *Curr Opin Cardiol* 27:19-23, 2012.

异常左上腔静脉患者的左室心内膜起搏

John Mark Morgan

孙静平 译

年龄	性别	职业	诊断
67 岁	男	建筑工人	心力衰竭(缺血性心肌病),房室结消融后,起搏器依赖

病史

患者的既往病史较复杂。2006 年患感染性心内膜炎继发重度主动脉瓣关闭不全,左心室收缩功能中度受损[左心室射血分数(LVEF)45% ~ 50%]。当时,冠状动脉造影显示没有显著的冠状动脉疾病,故仅用生物瓣做了主动脉置换术。

2007 年患者患复发性持续房颤,继而发展为心室率快的永久性房颤,尽管使用了地高辛、维拉帕米和 β 受体阻滞剂(均在最大耐受或适当的剂量),均未能控制心室率。2007 年,他接受了房室结消融及植入单室右心室起搏器。

此后的 2 年,患者的收缩期心力衰竭恶化(NYHA Ⅲ级),用最大耐受剂量的药物治疗无效[包括血管紧张素转换酶(ACE)抑制剂、β 受体阻滞剂、硝酸盐、肼本达嗪和袢利尿剂]。左心室射血分数降低至 35%。因此,将患者的单室右心室起搏升级到双心室起搏器[1]。由于患者有异常左上腔静脉,通过心外膜冠状静脉窦起搏左心室很困难。然而,仍有一支冠状窦分支在解剖学上适宜放左心室起搏电极。

双心室起搏术后,患者反应良好,射血分数改善(LVEF 45%),心功能为 NYHA Ⅱ级。

双心室起搏植入术后 36 个月,患者的起搏袋有后期感染,有炎症表现,血培养为金黄色葡萄球菌。

临床重点问题与讨论要点

问题

什么是取出起搏器和导线的适应证?

讨论

如果有局部和全身感染的证据且没有其他可用的治疗,需取出起搏器和导线。

问题

从取出起搏器和导线到再次植入之间的合理间隔是多久?

讨论

此患者有起搏器依赖,在再次植入新起搏器之前,需要临时起搏系统。

问题

将左心起搏电极经异常上腔静脉放入扩大的冠状窦的困难是什么?

讨论

是很困难,需要有经验的专家操纵起搏电极进入相应的心腔。然而,通过右心室和右心房有可能做到。

问题

间隔穿刺是否为获得左心起搏的好方法?

讨论

可以用通过改良的导管做间隔穿刺到左室心内膜[4]。这种方法的临床价值正在进行研究[2,3]。已有几项关于此方法的可行性、安全性和疗效的研究结果来支持此方法。

最终诊断

取出被感染的起搏系统与所有三个起搏电极。插入临时起搏电极提供起搏,长时间静脉注射和随后的口服抗生素治疗。此患者接受万古霉素(vancomycin)和静脉注射氟氯西林(flucloxacillin),其后口服氟氯西林。

治疗计划

在植入新的永久性双心室起搏系统之前,继续使用抗生素治疗6周。曾试用左室心外膜起搏电极[5],但外科手术后两天,植入的起搏电极失效。因而决定试用左室的心内膜起搏。

介入治疗

术前静脉造影证实在植入新的双心室起搏系统之前,左锁骨下静脉通畅。

在前胸部左侧区域切开创建新的心脏起搏器袋。

通过顺行冠状静脉窦造影发现异常左上腔静脉已闭塞,没有可用的冠状静脉窦分支。永久性右心室起搏导线是通过左锁骨下静脉植入冠状静脉窦和右心房。

间隔穿刺导管经右股静脉和下腔静脉进入右心房。间隔穿刺的操作过程体现在X线片上(图19-1和图19-2)。用射频针做间隔穿刺,在间隔穿刺的部位用12-French间隔穿刺导引导管扩张,并用额外支持导丝传送到左心房。术中,静脉用肝素使凝血时间大于300秒。通过左锁骨下静脉和冠状静脉窦通路将可控导管传送到右心房。然后,用扩张器插入该引导导管,并以导丝作为参考,可控导管进入左心房后,定向为左心室。用这种可转向导引导管,将 polyurethane 4.1-French 的起搏导线将起搏电极传送到左心室,通过活动固定螺钉固定到左心室侧壁的心内膜,此位置就在二尖瓣环下方。评估起搏参数显示:起搏阻抗在 0.2mV 时为 980Ω,脉冲宽度为 0.04 毫秒。起搏电极被固定后,撤出传送系统,将各个电极导引线与双心室起搏器(心房口)连接。将起搏器固定在预先备好的起搏器袋内,以标准方式缝合伤口(图19-3),手术结束。

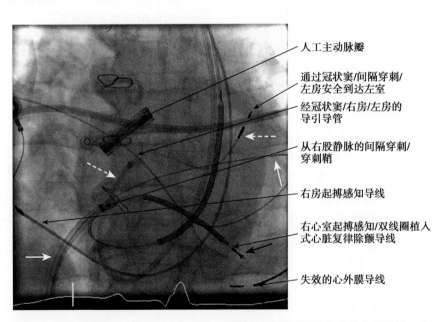

人工主动脉瓣

通过冠状窦/间隔穿刺/左房安全到达左室

经冠状窦/右房/左房的导引导管

从右股静脉的间隔穿刺/穿刺鞘

右房起搏感知导线

右心室起搏感知/双线圈植入式心脏复律除颤导线

失效的心外膜导线

图19-1 前后位胸片显示:左心室(LV)心内膜电极。经间隔导管鞘从右股静脉入右心房做间隔穿刺,并扩张穿刺部位。然后,用可控导引导管通过异常左上腔静脉,经过扩大的冠状窦到右心房,经间隔穿刺进入左心房。然后,起搏电极经导引导管安全被传递到左心室

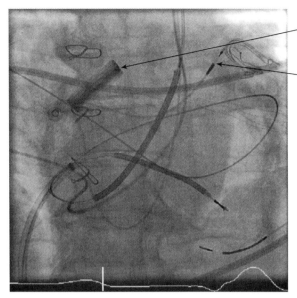

人工主动脉瓣

通过冠状窦/右房间隔穿刺/左房安全到达左室

图 19-2 正位投影。穿刺导引导管已经被撤回,左心室起搏电极被固定后留在原位。经房间隔导管保持在原位,直至全过程结束,以备需再次进入左心房,应该在起搏电极安置好后,撤回输送系统时撤出

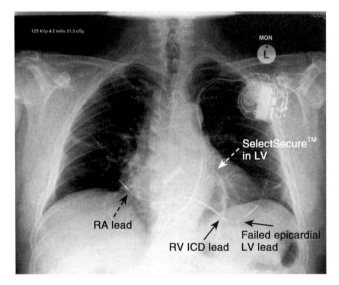

SelectSecure™ in LV

RA lead

RV ICD lead

Failed epicardial LV lead

图 19-3 后前位胸片:左心室(LV)电极植入后 24 小时的胸片。显示永久起搏电极的位置。CS,冠状静脉窦;LA,左心房;RA,右心房;lead,电极

可用左心室心内膜起搏为患者实现双心室起搏再同步化治疗[4,6]。本文中患者在术后临床显著改善。

发现

无围术期或术后并发症。迄今,此患者受益于左心室心内膜起搏,获得显著临床疗效。

参考文献

1. Cazeau S, Alonso C, Jauvert G, et al: Cardiac resynchronization therapy, *Europace* 5(Suppl 1):S42-S48, 2004.
2. Fish JM, Brugada J, Antzelevitch C: Potential proarrhythmic effects of biventricular pacing, *J Am Coll Cardiol* 46:2340-2347, 2005.
3. Garrigue S, Jaïs P, Espil G, et al: Comparison of chronic biventricular pacing between epicardial and endocardial left ventricular stimulation using Doppler tissue imaging in patients with heart failure, *Am J Cardiol* 88:858-862, 2001.
4. Morgan JM, Scott PA, Turner NG, et al: Targeted left ventricular endocardial pacing using a steerable introducing guide catheter and active fixation pacing lead, *Europace* 11:502-506, 2009.
5. Puglisi A, Lunati M, Marullo AG, et al: Limited thoracotomy as a second choice alternative to transvenous implant for cardiac resynchronisation therapy delivery, *Eur Heart J* 25:1063-1069, 2004.
6. van Gelder BM, Scheffer MG, Meijer A, et al: Transseptal endocardial left ventricular pacing: an alternative technique for coronary sinus lead placement in cardiac resynchronization therapy, *Heart Rhythm* 4:454-460, 2007.

结果

在常规方法不能实现双心室起搏的临床情况下,

心内膜心脏再同步化治疗的新型无线技术

François Regoli, Marta Acena, Tiziano Moccetti, and Angelo Auricchio

孙静平 译

年龄	性别	职业	诊断
68 岁	男	退休	常规心脏再同步化治疗无效,评估无线刺激左室心内膜心脏再同步化治疗

病史

患者为 68 岁男性,患缺血性心肌病,心力衰竭 NYHA Ⅲ级,严重左心功能不全以及左束支传导阻滞(LBBB),QRS 波群时间 130 毫秒,药物治疗无效,符合心脏再同步治疗除颤器(CRT-D)的 Ⅰ 类适应证,于 2007 年 2 月置入双心室起搏除颤器。但是此后患者的临床症状逐渐加重,左心室功能进一步降低(左心室射血分数[LVEF]<20%),左心室扩张导致二尖瓣环的扩张,继发严重的二尖瓣关闭不全(Ⅲ级)。因此,患者于 2009 年 9 月做了 MitraClip(Abbott Vascular,Abbott Park,Ill.),术后二尖瓣关闭不全减少到 Ⅰ 或 Ⅱ级。患者的阵发性房颤逐渐进展成为永久性,因而做了房室结的消融,由双心室起搏除颤器起搏。其他并发症包括:慢性肾功能不全[肾小球滤过率为 $40 \sim 50 \text{ml}/(\text{min} \cdot 1.73\text{m}^2)$],因肾乳头状癌行肾切除术,高尿酸血症。

由于持续性严重的心力衰竭症状(NYHA Ⅲ ~ Ⅳ级),患者于 2011 年 5 月同意参加前瞻性多中心评估无线刺激心脏左心室心内膜系统的安全性和可行性研究(无线刺激心脏再同步化治疗[WIC-CRT])。

目前用药

病人的治疗方案包括最大耐受剂量的 β 受体阻滞剂,血管紧张素转化酶[ACE]抑制剂以及其他相关的药物:

氯吡格雷(clopidogrel):75mg,每日

新抗凝(acenodecumerol):1mg,维持至国际标准化比值在 2 和 3 之间

卡维地洛(carvedilol):12.5mg,每日

依那普利(enalapril):40mg,每日

安体舒通(spironolactone)25mg,每日

阿托伐他汀(atorvastatin)40mg,每日

阿司匹林(aspirin)100mg,每日

目前症状

患者轻度劳累就会发生呼吸困难,为严重心力衰竭 NYHA Ⅲ ~ Ⅳ级。

体格检查

血压/心率:105/70mmHg/70bpm

身高/体重:175cm/70.3kg

颈静脉:正常

肺/胸:正常

心脏:正常

腹部:正常

四肢:正常

实验室数据

血红蛋白:14.1g/L

血细胞比容:38.1%

血小板计数:191×1000μl

钠:145mmol/L

钾:4.6mmol/L

肌酐:166mmol/L

血尿素氮:19.3mmol/L

（160 毫秒）及在 V1 导联上的 R 波形态提示:心外膜双心室起搏以 VVI 模式起搏,起搏率为 70bpm。从位于冠状静脉窦的后侧分支（红圈）内的双极电极起搏刺激左心室的心电图表现为垂直电轴,及在下肢导联的 QRS 复合波为 QS 形。

心电图

发现

常规 CRT 起搏心电图见图 20-1（左）。垂直电轴

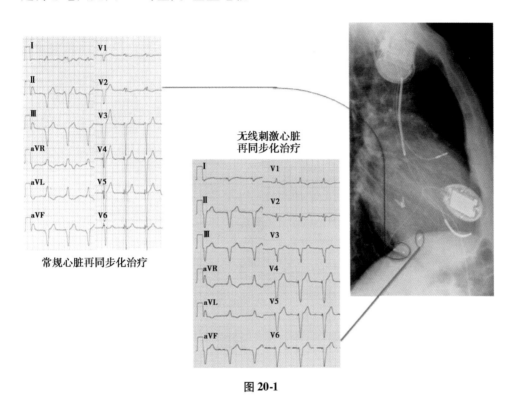

图 20-1

导线与经冠状静脉窦到达后侧静脉分支的左心室导线,位于心尖的后侧位

胸片

发现

前后位的右侧位胸片（图 20-2,上图）显示:三根

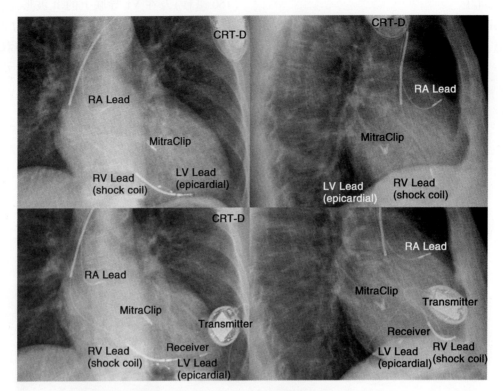

图 20-2　RA lead, 右心房电极; MitraClip, 二尖瓣夹; RV lead, 右心室电极; LV lead(epicardial) , 左心室电极(心外膜) ; Transmitter, 发送器; Receiver, 接收器

超声心动图

发现

治疗前, 超声心动图检查显示: 左心室严重扩张, 弥漫性运动降低, 左心室功能高度受损(LVEF19%)。尽管已植入 MitraClip, 但仍残留有中度二尖瓣关闭不全, 中度三尖瓣关闭不全(图 20-3, 左图)。肺动脉压力增高, 估计肺动脉压为 40mmHg。

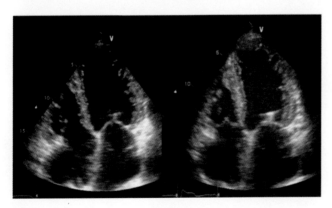

图 20-3

临床重点问题与讨论要点

问题

从左心室心内膜起搏再同步化治疗的病理生理基础是什么?

讨论

根据生理学, 心脏电脉冲的传播是从心内膜到心外膜。Maastricht 等的动物模型研究得到了大部分的证据[1~3]。实验数据表明, 从左心室心内膜输送再同步化治疗的电脉冲比从心外膜起搏传播更快[1]。由于电脉冲在心肌内的传播更快, 可产生更好的机械和血流动力学效应, 对心脏的收缩和舒张功能更好[2]。在有诱导的缺血性心力衰竭和心脏不同步的动物模型中取得的有利血流动力学效应进一步证实了这些数据[3]。在有左束支传导阻滞(LBBB)受损的犬心脏的研究中, 与传统的再同步化治疗比较, 从心内膜起搏的再同步化治疗可取得左心室更大范围的同步化激活, 而更有利于左室的排空功能。此优越性是由于左心室内膜起搏电脉冲呈圆周和穿壁传导, 缩短了冲动传导的长度。

问题

是否有显示左心室心内膜起搏的再同步化治疗疗效的临床证据？

讨论

有一些关于左心室心内膜起搏再同步化治疗疗效的报告是基于单中心、小样本的研究[4~6]。用主动固定电极导管经间隔管穿刺进入左心室，将电极固定于心室内膜。此方法除了技术上的挑战外，因为必须用穿刺导管，发生血栓栓塞并发症、电极的错位及其有关问题的风险更高。这些潜在的风险已经阻碍此技术的应用。

Spragg 及其同事[5]在有心力衰竭和左束支传导阻滞的患者中进行了急性研究，比较心内膜和外膜传统再同步化治疗的疗效。结果显示：心内膜再同步化治疗有较好的血流动力学反应。将起搏电极置于远离梗死区的部位的疗效更好。此结果提示不同患者的导线位置可能需要根据临床反应而定。

问题

在评估和计划为患者用 WICS-CRT 时，应考虑哪些重要方面的问题？

讨论

有几个因素有助于实现临床疗效。超声心动图评估全心和左心室节段性收缩功能的信息。对于此患者，手术前的经胸超声心动图证实为全心弥漫性运动减弱，特别是左室的侧壁和后侧壁。保留的动力学提示有存活的心肌，表明通过刺激心脏的心肌组织可能恢复心脏的功能。

在植入术前，用超声血管探头为植入脉冲发生器的肋间声窗做精确定位，在植入过程中，脉冲发生器应该是被固定于预先定位的部位[7]。

将 WICS-CRT 的接收电极固定于左心室侧壁的心内膜是此手术过程中最重要的部分，也是在技术上最困难的部分。为成功执行此手术过程，既需要心脏介入技能（在左心室注射造影剂），又需要电生理的技术（用于操纵长的套管，解读电参数和信号）。

最终诊断

常规的双室起搏同步化治疗对患者无效，认为此患者符合无线左室心内膜起搏同步化治疗（WICS-CRT）的条件。

介入治疗计划

为患者做植入 WICS-CRT 的计划。

介入治疗

在全麻下，采用逆行跨主动脉瓣的方法，将很长的可控导管鞘置入左心室，轻轻地靠到心内膜壁上。然后，另一个在尖端部分安装接收器电极的导管经导管鞘内小心地推进到外护套的远端。在固定和释放接收电极之前，重复测量感知和起搏阈值，用经胸超声心动图确定接收电极的位置，并注入造影剂以确保电极的位置良好和垂直接触（图 20-4）。然后释放接收电极，移除输送系统。将电池组件置入左上腹壁的皮下，而将发射器置入胸部（约在第五和第六肋间隙）的前外侧，前面提到的声学窗的位置，此位置应该使脉冲发生器和心内膜接收电极之间有最好的沟通。最后，将发送器与脉冲发生器连接，测试整个电和起搏系统的完整性。术后第二天，程控起搏器证实整个系统的正常运转，并通过心电图显示其有效性，双心室连续夺获（图 20-1）。植入后的胸片（图 20-2，下图）显示无线心内膜电极植入左心室心尖侧壁的心内膜下，脉冲发生和发射器固定于第六肋间皮下。电池植入于左上腹部的皮下。

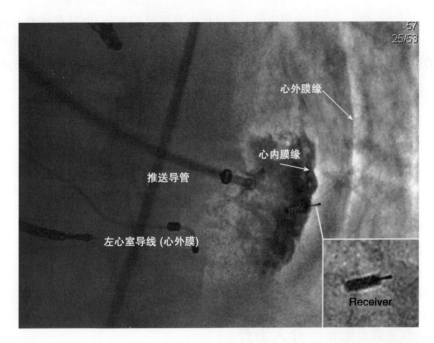

图 20-4

结果

临床结果良好。定于 9 月,在置入 WICS-CRT 16 个月后,住院更换设置。

发现

在 1 年多的临床随访中,患者的全身临床状况逐渐好转。虽然,因非心脏原因住院两次(胃出血和肾功能不全恶化),他没有因心力衰竭住院,心功能逐步提高到 NYHA Ⅱ 级。心电图证实起搏系统有效,为连续的双心室起搏。心电图(图 20-1,中图)显示:电轴右偏,在 L1 导联为低振幅的负 QS 波,在 V1 导联为高大的 R 波,均提示与传统的 CRT 比,左心室的除极化更快。经胸超声心动图显示,左心室的收缩和舒张末期容量减小,左心室侧壁运动有明显的恢复,左心室的动力学和整体收缩功能上升,左心室射血分数从 19% 增加至 35%(见图 20-3,右图)。

评论

WICS-CRT 系统使以前运动减弱的侧壁功能恢复,从而获得临床疗效。

心脏再同步化治疗的无线心脏刺激技术

无线刺激心脏再同步化治疗技术(WICS-CRT)是一种新的刺激心脏系统,该系统将超声能量转换为电能刺激心肌[8]。为了心脏再同步化治疗,此系统可与现有的心脏起搏器或者是心律转复除颤器共用。该系统由三个部分组成:①目标无线心内膜电极被植入心内膜,接收超声脉冲并转成电能;②脉冲发射器,固定在肋间隙(通常为第五或第六肋间),由置入右心室的起搏激发的感知触发超声脉冲;③电池组件,植入于上腹部皮下。

目前,有一项对 WIC-CRT 系统的可行性和安全性的多中心、前瞻性、纵向研究计划(WISE-CRT 研究)[8]。但是因为心内膜接收电极递送系统的技术问题,该研究已暂时停止。

参考文献

1. Van Deursen C, Van Geldrop I, Van Hunnik A, et al: Improved myocardial repolarization and left ventricular systolic and diastolic function during endocardial cardiac resynchronization, *Heart Rhythm* 5:S188, 2008.
2. Van Deursen C, van Geldorp IE, Rademakers LM, et al: Left ventricular endocardial pacing improves resynchronization therapy in canine left bundle-branch hearts, *Circ Arrhythm Electrophysiol* 2:580-587, 2009.
3. Strik M, Rademakers LM, van Deursen CJ, et al. *Circ Arrhythm Electrophysiol* 5:191-200, 2012.
4. Garrigue S, Jaïs P, Espil G, et al: Comparison of chronic biventricular pacing between epicardial and endocardial left ventricular stimulation using Doppler tissue imaging in patients with heart failure, *Am J Cardiol* 88:858-862, 2001.
5. Spragg DD, Dong J, Fetics BJ, et al: Effective LV endocardial pacing sites for cardiac resynchronization in patients with ischemic cardiomyopathy, *Heart Rhythm* 7:S75-S76, 2010.
6. Kutyifa V, Merkely B, Szilágyi S, et al: Usefulness of electroanatomical mapping during transseptal endocardial left ventricular lead implantation, *Europace* 14:599-604, 2012.
7. DeFaria Yeh D, Lonergan KL, et al: Clinical factors and echocardiographic techniques related to the presence, size, and location of acoustic windows for leadless cardiac pacing, *Europace* 13:1760-1765, 2011.
8. Auricchio A, Delnoy PP, Regoli F, et al. First-in-man implantation of leadless ultrasound-based cardiac stimulation pacing system: novel endocardial left ventricular resynchronization therapy in heart failure patients, *Europace* 15:1191-1197, 2013.

于再次手术的患者,机器人辅助植入心脏再同步化治疗系统

Juan B. Grau, Christopher K. Johnson, and Jonathan S. Steinberg

孙静平 译

年龄	性别	职业	诊断
79 岁	男	退休	慢性右心室起搏导致左心室射血分数降低和进行性心力衰竭

病史

患者有多种心脏病史,自 1988 年到 2002 年因心肌梗死先后 3 次接受冠状动脉旁路移植术。患者于 2001 年被诊断为病窦综合征,需要植入双腔起搏器。患者于 2002 年因心脏骤停更新为植入式心脏复律除颤器(ICD),并用双线圈高压导线更换了失效的右心室导联。心脏骤停被成功地复苏后没有神经系统后遗症。患者于 2005 年及 2011 年年底两次更换发生器。此次因为高血压控制不佳,右心室起搏失效及慢性心力衰竭恶化入院。1 年前,患者的左心室射血分数从大于 55% 下降至 31%,发生进行性、劳累性呼吸困难。

目前用药

阿司匹林(aspirin):81mg,每日

阿托伐他汀(atorvastatin):80mg,每日

坎地沙坦(candesartan):16mg,每日

卡维地洛(carvedilol):12.5mg,每日两次

度他雄胺(dutasteride):0.5mg,每日

烟酸(niacin):500mg,每日

安体舒通(spironolactone):25mg,每日

体格检查

血压/心率:138/80mmHg/70bpm,规律

身高/体重:172.7cm/82.5kg

颈静脉:不扩张

肺/胸:呼吸音正常,开胸的切口瘢痕愈合良好

心脏:有第四心音(S4)奔马律,无杂音

腹部:软,无肝大

四肢:无水肿,取桡动脉处的瘢痕愈合良好

实验室数据

血红蛋白:14.5g/dl

血细胞比容:42.5%

平均红细胞体积:92fl

血小板计数:$152×10^3/\mu l$

钠:139mmol/L

钾:3.7mmol/L

肌酐:0.9mg/dl

血中尿素氮:17mmol/L

心电图

发现

心电图显示心房感知,心室起搏节律(图 21-1),心率为 62bpm,QRS 持续时间为 192 毫秒。

窦性心动过缓与左束支传导阻滞(图 21-2)。心率为 59bpm,QRS 时限为 132 毫秒。

心房感知和双心室起搏心电图(图 21-3),心率为 66bpm,QRS 时限为 138 毫秒。

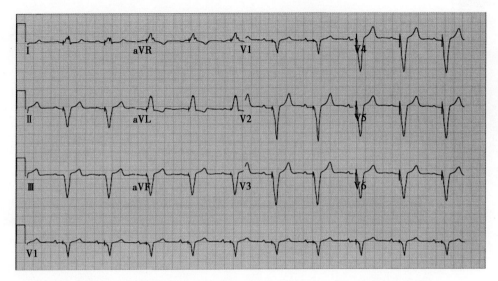

图 21-1　更换电池之前,大隐静脉钝缘支移植(SVG-OM)术后的心电图

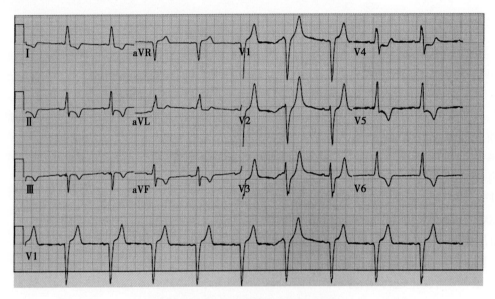

图 21-2　术后无起搏信号的心电图

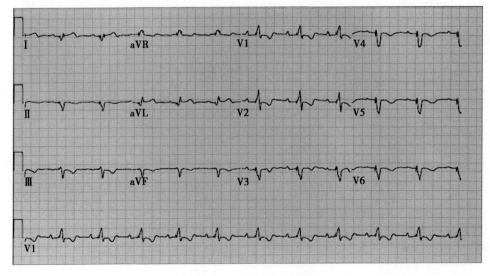

图 21-3　术后起搏心电图

胸片

发现

　　胸部的正位图显示:心脏的大小和形态正常(图21-4)。胸骨切开术缝线位于中线。起搏器袋在右侧,有三个电极:右心房电极在心耳,失效的右心室和ICD电极在右心室心尖部。肺门和肺血管正常,未见实质性浸润。

　　右心室大小和收缩功能正常(图21-5)。室间隔在收缩期有矛盾性运动,收缩期室间隔朝向左侧(原文为朝向右侧,译者更正)。图像显示左心室中度扩张,弥漫性运动功能中度减退。左心室射血分数为31%。

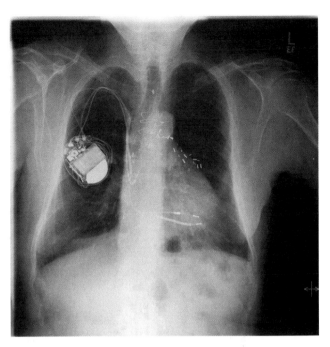

图 21-4　入院时胸片

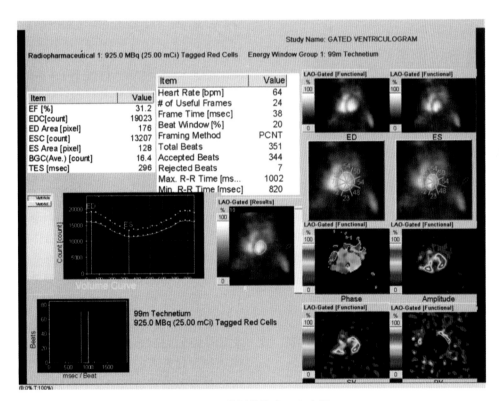

图 21-5　放射性核素心室造影

CT 检查

发现

　　计算机断层扫描(图21-6)与静脉注射造影剂的影像显示了以前移植物的状态和位置。右心房到左前降支、大隐静脉到钝缘支、大隐静脉到右冠状动脉的移植血管畅通。从大隐静脉到钝缘接支的轨迹看,可考虑将心外膜电极放置在左心室后侧壁的基底部。原生冠状动脉近端有严重钙化和闭塞。心脏有轻度扩大,陈旧性心肌梗死导致左心室前壁的重塑。

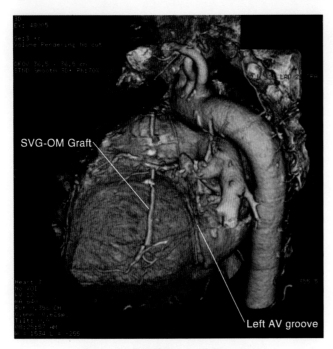

图 21-6　计算机断层扫描三维重建图

临床重点问题与讨论要点

问题

与经冠状静脉导线相比,将电极直接植入心外膜有什么潜在优势?

讨论

将电极直接植入心外膜可克服冠状静脉窦解剖的局限性,如在目标区域没有可用的静脉分支或难以插入。避免将起搏电极置放在左心室心肌梗死后的瘢痕区,也可避免刺激膈神经。

问题

有多次手术史对放置左心室电极有什么影响?

讨论

和其他再度手术的患者一样,在胸腔组织之间会形成粘连。这些粘连可影响进入心脏的可见度以及增加操作过程技术上的难度。

问题

确定将左心电极放置于心外膜时,必须考虑的事项是什么?

讨论

应当考虑到以前移植的血管、心肌梗死的面积以及膈神经的位置,因为这些将是影响左心电极放置到心外膜成功率的重要因素。

最终诊断

此患者的最后诊断为:经长期右心室起搏后,左心室射血分数降低,左束支传导阻滞和心力衰竭不稳定的症状。

介入治疗计划

计划为此患者用机器人辅助经左胸部切口,将左心室电极安置于心外膜,松解以前手术后的粘连,植入两根新的心外膜电极,ICD 发生器袋置于右胸。

介入治疗

通常,通过静脉途径植入左心室电极,然而静脉造影证实:此患者的锁骨下和无名静脉严重狭窄,不可能经静脉通路放置左心室电极导线。因此,采用机器人辅助植入心脏再同步化治疗系统。患者取右侧卧位,为了避免妨碍手术过程,将患者的左臂后伸偏向头侧以暴露左胸的后侧面。用双腔气管插管,单肺通气,以便精确地将左室起搏电极安置在最佳的位置。

对于此患者,需通过三个切口将导联线植入。然而,随着最近技术的进步,单切口的方法在技术上也可能可行[1]。机器人的右机械臂通过在第五肋间隙的 1cm 切口,左机械臂通过第九肋间隙的左腋中线和腋后线之间 1cm 的切口和在相同水平的第七肋间隙的 1cm 切口,放置机器人的三维高清摄像机。通常左心室导联经创建起搏器袋位置的横向 8 毫米切口放置;然而因为此患者的 ICD 发生器是在右侧胸壁,需延长导线经左侧的隧道送向发生器袋。在机器人操作过程结束后,将患者回到正常体位,并准备将新的左心室导线经皮下隧道送至右侧的发生器。

用机械臂精细地操作,将胸壁、肺和肺至心包和纵隔的严重粘连松解。为达到松解粘连,需联合应用机械铲、DeBakey 血管组织钳和内切剪刀。

粘连松解后,在术中需保护大隐静脉到钝缘支的移植血管和膈神经。在再次手术的情况下,当计划微创手术放置左室导线时,可看到冠状动脉旁路移植术的位置非常重要。能看到以前旁路移植的轨迹有助于避免术中造成严重的并发症。在移植静脉的侧面和膈神经的前面打开心包后，清除心包和移植物之间以及从心包外侧和心室基底部的粘连。联合应用机械铲和DeBakey血管组织钳和内切剪刀松解粘连后，将两根左心室导线旋入大隐静脉到钝缘支的移植物和二钝缘支之间的心室基部的心外膜。术后测试起搏阈值结果良好。右心房电极的内在振幅为 3.1mV，阻抗 515Ω，起搏阈值在 0.5 毫秒时为 2.2V。右心室电极的阻抗为 463Ω，起搏阈值在 0.5 毫秒时为 0.6V。左心室导线的阻抗为 548Ω，起搏阈值在 1 毫秒时为 0.6V，电击阻抗为 46Ω。右心室电极有 17mV 的内在 R 波。因为患者的发生器是在右胸，起搏导线通过第八肋间，由肋缘向前至腹壁后筋膜，暂时放在肌肉下。

操作后，拆除机器人手臂和相机，分别封闭切口。患者回到仰卧位。将导引线扩展经隧道到右侧肌肉下的发生器袋。再次测试起搏参数，结果满意。第二根左心室电极被放置于其后的发生器，可作为备份以防备原电极失效。新导线连接后，发生器被放回，并封闭切口。在胸腔内放置引流导管。在手术室为患者拔管，手术中或在围术期无并发症。

结果

发现

患者于术后 1 天取出胸腔引流管，术后 2 天出院。心脏起搏器为 DDD 型，起搏率为 60bpm，房室传导延迟为 160 毫秒，左、右心室间起搏的间隔为 0 毫秒。经早期随访，患者的运动耐量显著改善，没有心力衰竭的症状。

评论

已证明，机器人引导植入左心室电极术的患者，心力衰竭的发生率减少，生活质量改善，射血分数提高，心室重构逆转[4]。报告显示机器人的方法有很高的成功率（98%），导线的长期表现良好，不必常规替换[5]。已证明微创机器人的方法可成功的用于以前接受心脏手术的患者[5]。

机器人辅助可与微创手术的优点结合。达芬奇机器人系统（Intuitive Surgical Incorporated,Sunnyvale,California）采用 EndoWrist 仪器系统和三维图像，使用 2 个并排的内窥镜，提供优良的深度感知。该系统能够模拟外科医生手腕运动的所有七个平面的动作，因而可以在创伤小的胸腔镜下，进行无限制的活动。外科医生可通过远离手术野的控制台，通过一个可以提供实时、高清、放大内镜视频的双眼片，在真实的三维视图下查看手术。

机器人系统能在这样小的空间中完成准确、精细的运作是通过计算机的控制，确保自由的运作，同时避免振动。此外，三维内窥镜影像，可全面的审视左室[2]。

传统上已经使用内窥镜微创开胸放置左心室起搏电极，结果良好。据我们的经验，特别是对于再次手术的患者，机器人的方法在仪器操作的方便性方面增加了一个新的维度，特别是对于存在严重粘连的患者。三维成像可帮助获得更好的深度感知，这也是机器人治疗提供的另一个改进的地方。对于需要长期再同步化治疗的患者，平均住院为 48 小时。患者术后痛苦最小，可快速恢复正常的生活。通过仔细耐心的选择和适当的术前影像学检查，可避免发生并发症。

参考文献

1. Choset H, Zenati M, Ota T, et al: Enabling medical robotics for the next generation of minimally invasive procedures: minimally invasive cardiac surgery with single port access. In Rosen J, Hannaford B, Satava RM, editors: *Surgical robotics*, New York, 2011, Springer, pp 257-270.
2. DeRose JJ, Steinberg JS: Surgical approaches to epicardial left ventricular lead implantation for biventricular pacing. In Yu C, Hayes DL, Auricchio A, editors: *Cardiac resynchronization therapy*, Blackwell, 2006, Malden, Massachusetts, pp 227-236.
3. Derose Jr JJ, Balaram S, Ro C, et al: Midterm follow-up of robotic biventricular pacing demonstrates excellent lead stability and improved response rates, *Innovations (Phila)* 1:105-110, 2006.
4. Joshi S, Steinberg JS, Ashton Jr RC, et al: Follow-up of robotically assisted left ventricular epicardial leads for cardiac resynchronization therapy, *J Am Coll Cardiol* 46:2358-2359, 2005.
5. Kamath GS, Balaram S, Choi A, et al: Long-term outcome of leads and patients following robotic epicardial left ventricular lead placement for cardiac resynchronization therapy, *Pacing Clin Electrophysiol* 34:235-240, 2011.

第五篇

心脏再同步化治疗装置的最优化

心房内传导延迟患者植入双心室同步起搏器后经胸超声心动图优化房室间期

Fang Fang and Yat-Sun Chan

房芳 译,孙静平 校

年龄	性别	职业	诊断
71 岁	男性	退休	充血性心力衰竭,心脏再同步化治疗后

病史

患者曾患急性心肌梗死,因三支血管病变接受冠状动脉搭桥术。

临床诊断

缺血性心肌病,充血性心力衰竭。

目前用药情况

阿司匹林(aspirin):80mg,每日
坎地沙坦(candesartan):8mg,每日
呋塞米(furosemide):40mg,每日
美托洛尔(metoprolol):50mg,每日两次
辛伐他汀(simvastatin):20mg,每日

评论

患者已经接受最佳的药物治疗。

体检

血压:157/82mmHg
心率:82 次/分
身高/体重:160cm/56kg
颈静脉:正常
胸片:清晰
心脏:无颈静脉压升高,心尖搏动在第六肋间腋前线,心音正常,无杂音
腹部:软,无压痛
四肢:无水肿

评论

患者体检提示左心室扩张。

实验室检查

血红蛋白:13g/dl
血细胞压积:0.462
平均红细胞体积:89.3fl
血小板计数:$142 \times 10^3/\mu l$
钠:141mmol/L
钾:4.1mmol/L
肌酐:119μmol/L
血尿素氮:6.9mmol/L。

评论

患者实验室检查结果未见异常。

心电图

发现

房室(AV)间期优化前心电图为双峰 P 波(图 22-1),AV 间期优化后双峰 P 波几乎消失(图 22-2)。

评论

AV 间期优化之前心电图显示心房扩大以及心

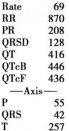

Rate	69
RR	870
PR	208
QRSD	128
QT	416
QTcB	446
QTcF	436
—Axis—	
P	55
QRS	42
T	257

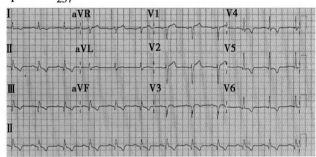

Dev.EDU-1004　　Speed:25mm/sec　　Limb:10mm/mV
Chest:10.0mm/mV　　F50~0.50-100HzW　　PH09 CL P?

图 22-1　房室（AV）间期优化前心电图为双峰 P 波

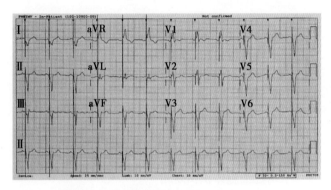

图 22-2　AV 间期优化后双峰 P 波几乎消失

房内传导阻滞，AV 间期优化后随访时上述现象消失。

超声心动图

发现

当 AV 间期设为 30 毫秒时，QA 间期为 50 毫秒，超声心动图上可见二尖瓣血流频谱 A 峰呈现"截断"征象（图 22-3）。

评论

AV 间期过短。

发现

当 AV 间期设置为 270 毫秒时，QA 间期为 -20 毫

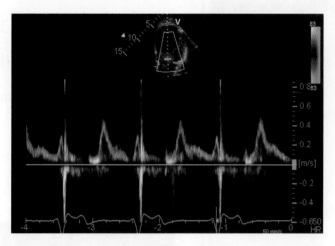

图 22-3

秒，二尖瓣血流频谱 E 峰和 A 波融合（图 22-4）。

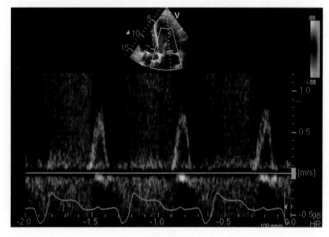

图 22-4

评论

AV 间期过长。

发现

根据上述方法计算出患者的最佳 AV 间期为 200 毫秒（图 22-5）。

评论

AV 间期明显长于多数其他患者。

发现

应用二尖瓣关闭不全法表明，当设定的 AV 间期过长时，二尖瓣 A 峰结束点到收缩期二尖瓣反流开始之间有一段时间间期（δt），借助此参数可计算最佳 AV 间期，计算公式为长 AV-δt（图 22-6）。

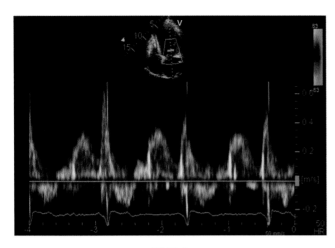

图 22-5

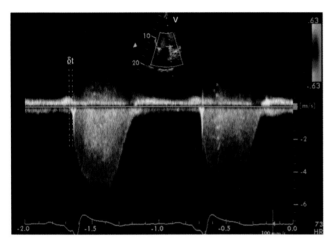

图 22-6

评论

通过这种方法,优化的 AV 间期可以在一个心动周期内完成。但是此方法只适用于有显著二尖瓣关闭不全的患者。

临床重点问题与讨论要点

问题

对于植入双心室同步起搏(CRT)成功的患者,为何需要优化 AV 间期?

讨论

虽然 CRT 自带的 AV 间期可能与最佳房室间期吻合,但是实际上,不同患者间的最佳 AV 间期的差异较大,因此 AV 间期的调整应个体化。最佳的 AV 间期可以确保心房和心室之间的协调。如果 AV 间期设

置过短导致心房收缩期过短,表现为二尖瓣 A 峰被截断。另一方面,当 AV 间期设置过长,即使处于双心室起搏状态,也可出现舒张期二尖瓣反流。因此,CRT 后 AV 间期的优化将减少收缩期前时间,消除舒张性二尖瓣关闭不全,改善左心室充盈,增加心输出量[2,6]。

问题

经胸超声心动图优化 AV 间期的常用方法是什么?

讨论

若干方法可用于优化 AV 间期,常用的方法有经胸超声心动图所获得的二尖瓣脉冲多普勒或左室流出道频谱的最大时间积分。

Ritter 法

Ritter 法基本流程为,首先设置较短的 AV 间期,测量 QA 短期(心电图上的 Q 波的起点到二尖瓣血流频谱 A 峰结束点的时间间隔)。随后设置较长的 AV 间期,同时测量 QA 长。最佳 AV 间期 = AV 短 + ([AV 长+QA 长]−[AV 短+QA 短])。

二尖瓣关闭不全法

在双心室起搏的前提下 AV 间期设为最长,从而在超声心动图上可以测量二尖瓣 A 波的结束到收缩期二尖瓣关闭不全血流起始点间的时间间隔(δt)。最佳 AV 间期 = AV 长−δt。

迭代法

设置 AV 间期比患者自身的 AV 间隔稍短。在此基础上 AV 间期每次缩短 20 毫秒,直到超声心动图观察到二尖瓣 A 峰被截断。随后每次延长 10 毫秒,直到截断 A 峰消失,确定为最佳 AV 间期。

问题

心房内传导延迟对房室间期有何影响?

讨论

对于心脏再同步化治疗(CRT)前有显著心房内传导延长的患者,为确保电信号传递到左心房有足够的时间,最佳 AV 间期将长于不伴有心房传导延长的患者。此外,为确保 CRT 的最佳效果,心房电极应放置在房间隔。

在此病例中,发现心电图提示存在心房内传导延迟,应用 Ritter 法测量的最佳 AV 间期为 200 毫秒,而大多数患者的最佳 AV 间期为 100～130 毫秒。已发表的文章也证明,心房内传导延迟患者可从延长 AV 间期中获益。

最终诊断

心房内传导延迟患者心脏再同步化治疗后。

治疗计划

在优化过程中延长 AV 间期。

干预

程控设置较长的 AV 间期。

参考文献

1. Cleland JG, Daubert JC, Erdmann E, et al: The CARE-HF study (CArdiac REsynchronisation in Heart Failure study): rationale, design and end-points, *Eur J Heart Fail*. 3:481-489, 2001.
2. Heydari B, Jerosch-Herold M, Kwong RY, et al: Imaging for planning of cardiac resynchronization therapy, *JACC Cardiovasc Imaging* 5:93-110, 2012.
3. Gorcsan 3rd J, Abraham T, Agler DA, et al: Echocardiography for cardiac resynchronization therapy: recommendations for performance and reporting. Report from the American Society of Echocardiography Dyssynchrony Writing Group endorsed by the Heart Rhythm Society, *J Am Soc Echocardiogr* 21:191-213, 2008.
4. Ritter P, Dib JC, Lelievre T, et al: Quick determination of the optimal AV delay at rest in patients paced in DDD mode for complete AV block. (abstract), *Eur J CPE* 4:A163, 1994.
5. Meluzín J, Spinarová L, Bakala J, et al: Pulsed Doppler tissue imaging of the velocity of tricuspid annular systolic motion: a new, rapid, and non-invasive method of evaluating right ventricular systolic function, *Eur Heart J* 22:340-348, 2001.
6. Zhang Q, Fung JW, Chan YS, et al: The role of repeating optimization of atrioventricular interval during interim and long-term follow-up after cardiac resynchronization therapy, *Int J Cardiol* 124:211-217, 2008.

左室四极电极导线刺激膈神经:预防优于治疗

Christophe Leclercq

孙静平 译

年龄	性别	职业	诊断
59 岁	男性	电工	扩张型心肌病 心力衰竭

病史

2010 年,患者主诉有呼吸困难符合纽约心脏学会(NYHA)Ⅱ~Ⅲ级,诊断为非缺血性扩张型心肌病。体表心电图(ECG)显示完全性左束支传导阻滞(LBBB),超声心动图显示左室射血分数(LVEF)为25%,左心室舒张末期内径为63mm。药物治疗包括血管紧张素转换酶抑制剂、β受体阻滞剂和利尿剂,治疗后症状和超声心动图显著改善,持续 1 年以上。2012 年,患者呼吸困难症状加重至 NYHA Ⅱ~Ⅲ级,左室射血分数降至25%。在另一个中心,尝试植入心脏再同步化自动除颤器(CRT-D),但因为冠状窦解剖异常而不能植入。植入了具有插入左心室端口的 CRT-D 设备。2 个月后,为植入左心室导线,患者被转诊至我院。进行计算机断层扫描(CT)以评估冠状窦静脉系统的通畅性。将美敦力 4194(Minneapolis, Minn.)左心室电极植入冠状窦的侧静脉。必须将左心室电极定位在侧静脉的近端部分,因为在侧静脉的中端和远端,即使改变位置仍会刺激膈神经。第二天的胸片显示左心室电级移位入冠状静脉窦的体部。

目前用药

索洛尔(bisoprolol):10mg,每日
雷米普利(ramipril):10mg,每日
依普利酮(eplerenone):40mg,每日

评论

根据欧洲心脏病学会 2012 年的指南,患者已接受最佳药物治疗。

目前症状

患者有气短,为心力衰竭 NYHA Ⅲ级,没有右心衰竭的迹象。

体格检查

血压/心率:115/75mmHg,60bpm
身高/体重:1.83m/97kg
颈静脉:扩张
肺/胸:无心力衰竭征象
心脏:轻度二尖瓣关闭不全
腹部:正常
四肢:正常

评论

患者有左心衰竭的症状,但没有失代偿性心力衰竭的迹象。

实验室数据

血红蛋白:13.6g/dl
血细胞压积:42%
血小板计数:$230 \times 10^3 / \mu l$

钠:137mmol/L

钾:4.4mmol/L

肌酐:88mmol/L

血尿素氮:5.9mmol/L

评论

N 末端脑钠肽前体值为 450pg/ml。

结果

心电图显示窦性节律和完全性左束支传导阻滞（图 23-1），双极导联的双心室起搏（图 23-2），四极导联的双心室起搏（图 23-3）。

心电图

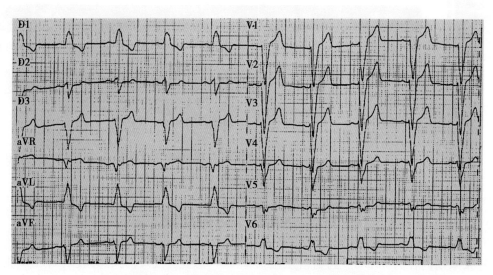

图 23-1 心电图显示窦性心律和左束支传导阻滞

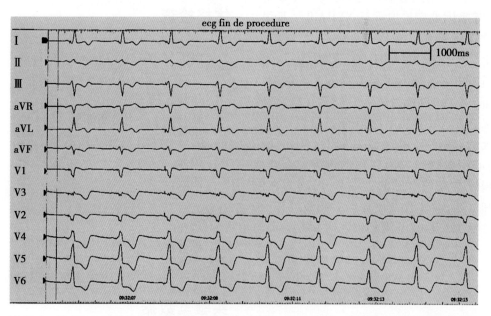

图 23-2 体表心电图显示位于侧静脉近端的双极导线双心室起搏。双极导线定位在侧静脉的近端（见图 23-1）

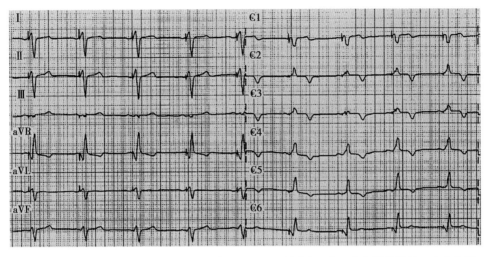

图 23-3　最终体表心电图显示左心室起搏配置 M4(近端电极)右心室起搏线圈的双心室起搏

胸片

发现

图 23-4 显示 4194 左心室电极(Medtronic)移位到冠状窦内(箭头 2)。箭头 1 显示在手术时,左心室导线尖端的初始位置。图 23-5 显示左心室四电极导线定位于侧静脉。

评论

图 23-4 显示移位的导线。图 23-5 上可见四电极导线(St. Jude Medical 公司)位于侧静脉内。

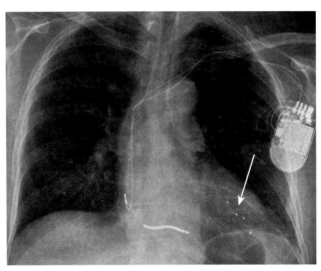

图 23-5　四电极左心室导线植入侧静脉(箭头)

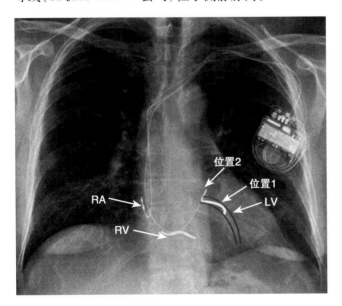

图 23-4　侧静脉的左心室(LV)投影:位置 1,左心室导线植入后的位置;位置 2,左心室导线植入一天后,左心室导线移位到冠状静脉窦内的位置。RA,右心房;RV,右心室

临床重点问题与讨论要点

问题

在将左心室导线送入冠状窦期间,如果发生完全性冠状静脉窦夹层,应该做什么?

讨论

应该建议停止左心室导线的植入,在重症监护病房监测患者,并重复超声心动图检查。诊断可能潜在的心包积液和填塞。

问题

是否确定有静脉窦夹层?

讨论

在临床随访 1 个月后，冠状静脉窦通畅无夹层。

问题

如何处理对膈神经的刺激？

讨论

第一种方案是如果左心室起搏阈值低于刺激膈神经的阈值，降低左心室输出的能量以避免刺激膈神经。第二种方案更可靠的是根据设备的性能（不同起搏配置），将电极重新定位。第三种方案是将电极重新定位或植入新的电极，如四个电极的导线，以提供更多的起搏配置。

第一种解决方案有风险，可能不能夺获左心室。第二种方案一般都有效，但在某些情况下可能不足，正如我们的患者，即使降低近端或远端电极的输出，插在静脉末端部分的电极仍然刺激膈神经。该系统采用四极导线可能是有利的选项，可提供更多的起搏配置，从而提供更多的解决方案。

最终诊断

该患者的最后诊断是左心室电极导线移位，需将双极左心室导线重新植入冠状静脉窦的侧静脉。

治疗计划

重复操作：除去双极左心室电极，植入新的四个电极的左心室导线（Quartet，St. Jude Medical）。

介入治疗

将新的四个电极左心室导线植入侧静脉的远端。在所有的起搏配置下，远端的起搏电极和电极 2 均增强对膈神经的刺激。只有在电极 3 和 4 伪双极模式与右心室电极共同起搏时，提供可接受的起搏阈值对膈神经无刺激。

结果

经过 4 个月的随访，左室起搏阈值稳定在大约 1.3V，对膈神经无刺激（见图 23-3 和图 23-6），持续性双心室捕获，患者的症状和运动能力改善。

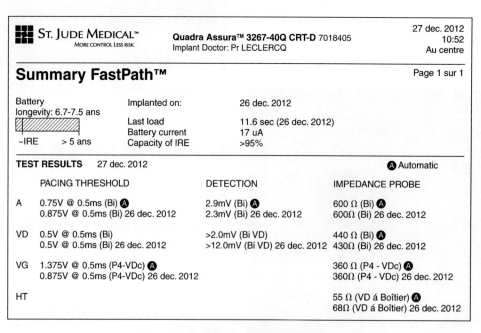

图 23-6 起搏阈值、感知和阻抗的总结

参考文献

1. Forleo GB, Della Rocca DG, Papavasileiou LP, et al: Left ventricular pacing with a new quadripolar transvenous lead for CRT: early results of a prospective comparison with conventional implant outcomes, *Heart Rhythm* 8:31-37, 2011.

2. Landolina M, Gasparini M, Lunati M, et al: Long-term complications related to biventricular defibrillator implantation: rate of surgical revisions and impact on survival: insights from the Italian Clinical Service Database, *Circulation* 123:2526-2535, 2011.

3. Thibault B, et al: Posters PO 04-117 to 04-183, *Heart Rhythm* 8, 2011, S291.

远程监控发现左室起搏失夺获

Laura Perrotta, Giuseppe Ricciardi, Paolo Pieragnoli, Emanuele Lebrun, and Luigi Padeletti

孙静平 译

年龄	性别	职业	诊断
76 岁	男	退休的教师	扩张型心肌病

病史

患者男性,76 岁,诊断为心力衰竭、左束支传导阻滞(LBBB)及阵发性房颤。

评论

患者因有症状的心力衰竭(NYHA Ⅲ级)需植入心脏再同步治疗除颤器(CRT-D)而转入我院。诊断为扩张型心肌病和左心室功能障碍(超声心动图:射血分数<35%)。心电图显示:QRS 持续时间(>120 毫秒)为左束支传导阻滞(LBBB)形态。患者已接受心力衰竭的最佳药物治疗,包括:血管紧张素转换酶(ACE)抑制剂和 β 受体阻滞剂,并因为发作性房颤口服华法林抗凝。已做冠状动脉造影排除了缺血性心肌病。

患者于 2010 年 5 月 5 日植入心脏再同步治疗除颤器(CRT-D),通过冠状窦将左心室电极定位于中侧静脉。最佳左心室夺获阈值在 0.4 毫秒时为 1.5V。对膈神经无刺激。植入心脏再同步治疗除颤器过程顺利,无并发症。

用左心室尖到左心室环极性程控再同步治疗除颤器(CRT-D)测量左心室起搏阈值,激活左心室流出道(LV Capture Management, Medtronic, Minneapolis, Minn)。

因为患者自己单独住且离诊所较远,不能经常随访;通过远程监控监视器(Medtronic)监控。

目前用药

患者服用华法林及心力衰竭的最佳药物治疗。

目前症状

心力衰竭的症状加重,为 NYHA Ⅱ ~ Ⅲ级。

心电图

2010 年 7 月 3 日,远程监控监视器传输的心电图显示:

- 房颤(>6 小时),左心室起搏阈值增加,在 0.4 毫秒时左室起搏阈值为 4.0V(与 2010 年 6 月 25 日相比,+1.75V)
- 起搏百分比为 99.1%
- 无导线心电图(ECG)显示:2012 年 5 月与 2010 年的记录相比,电轴有改变
- 左心室电极仍然起搏(但可能有轻度向后移位)

发现

在植入 CRT-D 两个月后(2010 年 7 月 3 日),远程监控监视器传输的心电图显示:与 2010 年 6 月 25 日的记录相比:1. 房颤超过 6 小时;2. 左心室起搏阈值增加 1.75V(图 24-1 和图 24-2)。病人有阵发性房颤病史,已经接受抗凝治疗,记录到房颤事件不意外。注意到在 2010 年 5 月 12 日上传的无导线心电图上,

起搏的 QRS 波的形态有变化(图 24-3,黑色箭头)。通过电话联系患者,他完全无症状,但不能到医疗中心做临床随访。

2010 年 10 月 9 日,远程监控监视器传输的信息如下:

- 2010 年 10 月 8 日,左心室起搏阈值高
- 左心室起搏阈值在 0.4 毫秒时为 6.0V,起搏器无法维持在适当的安全范围(起搏阈值超过 1V)
- 有三次非持续性室性心动过速
- 无导联心电图显示:在同一轴线上,起搏阈值比 2010 年 7 月 7 日的高(部分夺获)
- 要求患者第二天到诊所就诊

发现

2010 年 10 月 9 日,远程监控监视器发出三次警报(房颤发作,OptiVol 起搏阈值高,自动夺获程序不能在+1V 安全范围内夺获)(图 24-4 和图 24-5)。左室起搏阈值进一步增高,于 2010 年 7 月 3 日观察到起搏的 QRS 宽度增加,电轴未变(见图 24-5)。OptiVol 的警报提示:由于双心室起搏间歇夺获导致组织间液开始累积,这是起搏阈值进一步增高的原因。

患者于 2010 年 10 月 10 日到门诊就诊。将 tipLV/ringLV 极性改变到 tipLV/coilRV,可在较低的左心室起搏阈值下(1.0 毫秒时 3.5V)获得夺获,将左室起搏输出设定在 1.0 毫秒时 5.0V,关闭(仅监控)自动夺获管理程控功能以确保连续输出双心室起搏,起搏率高。

2010 年 12 月 10 日,远程监控监视器传输的信息如下:

2010 年 10 月 10 日,将极性从 tipLV/ringLV 改到 tipLV/coilRV(左心室起搏阈值在 1.0 毫秒时为 3.5V),病人在门诊就诊时:

- 左心室脉宽从 0.4 毫秒增加到 1.0 毫秒
- 自动夺获管理程序关闭后(仅限于监控),5.0V 在 1.0 毫秒时输出左心室连续起搏

发现

2010 年 12 月 10 日(图 24-6),我们收到的远程监控监视器数据显示患者的情况理想,活动水平明显增多,只有几次阵发性心房纤维性颤动,患者的生活和往常一样。

2011 年 5 月 7 日,我们收到另一次远程监控监视器的传输数据显示患者的临床情况良好,有稳定的双心室起搏(图 24-7)。患者没有任何心力衰竭加重的表现。

Medtronic　　　　　　　　　　　　　　　　　**Quick Look II**

Device:Consulta™ CRT-D D234TRK　　　　　　　检查日期:03-Jul-2010 23:42:27

医生:Dr.Ricciardi - - -

Device Status(Implanted:05-May-2010)

电池电压(RRT=2.63V)	3.19V	(03-Jul-2010)	
完全充电	8.1sec	(05-May-2010)	
	Atrial(4574)	RV(6944) SVC	LV(4196)
起搏阻抗	475ohms	893 ohms	646ohms
除颤阻抗		RV=42ohms SVC=52ohms	
夺获阈值	1.000V@0.40ms	0.500V @ 0.40ms	- - -
测量	03-Jul-2010	03-Jul-2010	
程控幅度/脉宽	3.50V/0.40ms	3.50V/0.40ms	5.00V/0.40ms
测量P/R波	1.9mV	9.6mV	
程控灵敏度	0.30mV	0.30mV	

观察(7)
- 警报:AT/ AF1天超过6小时。
- 2010年7月3日,左室阈值高。
- 从2010年6月25日到2010年6月26日左室夺获阈值增长1.75 V。此增长幅度较振幅安全范围大(+1 V),并可能影响夺获。

- 5周内,患者的活动少于1小时/天。
- 自上次门诊后,最长的心室感知事件大于60秒。
- 自上次门诊后,心室感知事件平均5.1分钟/天。
- VF检测可能被延迟:VF检测时间间隔快于300毫秒(200bpm)。

图 24-1

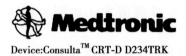

Device:Consulta™ CRT-D D234TRK

左室起搏极性   LVtip to LVring
导联型号   4196

左室阻抗
(LVtip to LVring)
最后测量646欧姆

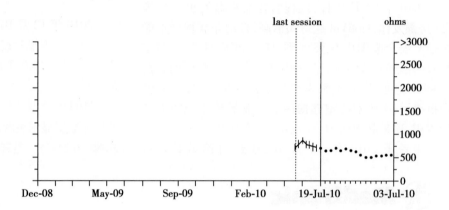

左室阈值
捕获   Adaptive
振幅   5.00V
脉冲宽度   0.40ms
最大适合于   6.00V
最后测量值   4.000V @ 0.40ms
测量日期   26-Jun-2010

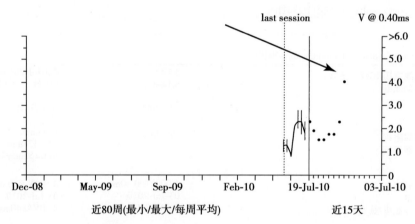

近80周(最小/最大/每周平均)   近15天

图 24-2

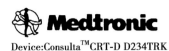

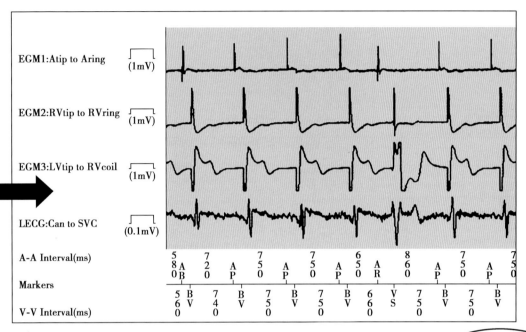

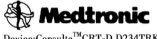

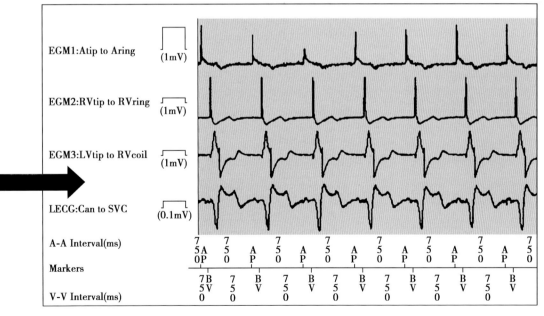

图 24-3

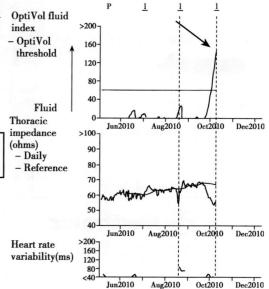

Medtronic   **Quick Look II**

Device:Consulta™CRT-D D234TRK   检查日期:09-Oct-2010 21:17:36
                                                      Physiclan;Dr Ricciardi

设备状态(植入日期:2010-5-5)

电池电压(RRT=2.63V)	3.16V	(09-Oct-2010)
上次完全充电	8.1sec	(05-May-2010)

	Atrial(4574)	RV(6944)	LV(4196)
		SVC	
起搏阻抗	475ohms	836ohms	589ohms
除颤阻抗		RV=38ohms	
		SVC=47ohms	

捕获阈值	0.625V @ 0.40ms	0.375V @ 0.40ms	High
测量日期	09-Oct-2010	09-Oct-2010	08-Oct-2010
程控幅度/脉宽	1.50V/0.40ms	2.00V/0.40ms	6.00V/0.40ms

测得的P/R波	1.9mV	9.1mV
程控感知度	0.30mV	0.30mV

观察(12)

- 警告:由于无线传输失效导致备份报警发出警告敲响
- 警报:5天内有房性心动过速/房颤发作超过6小时
- 警报:于2010年10月2日,可能由于积水:超过理想(Optivol)阈值
- 起搏率小于90%。
- 于2008年10月8日,左室阈值高。
- 于2008年10月4日,左室阈值可能高。
- 左室捕获管理系统确定将左室阈值从2010年8月25日至2010年8月26日 增加1.5V。比安全振幅的幅度(+1V),左室可能捕获。
- 于2010年9月25日,安全管理系统无法维持左室捕获。

- 患者的活动少于1小时/天,连续7周。
- 自上次心室感知事件后,最长的心室感知间期大于60秒。
- 自上次心室感知事件后,心室感知事件平均44分钟/天。
- 检测到室颤可能被延迟:检测到室颤的时间间隔小于300毫秒(200BPM)。

图 24-4

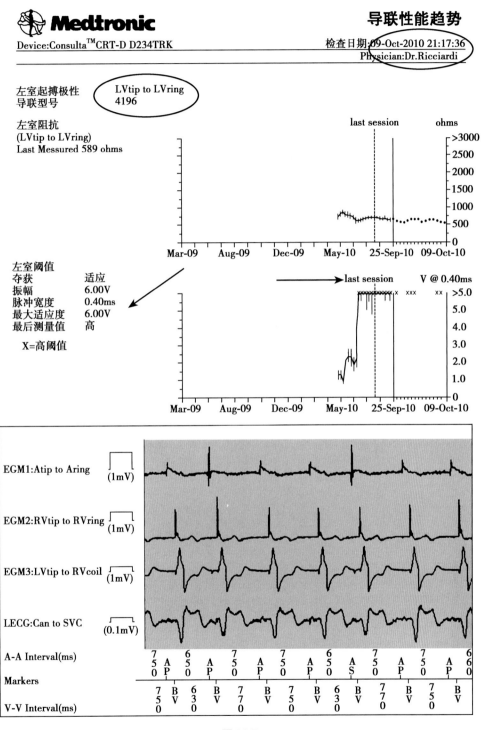

图 24-5

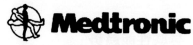

Medtronic **Quick Look II**

Device:Consulta™ CRT-D D234TRK 检查日期:10-Oct-2010 16:43:09

Physician:Dr.Ricciardi- - -

设备状态(植入日期:2010-5-5)

电池电压(RRT=2.63V)	3.11V	(10-Dec-2010)	
上次完全充电	9.0sec	(04-Nov-2010)	
	Atrial(4574)	RV(6944) SVC	LV(4196)
起搏阻抗	475ohms	836ohms	475ohms
除颤阻抗		RV=41ohms SVC=52ohms	
捕获阈值	- - -	0.375V @ 0.40ms	Off
测量日期		10-Dec-2010	
程控幅度/脉宽	1.75V/0.40ms	2.00V/0.40ms	5.00V/1.00ms
测得的P/R波	1.9mV	10.5mV	
程控感知度	0.30mV	0.30mV	

左室起搏极性 LVtip to RVcoil

导联型号 4196

左室阻抗

(LVtip to RVcoil)

最后测量值 475ohms

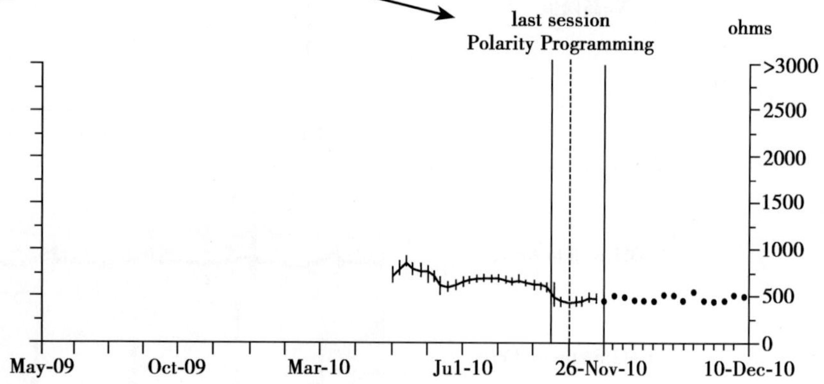

last session
Polarity Programming
ohms
>3000
2500
2000
1500
1000
500
0
May-09
Oct-09
Mar-10
Jul-10
26-Nov-10
10-Dec-10

左室阈值

捕获 关闭

振幅 5.00V

脉冲宽度 1.00ms

最后测量值 5.500V @ 0.40ms

测量日期 2010-10-10

X=高阈值

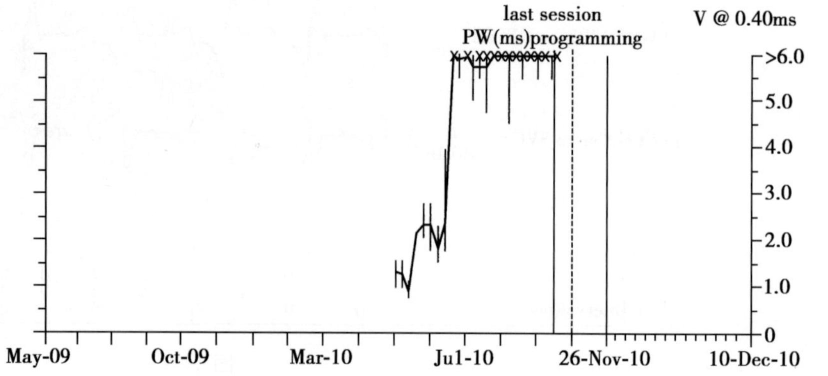

last session
PW(ms)programming
V @ 0.40ms
>6.0
5.0
4.0
3.0
2.0
1.0
0
May-09
Oct-09
Mar-10
Jul-10
26-Nov-10
10-Dec-10

图 24-6

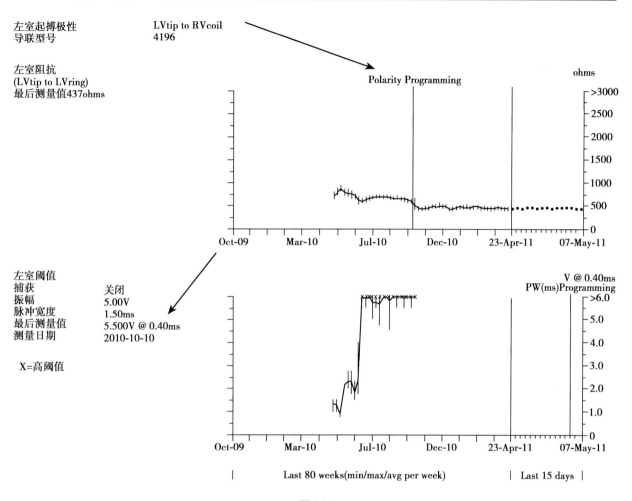

Medtronic

Device:Consulta™ CRT-D D234TRK

导联性能趋势

检查日期:07-May-2011 12:34:26
Physician:Dr:Ricciardi

左室起搏极性
导联型号

LVtip to RVcoil
4196

左室阻抗
(LVtip to LVring)
最后测量值437ohms

Polarity Programming　　　ohms

左室阈值
捕获　　关闭
振幅　　5.00V
脉冲宽度　1.50ms
最后测量值　5.500V @ 0.40ms
测量日期　2010-10-10

X=高阈值

V @ 0.40ms
PW(ms)Programming

Last 80 weeks(min/max/avg per week)　　Last 15 days

图 24-7

临床重点问题与讨论要点

问题

远程监控监视器第一次传输的报告(2010 年 7 月 3 日;见图 24-1~图 24-3)显示,左心室起搏阈值增加。是否可认为是导线稳定过程慢性期的"正常"后果?

讨论

虽然引入类固醇洗脱电极和其他电极材料和设计已经使阈值升高的问题显著减少,但在植入后最初的几周发生阈值的升高仍然很普遍。

通常在植入后的 2 和 6 周之间,夺获阈值上升到峰值可能是由于电极周围的炎症反应。在植入 6 周以后发生的夺获阈值上升通常被认为已是导联稳定的慢性期。对于此患者,双心室起搏仍然有效,但左心室的激活和起搏后 QRS 的轴线不同,这可能是左心室电极有轻微移位的结果。然而,远程监控监视器可提供检测起搏阈值是否增加的机会,并可进一步监测临床情况的演变而未改变随访的计划。

问题

2010 年 10 月 9 日,远程监控监视器传送出三次不同的警报:房颤发作和起搏阈值高。是否可认为是房颤导致双心室起搏率降低或间歇性丢失左心室夺获?

讨论

起搏阈值高可能与间质液体积累有关,心力衰竭恶化是由双心室起搏率降低或左心室夺获有间歇性丢失所致。

双心室起搏的百分比减少是因为心房颤动期间心室速率的增加。此外,心室夺获自动管理的算法无法程控以维持安全的左心室输出量。因此请患者来临床随访。

问题

左心室起搏阈值的升高是左心室导线脱位的结果,还是慢性的起搏阈值升高?

讨论

将极性从 tipLV/ringLV 改变至 tipLV/coilRV 以恢复左心室夺获,确保持续双心室起搏高输出率。因此,应提高左心室的起搏阈值直到心室夺获的丢失不是因为左心室导线脱位。

最终诊断

通过自动监测连接系统的数据证实,确定该患者有必要增加左心室起搏阈值。

治疗计划

该患者的治疗计划是通过远程监控监视器监测和增加左心室起搏阈值,没有改变随访计划。

介入治疗

只有在监测系统检测到左心室夺获丢失时,才应重新编程左心室的输出和起搏配置。

结果

通过干预恢复了有效的双心室起搏率。

维持双心室高起搏率的重要性

Christopher J. McLeod

孙静平 译

年龄	性别	职业	诊断
54 岁	男性	农民	非缺血心肌病

病史

患者 54 岁,男性,有非缺血性扩张型心肌病的历史。患者因房颤就诊三次。他于 1 年零 3 个月前接受了肺静脉电消融及在心房复杂碎裂电图导引下的左和右心房的线性消融。消融术后不久,患者的房颤和非典型心房扑动复发。加用胺碘酮、地高辛和 β 受体阻滞剂作辅助治疗,但心室率的控制仍然很差。清醒时平均心率约 110 次/分。左室全心收缩功能降低,射血分数约为 20%。心力衰竭的症状为纽约心脏协会(NYHA)Ⅱ ~ Ⅲ 级,有呼吸困难,但没有心力衰竭住院史,无心悸和晕厥前症状。

患者采用药物和消融组合的抗心律失常策略,但未能取得效果。此外,用三种不同的房室结阻断剂未能控制心室率。患者仍有心动过速及症状。因此,与患者及其家人讨论了下列的治疗方法:①为心房颤动做第三次导管消融;②植入永久性起搏器,辅助房室结消融;③做开放性心房迷宫手术。患者选择了房室结消融及植入永久起搏器。

目前用药

地高辛(digoxin):250mcg,每日
呋塞米(furosemide):20mg,每日
氯沙坦(losartan):50mg,每日
胺碘酮(amiodarone):300mg,每日
美托洛尔(metoprolol):100mg,每日两次
安体舒通(spironolactone):25mg,每日
华法林:保持国际标准化比例于 2 和 3 之间

目前症状

患者的主要症状有劳力性呼吸困难。他的运动耐受力仅限于平地活动。此外,他在日常生活的简单活动(农场的活动)时,频繁地感到呼吸困难,但没有晕厥或心悸史。

体格检查

血压/心率:101/60mmHg/97bpm
身高/体重:180cm/105kg
颈静脉:无颈静脉怒张,无颈动脉杂音
肺/胸:呼吸音清晰
心脏:心率快而不规则,第一心音(S1)和第二心音(S2)正常,没有杂音
腹部:软,无压痛,无脏器肿大
四肢:轻度水肿,脉搏正常

实验室数据

血红蛋白:15.1g/dl
平均红细胞体积:88fl
血小板计数:351×10^3/μl
钾:5.0mmol/L
钠:140mmol/L
肌酐:1.2×10^9/L
血尿素氮:30mmol/L

心电图

发现

图 25-1 植入装置之前的心电图（ECG）（图 25-1）

显示：心房颤动有快速心室反应。QRS 时间小于 100ms，没有急性缺血的证据。

房室结消融和植入装置之后的心电图（图 25-2）显示：仍是房颤，有双心室起搏的证据。频发室性早搏，有不同程度的融合。

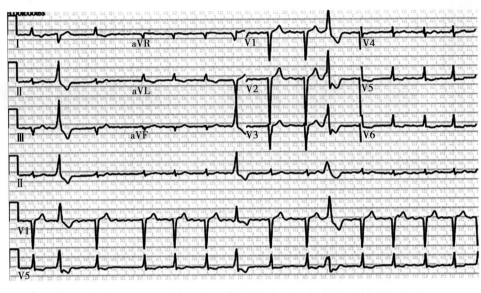

图 25-1

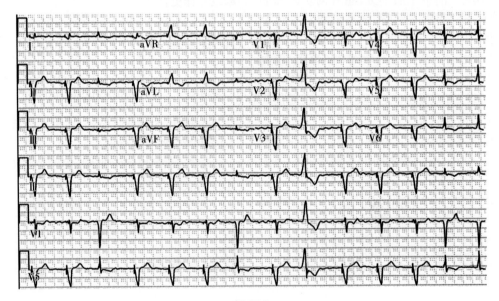

图 25-2

胸片

发现

胸片显示：心脏大小正常。可见肺静脉压轻度升高（图 25-3）。

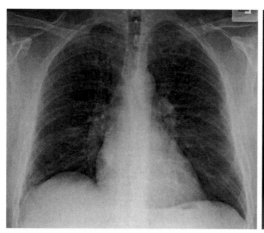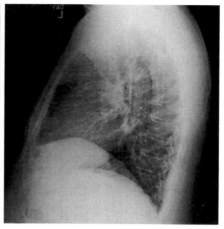

图 25-3

超声心动图

发现

超声心动图显示:左心室轻度至中度扩大,收缩期功能严重降低。左室射血分数估计为 20%。左心室全心运动功能严重减退。右心室轻度扩大,收缩功能轻度降低。估测右心室收缩压为 44mmHg。无显著心脏瓣膜病,没有心包积液。左心房容积指数为 52ml/m²。右心房中度扩大。

生理学记录

发现

植入起搏装置前

患者的 24 小时动态心电图监测显示:患者的最低心率为 62bpm,最大心率为 177bpm,平均心率为103bpm。基本节律是房颤,心室率在 62bpm 和 177bpm之间。有非常频发的室性早搏,有时为单个,有时为成对二联律;有短阵室性心动过速或 3～13 次差异性传导。最大的室性心动过速或差异性传导率为 193bpm。还有加速性室性自主心律的频繁发作,连续 3～4 个心动周期。在患者的日记中,没有症状的记录。

房室结消融和植入起搏装置后

患者携带 24 小时动态心电图监视器,其基本机制是带有融合搏动的心室起搏心率。基本节律是房颤,心室率为 58～94bpm,平均心率是 64bpm。有非常频发的室性早搏或差异性传导(31.2% 为室性早搏),单发或为二联律,有连续 3～4 个心动周期的加速性心室自主-节律(AIVR)和连续 3～11 个心动周期的室性心动过速(与差异性传导)。心室自主-节律最低为75bpm。最大心室速率为 182bpm。

计算机断层扫描

发现

心脏计算机断层扫描(CT)显示:心腔内无血栓。两个左肺静脉和三个右肺静脉无狭窄。冠状动脉系统为右优势型,无狭窄。双心房扩大,左心室中到重度扩张。

临床重点问题与讨论要点

问题

是否需要植入双心室起搏心脏复律除颤器(ICD)或标准的双腔心脏起搏器?

讨论

已知房室结消融后的左束支阻滞可导致心肌收缩不同步。对于有症状和左心室功能降低的患者,需考虑心脏再同步化治疗。然而,假定患者心功能不全的基础是心动过速介导的心肌病[3,6],则只需有效地控制心率(房室结消融后)就可能改善患者的射血分数。相反,在左心室功能减退的情况下,单独右心室起搏可能使收缩功能进一步下降,心力衰竭的症状恶化。医生为患者考虑,推荐双心室起搏,这有利于单独右心室起搏。

问题

是否所有因房颤并快速心室率而需接受心脏再同步化治疗的患者都应该做房室结消融?

讨论

对于有房室颤动的患者,房室结消融为控制心室率最可靠的方法。仍需要随机对照试验确认此方法对心房颤动患者的症状、生存率、心力衰竭和双心室起搏的影响。已有一些研究证实这些基本的结果;最近的荟萃分析也提示,在这些患者中,行房室结消融使各种原因及心血管原因的死亡率大幅降低。此外,与药物治疗组相比,房室结消融组的心功能改善明显[2]。

问题

是否有证据表明频发的室性早搏是心脏再同步化治疗无效的潜在原因?

讨论

大型的研究已清楚表明,双心室起搏率高与改善症状和降低死亡率相关[4]。有趣的是双心室起搏率提高到95%以上似乎有潜在的好处。大范围注册的结果表明,与双心室起搏率在95%以上的患者与其他组相比时,双心室起搏率在99.6%以上的患者的死亡率降低24%。从概念上看,有20%或30%的异位搏动可能降低双心室起搏的有益效果。

虽然,房颤患者的自身传导是降低双心室起搏率最主要的原因;已知频发的室性心律失常也是降低双心室起搏率的原因[5]。频发室性异位心律也已被确定为可逆的左心功能不全的附加原因[1,6]。已证明消融室性早搏起源点与改善左心室功能和双心室起搏的疗效相关[5,7]。对于室性早搏总数大于22%的患者,消融室性早搏起源点的获益最大。

最终诊断

最终诊断为缺血性心肌病,持续性房颤伴心动过速和异位搏动。

治疗计划

此患者的治疗计划是房室结消融,植入双心室起搏器,并消融室性早搏起源灶。

介入治疗

用标准装置和传送系统为患者植入双心室起搏除颤器(ICD),无并发症。冠状静脉窦电极放置在静脉系统的侧支,没有刺激膈神经。患者在3个月后随访时,接受双心室的起搏率只有67%。24小时动态心电图监测显示有频发性的两种不同形态的室性早搏。已经停用胺碘酮,他的症状仍为NYHA Ⅱ~Ⅲ级。24小时动态心电图监测表明,大约有三分之一的心率是室性早搏。与患者进行了有关抗心律失常治疗(即氟卡尼或美西律)与消融的讨论,患者最终选择消融。术中发现两个主要的室性早搏病灶。第一个是从左心室心外膜面,在与左回旋支相隔的安全距离内消融。第二个早搏病灶位于主动脉与二尖瓣交界处,从心内膜面消融。患者于术后3个月随访。检测显示双心室起搏率为98%。

发现

房室结消融后1年、室性期前收缩消融9个月后,患者的胸超声心动图显示:心室功能显著改善,射血分数提高到45%。此外,他的症状改善到 NYHA Ⅱ级,患者可继续在他的农场工作。

参考文献

1. Bogun F, Crawford T, Reich S, et al: Radiofrequency ablation of frequent, idiopathic premature ventricular complexes: comparison with a control group without intervention, *Heart Rhythm* 4:863-867, 2007.
2. Ganesan AN, Brooks AG, Roberts-Thomson KC, et al: Role of AV nodal ablation in cardiac resynchronization: in patients with coexistent atrial fibrillation and heart failure a systematic review, *J Am Coll Cardiol* 59:719-726, 2012.
3. Grogan M, Smith HC, Gersh BJ, et al: Left ventricular dysfunction due to atrial fibrillation in patients initially believed to have idiopathic dilated cardiomyopathy, *Am J Cardiol* 69:1570-1573, 1992.
4. Hayes DL, Boehmer JP, Day JD, et al: Cardiac resynchronization therapy and the relationship of percent biventricular pacing to symptoms and survival, *Heart Rhythm* 8:1469-1475, 2011.
5. Lakkireddy D, Di Biase L, Ryschon K, et al: Radiofrequency ablation of premature ventricular ectopy improves the efficacy of cardiac resynchronization therapy in nonresponders, *J Am Coll Cardiol* 60:1531-1539, 2012.
6. Stulak JM, Dearani JA, Daly RC, et al: Left ventricular dysfunction in atrial fibrillation: restoration of sinus rhythm by the Cox-maze procedure significantly improves systolic function and functional status, *Ann Thorac Surg* 82:494-500, 2006. discussion 500-491.
7. Yarlagadda RK, Iwai S, Stein KM, et al: Reversal of cardiomyopathy in patients with repetitive monomorphic ventricular ectopy originating from the right ventricular outflow tract, *Circulation* 112:1092-1097, 2005.

植入后随访

成人护理方

室性心动过速的处理：非缺血性扩张型心肌病患者消融后完全性房室传导阻滞

Sebastiaan R. D. Piers and Katja Zeppenfeld

孙静平　译

年龄	性别	职业	诊断
42 岁	女	美容师	危及生命的持续性单形室性心动过速，需要体外除颤

病史

患者因为室性早搏于 2000 年 9 月被转诊至心脏科。12 导联体表心电图（ECG）显示：窦性心律，非典型性右束支传导阻滞（RBBB），在导联Ⅲ、aVF 和 V1～V3 的 T 波倒置。超声心动图、24 小时动态心电图、负荷试验无特殊发现。

患者于 2009 年 12 月因持续性单形性室性心动过速入院，心率为 254 次/分。冠状动脉造影没有动脉粥样硬化。磁共振成像（MRI）显示：左心室前壁基底段及前间隔显著变薄，运动功能减退。左心室舒张末期体积为 169ml，左室射血分数（LVEF）为 48%。右心室的体积和收缩功能正常。为患者植入心脏转复除颤器（ICD），植入手术过程并发气胸。

患者于 2010 年 6 月经历危及生命的反复持续性单形室性心动过速，患者到急诊室时已失去意识，发现为单形性室性心动过速导致的心室纤维性颤动，曾经历 12 次电除颤。经体外电除颤成功后，通过静脉用胺碘酮预防急性室性心动过速的复发。然而，她在当地医院住院期间，尽管用胺碘酮，但室性心动过速仍复发，因此转诊考虑做室性心动过速消融术。

患者的表弟在 37 岁时突然死亡，尸检发现心脏苍白，有斑点。

评论

2008 年，患者有室性早搏的症状，虽然心电图有可疑，但超声心动图、24 小时动态心电图及负荷试验无明显发现。然而，此时基于患者的可疑心电图，应考虑做对比增强 MRI 的检查。

目前用药

甲巯咪唑（thiamazole）：30mg，每日

美托洛尔（metoprololZoc）：100mg，每日两次

卡巴匹林钙（calcium carbasalate）（ASCAL）：100mg，每日

雷米普利（ramipril）：2.5mg，每日

奥沙西泮（oxazepam）：10mg，每日三次

氯拉草酸（clorazepate）：5mg，需要时服

目前症状

因单形性室性心动过速，患者受到 12 次 ICD 电击。在住院期间，患者因为多次 ICD 的电击感到高度紧张，但没有劳力性胸痛或呼吸困难。无其他明显的病史。

体格检查

血压/心率：115/65mmHg/77bpm

身高/体重：172cm/68kg

颈静脉：不扩张

肺/胸：无明显异常

心脏：没有杂音

腹部：无明显异常

四肢：无外周水肿，周围脉搏正常，双侧腹股沟无杂音

实验室数据

血红蛋白:8.4mmol/L

血细胞比容:40%

平均红细胞体积:82fl

血小板计数:216×10³/μl

钠:140mmol/L

钾:4.3mmol/L

肌酐:56μmol/L

血中尿素氮:3.3mmol/L

心电图

入心脏监护病房第一天的心电图显示:窦性节律(图 26-1)和持续单形性室性心动过速(图 26-2)。

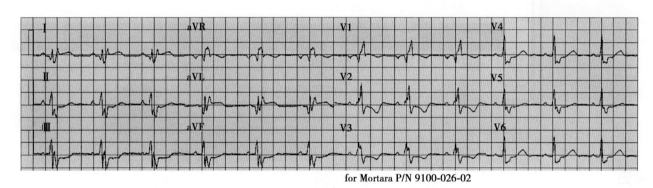

for Mortara P/N 9100-026-02

图 26-1

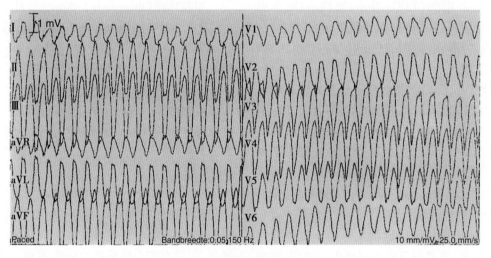

图 26-2

发现

图 26-1 的心电图显示:窦性心律,72bpm,脉率140 毫秒,右束支传导阻滞(RBBB),QRS 时间为 160 毫秒,QT/QTc 间期为 448/469 毫秒。在导联 V1、I 和 aVL 为有 Q 波的碎裂 QRS 波,在导联 II、V4 和 V5 为 S 波分叉,导联 V2 和 V3 为 R 波分叉,在导联 I 和 aVL 有 R′波。

图 26-2 的心电图显示:单形性室性心动过速,心率为 216bpm,右束支阻滞形态(在胸前 V1 导联为显性 R 波),电轴左偏,V3 为过渡型,QRS 宽度为280 毫秒。

超声心动图

发现

超声心动图显示:没有左心室肥厚,室间隔和前间隔的基底段无运动,舒张末期容积为 170ml,左心室射血分数为 35%。右心室不扩张,三尖瓣环平面收缩期偏移为 25mm。

磁共振成像

发现

磁共振成像(MRI)显示:左室射血分数为40%,室间隔和前间隔的基底段运动显著降低,左心室舒张末期容积为182ml。右心室大小和功能正常。患者磁共振增强成像的短轴影像(图26-3,A)显示室间隔和前间隔的基底段有穿壁性瘢痕。用定制的软件追踪轮廓创建瘢痕的三维重建图(图26-3,B;图26-3,C和D)。

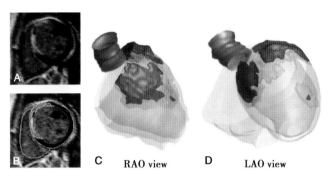

图26-3 基于增强MRI的短轴影像(**A**)和晚期增强的半自动检测(**B**)所示,创建三维瘢痕重建(**C和D**)。瘢痕的核心显示为红色,边缘地带为黄色。**LAO**,表示左前斜;**RAO**,右前斜位

评论

患者心脏瘢痕的分布不像典型的陈旧性心肌梗死,因为心尖段完全无瘢痕。然而,患者心脏瘢痕分布,特别涉及间隔的基底及其相邻的前壁基底段,符合前述的非缺血性扩张型心肌病导致的室性心动过速。

心导管

为防止威胁生命的室性心动过速的复发,决定对室性心动过速病灶进行消融。在心内膜消融过程中,可用编程电刺激诱发多个不同形态的室性心动过速(被诱导的室性心动过速周期的长度为200~270毫秒,多数右束支阻滞位于下轴,一个RBBB位于上轴,一个与左束支阻滞位于上轴)。左心室的电解剖图显示,双极低电压区在前间隔的基底部,但没有晚电位。室性心动过速几次发作的早期激活部位被确定在左心室的基底部,但是11次消融中只有1个可被消除。虽然潜在的消融靶点可能在靠近希氏束和左束支的近端,考虑到折返的部位可能位于心肌壁的深处或心外膜,因而停止射频消融。重新安排患者,接受心内膜和心外膜合并的消融。

在同一次住院过程中,患者接受了合并心内膜和心外膜室性心动过速消融术。建立动静脉通道,进行剑突下穿刺。在手术过程中,确定低压区和碎裂电图位于室间隔和相邻前壁的基底到中部的区域,涵盖了心内膜和心外膜(图26-4,A~D)。值得注意的是,心内膜单极低电压面积比心内膜的双极性低电压区大得多,提示更广泛地分布于心肌的中部或心外膜基部。实际上,此区域对应的是MRI提示为瘢痕的位置(见图26-4,E)。由CT衍生的彩色编码测定的心外膜脂肪厚度来看,心外膜单极性和双极性的低电压区域不能由心外膜脂肪解释(见图26-4,F)。

在手术过程中,共可诱导出17个不同形态的室性心动过速(图26-5中显示前9次室性心动过速的发作),所有相关的瘢痕都在室间隔和相邻前壁的基底到中部的区域。图26-6显示:一些室性心动过速折返电路峡部被映射到接近希氏束和左束支的近端,这些室性心动过速发作中的一次舒张期激活的隐匿夹带位于室间隔的右心室侧。尽管在心内膜和心外膜做了广泛的标测,射频的应用仍限制在认为是距离希氏束和左束支潜在的入口或出口的安全部位,但消融后仍可诱导出室性心动过速。

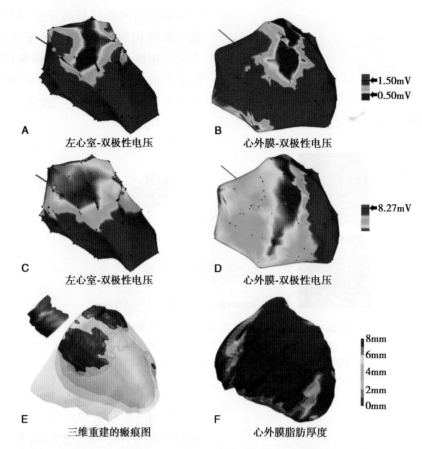

图 26-4 左心室和心外膜的电解剖图：双极和单极性电压颜色编码。左心室前间隔和前壁基底段为单极性和双极性低电压区（**A ~ D**）。心外膜的部分单极性低电压区很可能是由薄壁的右心室覆盖所致。磁共振成像衍生三维重建揭示在这个领域的瘢痕（**E**）。从计算机-可视化衍生的三维重建的心外膜脂肪分布图看，前壁基底段没有或有很少的心外膜脂肪（**F**）

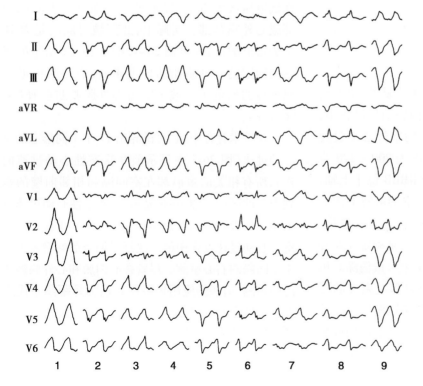

图 26-5 导管消融过程中诱发的前 9 个持续性单形室性心动过速。以两次心跳显示发作的每次室性心动过速

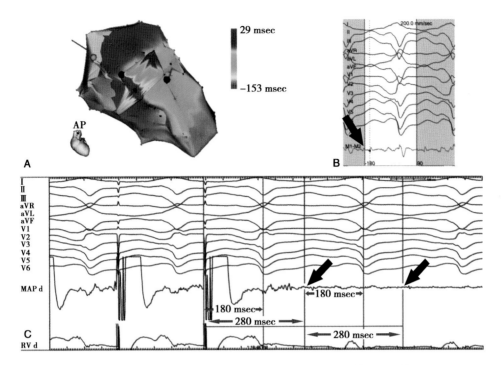

图 26-6　左,右心室的电解剖图显示了持续性单形性室性心动过速第五次发作(**A.** 12 导联心电图形态,见图 26-4)。最早的激活区域显示为红色。发现舒张期电位在室间隔中部,远离希氏束的部位,由黄色标记(**B**)。进行夹带映射标测,表明具有 280 毫秒的起搏后间隔隐蔽夹带,相当于心动过速周期夺获的较大电位。在此点用 7 秒射频能量后,减缓和终止了室性心动过速

临床重点问题与讨论要点

问题

对于非缺血性心肌病的患者,尽管已接受 ICD 治疗,但仍然因室性心动过速需要体外除颤,为防止威胁生命的室性心动过速复发,是否可接受医源性连续起搏的完全性房室传导阻滞?

讨论

本案例证明室性心动过速复发可能危及生命。对于非缺血性扩张型心肌病患者,消融后心动过速复发的风险比心肌梗塞后的患者高[5]。两项小样本研究表明,如果患者呈现为非诱导性持续单形性室性心动过速,这种风险显著降低[1,5]。因此,非诱导性持续单形性室性心动过速的患者可能值得做。另一方面,消融接近希氏束和左束支的部位可能导致完全性房室传导阻滞,特别是对已有右束支阻滞、需要永久性起搏的患者,可能有有害的作用,下文会加以概括。

基于程序性电刺激诱发、舒张电位、隐匿夹带,该

患者室性心动过速的机制很可能是折返,一部分折返电路是在距希氏束和左束支的安全距离内,为允许消融室性心动过速的病灶,而不会损害传导系统。然而,在距希氏束和左束支的安全距离内应用几次射频消融不能有效地消除室性心动过速。

已经有报道,室间隔和相邻前壁的基底到中部区域有瘢痕接受消融的患者医源性持续完全性房室传导阻滞和左束支传导阻滞(LBBB)的发生率为 16%[3]。在一些患者中,收益可能超过损害。然而,成功消融后,患者仍有室性心动过速复发的高风险,特别是以前置入埋藏式心脏复律除颤器后发生频繁电活动的患者。在 Carbucicchio 和他同事的研究中[2],有 10 例消融失败的患者,其中有 8 例患者置入了埋藏式心脏复律除颤器后发生频繁电活动(电风暴)。与此相反,85 例消融过程完全或部分成功的患者中,没有一例置入埋藏式心脏复律除颤器后发生频繁电活动。8 例经历电风暴的患者中,尽管已植入适当的 ICD,但仍有 4 例突然死亡。因此,以前经历电风暴的消融失败的患者,不仅室性心动过速复发的风险高,即使已植入 ICD,也有猝死的风险。基于这些风险,决定对所有因折返循环导致室性心动过速的患者进行治疗,即使是病灶在传导系统近端位置的患者。

问题

对于接近希氏束和左束支的部位消融后导致完全性房室传导阻滞而必须植入永久性右心室起搏的患者,是否可能影响左心室功能?

讨论

右心室起搏是通过激活传导相对缓慢的心肌,而不是激活希氏-浦肯野快速传导的生理系统。其结果是,早期激活地区"预拉伸"晚激活的区域,而晚激活区域"后拉伸"已经处于在松弛阶段的早激活区域。造成无效的不同步收缩模式可降低心室功能。其他右心室心尖起搏的潜在有害影响包括左室重构、功能性二尖瓣关闭不全和左心房重构[8]。在模式选择(MOST)试验中,通过比较窦房结功能障碍的患者双腔"生理"右心室心尖起搏与单纯右心室心尖起搏[6]发现,心室起搏的比例高与增加心脏衰竭住院率之间有很大的关系。Yu 及其同事[9]发现对于心动过缓和LVEF 正常的患者,右心室心尖起搏导致左室不良重构使左室射血分数大幅减少7.4%。

虽然有证据证明,对于有心动过缓与左室射血分数正常的患者,右心室起搏有不利影响,但是在有完全性房室传导阻滞和左心室功能中度受损的非缺血性扩张型心肌病但没有症状和心力衰竭迹象的患者中,右心室起搏有不利影响的数据很少。在双腔和 VVI 植入式除颤器(DAVID)试验中,左室射血分数为40% 以下的患者并没有植入心脏转复除颤器(ICD)的适应证,被随机分配到心率为 40 次/分时起搏(后备起搏)或在 70 次/分双腔心室应答起搏组中[10]。双腔应答起搏组复合终点(死亡或心力衰竭住院)的发生率高于后备起搏组(84% 对 73%),表明右心室起搏的有害影响也可能涉及左室射血分数降低的患者。

问题

在左侧近端传导系统和希氏束阻滞消融后导致完全性房室传导阻滞的患者中,开始应选用右心室起搏还是双心室起搏?

讨论

对于没有心力衰竭的患者,没有足够的数据支持植入双心室起搏可以改善他们的心功能。然而,如前面所述,在需要经常心室起搏的患者,可以预期右心室起搏的不利影响,双心室起搏对患者的心功能和生活质量的影响可能优于右心室起搏。Yu 及其同事的研究[9]认为,在有心动过缓、左室射血分数正常的患者中,用双心室起搏可防止右心室起搏对患者的不利影响。小样本的 Homburg 双心室起搏[Homburg Biventricular Pacing Evaluation(HOBIPACE)]研究提示,对于左心室射血分数为 40% 或以下并且有植入心室起搏指征的患者,双心室起搏对患者的心功能、生活质量和活动耐量的影响可能优于右心室起搏[4]。

考虑该患者为女性,患非缺血性心肌病,QRS 时限大于 150 毫秒,预期患者可从心脏再同步治疗(CRT)中获益,并可降低心律失常的风险。基于患者有右心室起搏且有电风暴的经历,故决定在完全性房室传导阻滞的情况下,植入双心室 ICD。

最终诊断

该患者为非缺血性扩张型心肌病,电风暴导致的持续性单形室性心动过速,并导致室性心动过速的折返循环位于近希氏束和左束支的位置。

治疗计划

为此患者位于近希氏束和左束支位置的室性心动过速病灶进行消融,如果发生完全性房室传导阻滞,则植入双心室 ICD。

介入治疗

消融室性心动过速的所有病灶,正如所料,发生了完全性房室传导阻滞。为患者植入双心室 ICD,并启动双心室起搏。

结果

患者在 2 年的随访期间,没有发生心力衰竭,也没有室性心动过速复发。

发现

患者出院 6 个月后,重复超声心动图显示:左心室射血分数从 35% 提高到 50%,左心室收缩末期容积已经从 111ml 减少到 61ml。随访 2 年后,左心室的功能和大小均稳定,心功能为纽约心脏协会(NYHA)Ⅰ级。在 6 个月时,双心室 ICD 检测显示没有室性心律失常的记录。

评论

决定为此患者消融位于近希氏束和左束支位置的室性心动过速病灶，术后不可能再诱导出室性心动过速，使她再无室性心动过速的发作。令人印象深刻的是，在6个月的随访时，患者的左室射血分数增加，左心室收缩末期容积减少，心力衰竭症状改善，可能是双心室起搏的结果。

参考文献

1. Arya A, Bode K, Piorkowski C, et al: Catheter ablation of electrical storm due to monomorphic ventricular tachycardia in patients with nonischemic cardiomyopathy: acute results and its effect on long-term survival, *Pacing Clin Electrophysiol* 33:1504-1509, 2010.

2. Carbucicchio C, Santamaria M, Trevisi N, et al: Catheter ablation for the treatment of electrical storm in patients with implantable cardioverter-defibrillators: short- and long-term outcomes in a prospective single-center study, *Circulation* 117:462-469, 2008.

3. Haqqani HM, Tschabrunn CM, Tzou WS, et al: Isolated septal substrate for ventricular tachycardia in nonischemic dilated cardiomyopathy: incidence, characterization, and implications, *Heart Rhythm* 8:1169-1176, 2011.

4. Kindermann M, et al: Biventricular versus conventional right ventricular stimulation for patients with standard pacing indication and left ventricular dysfunction: the Homburg Biventricular Pacing Evaluation (HOBIPACE), *J Am Coll Cardiol* 47:1927-1937, 2006.

5. Nakahara S, Tung R, Ramirez RJ, et al: Characterization of the arrhythmogenic substrate in ischemic and nonischemic cardiomyopathy implications for catheter ablation of hemodynamically unstable ventricular tachycardia, *J Am Coll Cardiol* 55:2355-2365, 2010.

6. Sweeney MO, Hellkamp AS, Ellenbogen KA, et al: Adverse effect of ventricular pacing on heart failure and atrial fibrillation among patients with normal baseline QRS duration in a clinical trial of pacemaker therapy for sinus node dysfunction, *Circulation* 107:2932-2937, 2003.

7. Thijssen J, Borleffs CJ, Delgado V, et al: Implantable cardioverter-defibrillator patients who are upgraded and respond to cardiac resynchronization therapy have less ventricular arrhythmias compared with nonresponders, *J Am Coll Cardiol* 58:2282-2289, 2011.

8. Tops LF, Schalij MJ, Bax JJ.The effects of right ventricular apical pacing on ventricular function and dyssynchrony implications for therapy, *J Am Coll Cardiol* 25(54):764-776, 2009.

9. Yu CM, Chan JY, Zhang Q, et al: Biventricular pacing in patients with bradycardia and normal ejection fraction, *N Engl J Med* 361:2123-2134, 2009.

10. Wilkoff BL, Cook JR, Epstein AE, et al: Dual-chamber pacing or ventricular backup pacing in patients with an implantable defibrillator: the Dual Chamber and VVI Implantable Defibrillator (DAVID) Trial, *JAMA* 288:3115-3123, 2002.

在非缺血心肌病患者中,频发室性期前收缩对再同步化治疗疗效的影响

Sebastiaan R. D. Piers and Katja Zeppenfeld

孙静平 译

年龄	性别	职业	诊断
65 岁	男	服装店所有者	起源于后内侧乳头肌的特发性频发室性期前收缩加重心衰症状,并影响再同步化治疗的疗效

病史

患者于 2002 年被诊断为慢性阻塞性肺疾病 II 期,于 2004 年诊断出一度房室传导阻滞。2011 年 6 月,他因失代偿心力衰竭入院。超声心动图显示:左心室轻度扩张,左心室射血分数(LVEF)为 20%,有二尖瓣反流 III 度。冠状动脉造影未见显著冠状动脉疾病。住院期间观察到频发室性期前收缩,开始用药物治疗心力衰竭,并且安排重新评估。

2011 年 10 月的 24 小时动态心电图监测报告显示有频发室性期前收缩(占所有 QRS 波群的 28%,主导形态占全部室性期前收缩的 99%)。药物治疗用美托洛尔(metoprolol)75mg,每日两次,无效;索他洛尔(sotalol)不耐受,而继续用美托洛尔(metoprolol)。

患者于 2011 年 12 月因 24 小时动态心电图监测报告显示有间歇性完全性房室传导阻滞而再次入院。患者有心力衰竭,纽约心脏学会(NYHA) III 级。超声心动图显示 LVEF 为 30%,二尖瓣关闭不全 I ~ II 级。虽然已停用美托洛尔,但仍有持续性完全性房室传导阻滞,插入临时起搏器,随后植入心脏再同步化治疗除颤器(CRT-D)。

目前用药

卡巴匹林钙(calcium carbasalate,ASCAL):100mg,每日

安体舒通(spironolactone):12.5mg,每日

辛伐他汀(simvastatin):40mg,每日

培哚普利(perindopril):4mg,每日

速尿(furosemide):40mg,每日

美托洛尔(metoprolol):50mg,每日两次

目前症状

患者有显著的体力活动受限(NYHA III 级),无胸痛或虚脱。

体格检查

BP/HR:125/55mmHg/60bpm

身高/体重:168cm/72kg

颈静脉:不扩张

肺/胸:无异常

心脏:全收缩期杂音,2/6 级,心尖处最响亮

腹部:无异常

四肢:无外周水肿

实验室数据

血红蛋白:8.8mmol/L

血细胞比容:41.9%

平均红细胞体积:96fl

血小板计数:NA

钠:138mmol/L

钾:4.7mmol/L

肌酐:81mmol/L

血尿素氮:7.5mmol/L

心电图

发现

　　心电图显示：双心室起搏，频发室性期前收缩，

QRS 波宽为 160 毫秒（图 27-1）。有不同形态的室性期前收缩，所有 QRS 为右束支阻滞（RBBB）的形态（定义为在心前区 V1 导联 R 波主导），电轴左偏，V4～5 为过渡型。

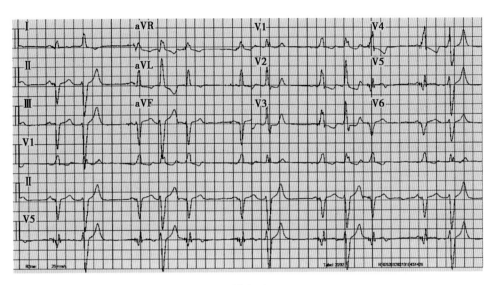

图 27-1

超声心动图

结果

　　超声心动图显示左心室扩张，不肥厚，射血分数为 41%，下侧壁基底段无运动，左室无血栓，二尖瓣关闭不全 I～II 级，反流为偏心性，沿左心房的侧壁。反流的机制可能是二尖瓣的后叶活动受限制。

生理记录

发现

　　24 小时动态心电图监测显示：窦性心律，双心室起搏和频发室性期前收缩（占所有 QRS 波群的 33%），其中 96% 为单形性。

临床重点问题与讨论要点

问题

　　2011 年 12 月，患者出现完全性房室传导阻滞时，

需要双心室起搏还是仅需用右心室起搏？

讨论

　　2011 年 12 月，患者的体力活动显著受限（NYHA III 级），左室功能受损（LVEF 30%），二尖瓣关闭不全 I～II 级，因为完全性房室传导阻滞而需永久性心室起搏。一些研究已证明长期右心室起搏的有害影响，其中包括室间隔和室间机械性不同步、心室扩张和射血分数降低。此外，右心室起搏可能进一步加剧二尖瓣关闭不全[1]，尽管患者已接受药物治疗，但仍有 I～II 级的二尖瓣反流。在已经有左心功能不全的患者中，右心室起搏对左心室功能的不利影响尤为重要。Homburg 双心室起搏评估（HOBIPACE）试验是第一个在左心室功能降低并有需植入永久起搏器标准指征的患者中，比较双心室起搏与右心室起搏对左心室功能影响的研究[5]。采用交叉设计的方法，30 例患者接受右心室起搏 3 个月，双心室起搏 3 个月。对比的结果显示：双心室起搏导致左室舒张末期和收缩末期容量较小、左室射血分数较高、脑钠肽 N 端前体浓度较低、最大的运动能力较高，以及生活质量更好。根据目前心脏起搏和心脏再同步化治疗的指南[6]，在 LVEF 降低并需要长期起搏且预期有频繁室性期前收缩的患者中，可以考虑心脏再同步化治疗。然而，这种方法的证

据有限,指南建议为 C 类适应证。

问题

室性期前收缩是否可影响左心室功能?

讨论

心肌病和频发室性期前收缩之间的因果关系难以定义,因为频发室性期前收缩可诱发心肌病,但非缺血扩张型心肌病也与频繁的室性期前收缩的发生有关。重要的是,在没有潜在心肌病的患者中,室性期前收缩诱发的左心功能不全可能是可逆的。例如,在 Bogun 和他同事的研究报告中[2],22 例有特发性频发室性期前收缩和左心室射血分数≤50% 的患者经导管消融室性期前收缩后的 6 个月内,有 82% 患者的左心功能恢复正常。然而,在有潜在心肌病的患者中,没有数据可证实导管消融室性期前收缩对左室功能的疗效。需注意的是,区分由室性期前收缩诱发的心肌病和左心室功能受损后发生的室性期前收缩的患者很困难。只有在通过药物治疗或导管消融室性期前收缩成功,心室功能恢复到正常后,才能做出正确的诊断。

事实上,目前还不清楚此例患者是频发室性期前收缩诱发的心肌病还是由心肌病导致的室性期前收缩。在患者因失代偿性心力衰竭第一次住院时,确实没有频发室性期前收缩,而提示潜在的心肌病可能是频发室性期前收缩的原因。另外,在患者有潜在心肌病的情况下,室性期前收缩可以进一步抑制左心室的功能。此患者在植入 CRT-D 后,左心室的功能改善。然而,患者仍然为心力衰竭 NYHA Ⅲ 级,可能是由于频发室性期前收缩导致双心室起搏无效所致。

问题

基于 12 导联心电图,何处为室性期前收缩最有可能的起源点? 有哪些影响?

讨论

根据 12 导联心电图显示,室性期前收缩为右束支阻滞样形态,轴线向上,表明原点在左心室的下部。在心前区 V4 为 RS 型表明,起点可能是在左心室下壁的中段,靠近乳头肌处。事实上,已有报道认为,轴线向上的右束支阻滞样形态的期前收缩,心前区的过渡在导联 V4~6 是典型的乳头肌性心律失常[3]。此发现对于导管消融具有重要的影响。在用电解剖图谱标测

期间,同时激活大面积心肌可反映乳头肌起源的心律失常通常是深部肌肉引起。通常,局部激活时间在 QRS 波之前 20~30 毫秒[7]。起源于深部肌肉的心律失常,可能很难通过射频能量应用程序消融,因为即使消融导管尖端的深度足够并有良好和稳定的接触,其消融的面积有限。此外,在乳头肌处具有足够的接触和稳定的位置可能特别困难,需要用间隔穿刺或主动脉逆行与间隔穿刺结合的方法实现。在这种情况下,心腔内超声有帮助。

问题

什么是室性期前收缩导管消融的指征?

讨论

欧洲心律学会和心律学会专家关于室性心律失常的共识是,如果假定心功能不全是由频发室性期前收缩导致,建议做导管消融。如前所述,室性期前收缩可能以两种方式造成心功能不全:在本例可能直接或通过影响有效地双心室起搏间接地使心肌病加重。消除频发室性期前收缩的潜在好处可能超过消融的潜在风险。血管并发症包括腹股沟血肿和假性动脉瘤(约 1.4%)[4]。导管消融导致短暂性脑缺血发作和中风的风险低(<1%)。心包填塞发生率约为 0.7%。

最终诊断

患者有完全性房室传导阻滞,植入 CRT-D 后心力衰竭的症状持续,可能是因为频发室性期前收缩妨碍有效的双心室起搏的结果。

治疗计划

计划为患者执行导管消融室性期前收缩。

介入治疗

植入的 CRT-D 为 DDD 模式,仅有右心室起搏导致稳定的心室二联律。此室性期前收缩为右束支阻滞形态,左上轴和过渡波在 V5。由于在门诊和在实验室记录的心电图胸前导联放置位置不同,心前区过渡波的位置之间有小的差异。导管经由主动脉逆行法进入左心室。标测图显示最早的激活映射到后内侧乳头肌较广的面积,发生在 QRS 波前 37 毫秒(图 27-2)。在

同一部位反复射频消融能暂时消除室性期前收缩,仅约 20 秒;然而,室性期前收缩形态改变为右束支传导阻滞,电轴向上,过渡波在 V3(V6,R<S)(图 27-3)。在相同区域标测的最早激活部位距第一个映射点较远,提示转移到内膜的近外膜处。加用额外的射频消融,室性期前收缩消失,在等待观察的 45 分钟期间内没有复发。当右心室起搏时,左心室标测显示为正常的双极(>1.50mV)和单极(>8.27mV)电压,无异常电图(图 27-4)。虽然这些结果提示在左心室存在紧密

瘢痕的可能性较小,但不能排除心外膜下瘢痕或弥漫性纤维化。右心室起搏时,左心室导联位于最新激活点的内膜面(图 27-5)。在程控电刺激导致室性纤维颤动时,用以诱导的基本周期长度为 400(BCL)和三个额外的刺激(230、200 和 200 毫秒)。继而进行复律成功。程控编程为双心室起搏,导致有效的心室收缩不再受室性期前收缩的影响。与消融之前对比,双心室起搏使有效的心率几乎增加了三倍(图 27-6)。双心室起搏时较只有右心室起搏时的血压高。

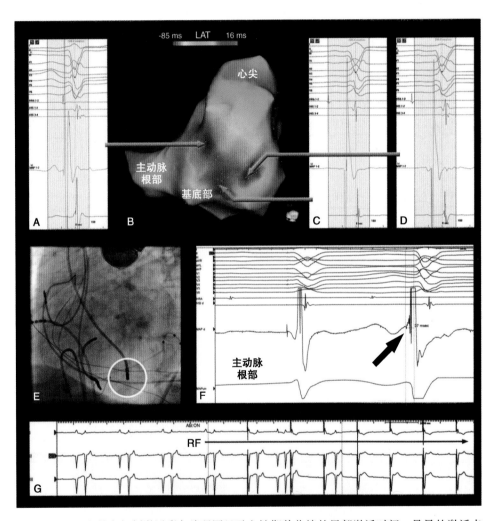

图 27-2　左心室的电解剖激活彩色编码图显示室性期前收缩的局部激活时间。最早的激活点位于乳头肌基部附近(**B**,红色区域)。乳头肌周围的局部激活时间相似(**A、C 和 D**)。注意 12 导联心电图室性期前收缩的形态有微妙的差别,提示原位本身有轻微改变或从原点优先传导。透视下显示导管成功消融的部位(**E**),局部激活的时间发生在 QRS 波群前 37 毫秒(**F**)。在消融 8 秒后,室性期前收缩消失(**G**)

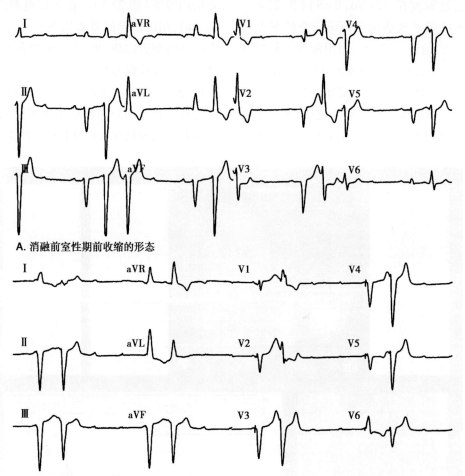

A. 消融前室性期前收缩的形态

B. 第一次消融后,室性期前收缩的第二种形态

图 27-3　根据标测显示的室性期前收缩的最初形态,应用程控射频消融后,在 12 导联心电图上观察到室性期前收缩形态的变化,在 V6 为 S 波主导提示室性期前收缩的发生部位有偏移

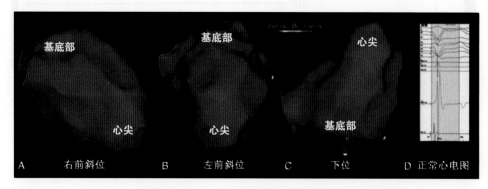

图 27-4　A~C,在右心室起搏期间,左心室的电解剖激活彩色编码图显示双极电压(双极性电压>1.50mV,被认为正常,显示为紫色)。双极电压和心电图形态均正常(D)

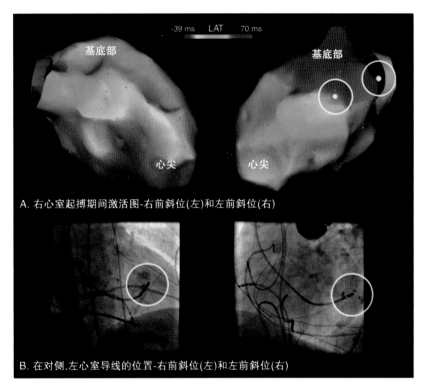

图 27-5 右心室起搏时,左心室的电解剖激活彩色编码图显示当时的局部激活点。基于透视鉴定,此部位是在左心室起搏导线相反的部位(**B**,圆圈),也标记在彩色编码图上(**A**,用白色圆圈标记,右上图的左边)。心室起搏导线接近最新的激活点

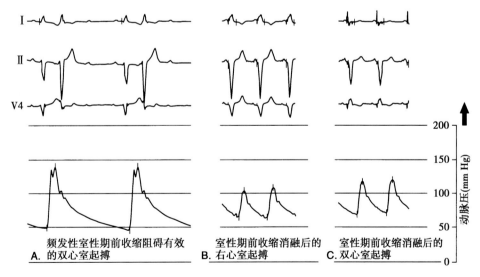

图 27-6 消融前,频发的室性期前收缩导致心输出量显著降低(**A**)。消融后,右心室和双心室起搏导致三倍的有效心率(**B 和 C**)。值得注意的是,在双心室起搏时,血压较只有右心室起搏高

结果

消融术后 3 个月,患者无体力活动受限(从消融前的 NYHA Ⅲ 级提高到消融后的 Ⅰ 级)。24 小时动态心电图监测表明,室性期前收缩从消融前占所有 QRS 波群的 33%,降低到消融后小于 0.01%。超声心动图显示,左心室的内径显著降低(左心室舒张末期容积从 151ml 降至 148ml,收缩末期容积从 89ml 降至 73ml),左室射血分数(LVEF)增加(消融后从以前的 41% 升至 51%)。二尖瓣关闭不全仍然是 Ⅰ ~ Ⅱ 级。患者的运动能力显著改善,左心室的重塑显著逆转,可能是室性期前收缩的消失和有效的双心室起搏的结果。

参考文献

1. Barold SS, Ovsyshcher IE: Pacemaker-induced mitral regurgitation, *Pacing Clin Electrophysiol* 28:357-360, 2005.
2. Bogun F, Crawford T, Reich S, et al: Radiofrequency ablation of frequent, idiopathic premature ventricular complexes: comparison with a control group without intervention, *Heart Rhythm* 4: 837-863, 2007.
3. Bogun F, Desjardins B, Crawford T, et al: Post-infarction ventricular arrhythmias originating in papillary muscles, *J Am Coll Cardiol* 51:1794-1802, 2008.
4. Bohnen M, Stevenson WG, Tedrow UB, et al: Incidence and predictors of major complications from contemporary catheter ablation to treat cardiac arrhythmias, *Heart Rhythm* 8:1661-1666, 2011.
5. Kindermann M, Hennen B, Jung J, et al: Biventricular versus conventional right ventricular stimulation for patients with standard pacing indication and left ventricular dysfunction: the Homburg Biventricular Pacing Evaluation (HOBIPACE), *J Am Coll Cardiol* 47:1927-1937, 2006.
6. Vardas PE, Auricchio A, Blanc J-J, et al: Guidelines for cardiac pacing and cardiac resynchronization therapy: the Task Force for Cardiac Pacing and Cardiac Resynchronization Therapy of the European Society of Cardiology. Developed in collaboration with the European Heart Rhythm Association, *Eur Heart J* 28:2256-2295, 2007.
7. Yamada T, Doppalapudi H, McElderry HT, et al: Electrocardiographic and electrophysiological characteristics in idiopathic ventricular arrhythmias originating from the papillary muscles in the left ventricle: relevance for catheter ablation, *Circ Arrhythm Electrophysiol* 3:324-331, 2010.

顽固性心力衰竭患者房颤的治疗

Maurizio Gasparini and Edoardo Gandolfi

徐旻 译,孙静平 校

年龄	性别	职业	诊断
65 岁	男性	办公室职员	扩张性心肌病,收缩功能降低,持续性房颤及重度二尖瓣关闭不全

病史

患者为 65 岁的男性,有 10 年以上持续性房颤,合并逐渐加重的二尖瓣关闭不全及适应不良性左室重构。这些情况导致扩张性心肌病和左心室收缩功能严重减低。患者因急性心衰反复住院(美国心脏病学院 ACC 和美国心脏协会 AHA 心衰评级 C 级)。

患者已接受心衰的药物治疗,联合用 β 受体阻滞剂及地高辛(卡维地洛 6.25mg,每日两次,因为静息下低心室率及低血压而未能进一步调整用药)控制房颤的心室率。基础状态下的心电图显示房颤合并不完全性左束支传导阻滞(LBBB),平均心率为 78 次/分。

随后,患者接受了二尖瓣功能不全的术前评估,分级为重度(心血管造影分级 4+/4+,射流紧缩面直径为 0.76cm,反流口面积为 0.44cm²)。外科医生考虑到患者有重度左心室功能减退及左室扩张(左心室舒张末期内径为 70mm,舒张末容积为 240ml,射血分数为 27%),手术风险太高,不适宜手术。

冠脉造影无显著的冠状动脉狭窄。

考虑到患者的左心室功能障碍、左束支传导阻滞,尽管已接受最佳的药物治疗,但仍有心衰症状(纽约心脏病协会 NYHA Ⅲ 级)。患者于 2008 年 11 月植入了双心室同步起搏加自动复律除颤器(CRT-D),同时增加了 β 受体阻滞剂的剂量。

出院后 6 个月,患者主诉症状明显改善(NYHA Ⅱ 级),但经历了两次因为房颤心室率快引发的不当除颤。植入式心律除颤转复器(ICD)控制数据显示,在房颤期间未达到理想的双心室起搏率(<85%,包含融合及假性融合波)。心脏超声心动图显示:左心室有良性重构(左心室射血分数由 27% 上升至 38%,左心室舒张末期内径由 70mm 下降至 64mm,左心室舒张末期容积由 240ml 减少至>200ml,二尖瓣反流量由重度减轻至轻-中度)。

患者于 2009 年 3 月接受了房室结消融术[1,2]。消融术后 6 个月(心脏再同步化治疗后一年),心脏超声观察到患者的左心室重构完全逆转(即,左心室舒张末期容积为 140ml,左心室射血分数为 60%,轻度二尖瓣反流),患者的症状完全消失。

然而,在随后的随访过程中,很难将患者抗凝的药物浓度控制在国际标准化比值(INR),INR 值经常高于或低于有效的药物浓度,并出现两次角膜出血。基于以上原因,患者于 2010 年 11 月做了左心耳封堵术。

2011 年 3 月,患者的心脏 CT 和经食道超声心动图确定左心耳封堵器位置良好,安全地停用了口服抗凝药物。

评论

在患者接受心脏再同步化治疗之前,由于静息的心室率低及低血压而不能调整 β 受体阻滞剂的治疗用量。在植入了双心室同步化起搏+自动除颤复律器(CRT-D)后,β 受体阻滞剂治疗得到了优化,但仍不足以保证完全的双心室起搏率(<85%),并观察到了两次快房颤时的不当除颤。患者虽然仍可从心脏再同步化治疗中获益,但不是绝对的。

患者在接受成功的房室结消融术之后,双心室起搏率达到了 100% 有效,继而获得极为有利的左心室重构(正常的内径及左心室射血分数,轻度二尖瓣反流)。患者的症状消失。

目前用药

卡维地洛(carvedilol):25mg,每日两次;
雷米普利(ramipril):5mg,每日两次;
速尿(furosemide):12.5mg,每日一次;
螺内酯(spironolactone):25mg,每日一次,
服用华法林(warfarin):维持 INR 在 2 ~ 3,随后停
用华法林换用阿司匹林(aspirin)

目前症状

患者基本无症状,仅剧烈运动后有呼吸困难(NY-HA Ⅰ级)。

体格检查

血压/心率:125/80mmHg/55bpm
身高/体重:175cm/73kg
颈静脉:无颈静脉怒张
肺/胸:正常呼吸音,无充血表现
心脏:心音规律,收缩期杂音 1/6
腹部:正常
四肢:温暖

评论

在极为有利的左心室重构之后,该患者无症状,且

对体力劳动耐受良好,仅剧烈运动后出现呼吸困难。

实验室数据

血红蛋白:12.9mg/dl
血细胞比容:38.3%
红细胞平均体积:92.9fl
血小板计数:218×10³μl
血钠:138mmol/L
血钾:3.6mmol/L
肌酐:0.72mg/dl
血尿素氮:13.5mg/dl

心电图

发现

心电图示房颤,心率 75 次/分,不完全性左束支传导阻滞(图 28-1)。图 28-2 示房颤,双心室起搏,有融合和假性融合波。图 28-3 示房颤,双心室起搏,心率 70 次/分。

评论

在植入双心室同步化起搏加自动除颤复律器后、房室结消融术前,未达到最佳的双心室起搏率(见图 28-2)。融合及假性融合性心律导致植入式心律转复除颤器(ICD)的计数器高估了起搏率。

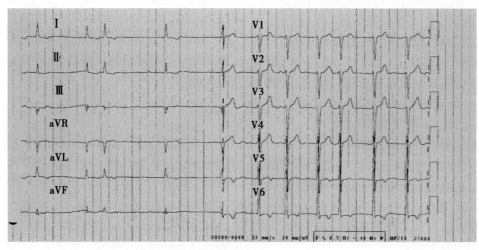

图 28-1

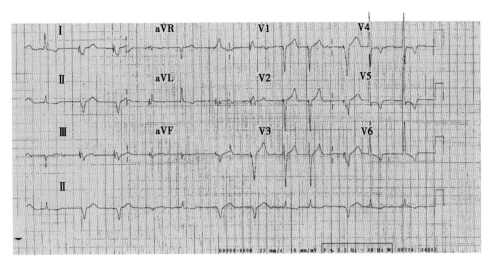

图 28-2

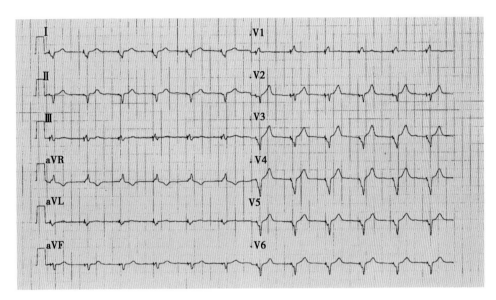

图 28-3

胸片

评论

　　植入双心室同步化起搏+自动除颤复律器（CRT）前的胸片显示心影增大（图 28-4）。在 CRT 及左心室逆向重构后（图 28-5），胸片示心影恢复正常，在植入 2 年及 3 年后复查，仍为正常。

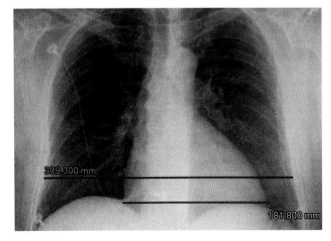

图 28-4

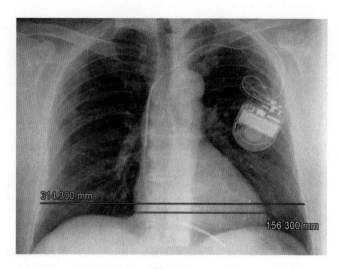

图 28-5

超声心动图

评论

图 28-6 及图 28-7 显示：经联合治疗（药物、

CRT、房室结消融）和心脏逆向重构后，二尖瓣反流程度减轻。

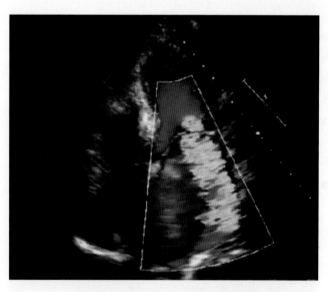

图 28-6

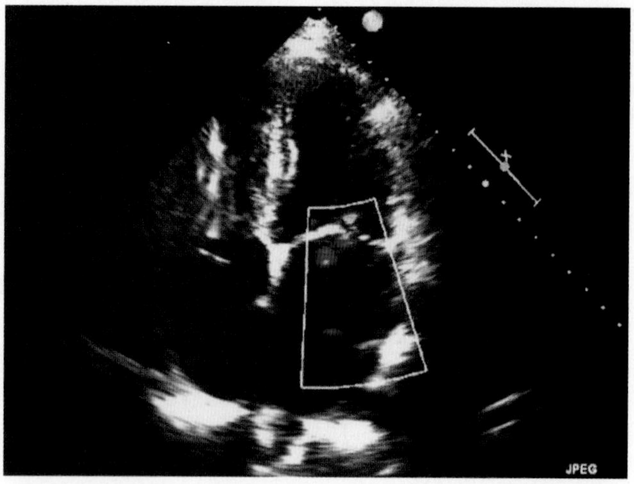

图 28-7

电生理描记

发现

与单纯药物治疗时的起搏率不满意相比，房室结

消融术后，植入式心律转复除颤器（ICD）计数器显示，基本达到了完全的双心室起搏率（图 28-8）。

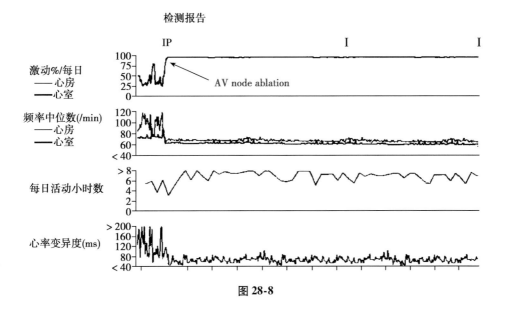

图 28-8

计算机断层扫描

评论

术后 CT 显示左心耳封堵器位置良好，左心耳被完全封堵（图 28-9）。

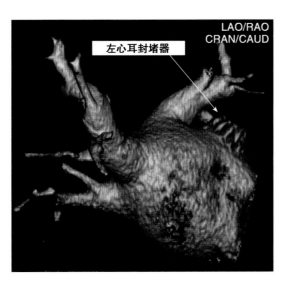

图 28-9

导管术

发现

冠状动脉造影证实无狭窄性病变，排除了缺血性左心室功能障碍。为准备植入再同步治疗的左心室电极做了冠状静脉窦造影（图 28-10 及图 28-11）。

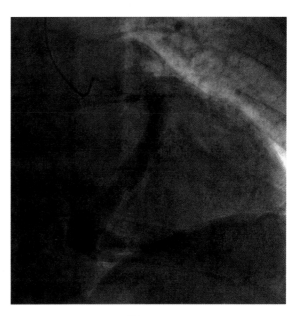

图 28-10

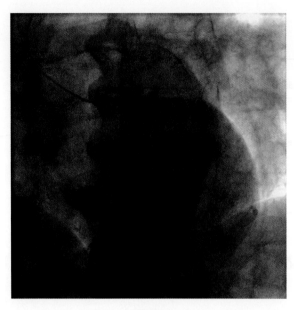

图 28-11

临床重点问题与讨论要点

问题

对于永久性房颤、左心室收缩功能严重降低合并重度二尖瓣反流的患者，最佳治疗方案是什么？手术是否为安全有效的选择？

讨论

在有重度二尖瓣反流的患者中，左心室射血分数常被高估，实际的左心室收缩功能，可能远低于心脏超声测量的数值。在此种情况下，外科手术的风险可能非常高，并且术后左心室后负荷加重，这会导致左室功能障碍进一步降低。

问题

对此种复杂病情的患者，心脏再同步化治疗（CRT）是否为有价值的选择？

讨论

目前的心脏再同步化治疗（CRT）指南并未将房颤心衰列为 I 级适应证，尽管有证据表明 CRT 对此类患者的益处与对窦性心律的患者类似，特别是房室结消融术后的房颤患者。[3,4] 对于房颤合并二尖瓣关闭不全的患者，若其二尖瓣反流可归因于左束支传导阻滞

导致的左心室运动不同步，以及不良左心室重构导致的二尖瓣叶蓬起，则 CRT 可能是针对问题根源的治疗手段。左室收缩不同步的逆转和左室逆向重构可能与二尖瓣反流的显著减轻有关。

本患者获得的极佳治疗效果证实了功能性二尖瓣反流的病理生理学解释。

问题

对于心衰合并房颤的患者，为了最大优化心脏再同步化治疗（CRT）的疗效，是否必须行房室结消融术？

讨论

已有数项研究[5,6]及两个荟萃[7]分析证实，为了优化心脏再同步化治疗（CRT）的结果，需要达到最大的双心室起搏率（%）。仅用药物控制心率很难对房室结起到足以维持完全性或近完全性双心室起搏率，特别是在患者活动时。因为植入式心律转复除颤器（ICD）的计数器总是将融合及假性融合波计数为心室率，导致高估双心室的起搏率。

房室结消融术是在任何情况下都可以完全阻止房室结传导并保证完全双心室起搏的唯一手段。

最终诊断

患者诊断为 ACC 及 AHA 心衰评级 B 级。其收缩功能、左心室舒张末期内径及容积均正常。

治疗计划

每六个月为患者进行一次临床评估、心脏超声及植入式心律转复除颤器（ICD）检查。为患者配备了家庭用 ICD 远程检测电话传输设备。

介入治疗

为患者执行左心耳封堵器植入术，停用华法林，改用阿司匹林及氯吡格雷，随后停用氯吡格雷。

结果

心脏再同步化和抗心衰药物的治疗导致心脏良性重塑，使患者的左心室功能维持正常。

参考文献

1. Gasparini M, Auricchio A, Regoli F, et al: Four-year efficacy of cardiac resynchronization therapy on exercise tolerance and disease progression: the importance of performing atrioventricular junction ablation in patients with atrial fibrillation, *J Am Coll Cardiol* 48:734-743, 2006.

2. Gasparini M, Auricchio A, Metra M, et al: Long-term survival in patients undergoing cardiac resynchronization therapy: the importance of performing atrio-ventricular junction ablation in patients with permanent atrial fibrillation, *Eur Heart J* 29:1644-1652, 2008.

3. Kaszala K, Ellenbogen KA: Role of cardiac resynchronization therapy and atrioventricular junction ablation in patients with permanent atrial fibrillation, *Eur Heart J* 32:2344-2346, 2011.

4. Brignole M, Botto G, Mont L, et al: Cardiac resynchronization therapy in patients undergoing atrioventricular junction ablation for permanent atrial fibrillation: a randomized trial, *Eur Heart J* 32:2420-2429, 2011.

5. Koplan BA, Kaplan AJ, Weiner S, et al: Heart failure decompensation and all-cause mortality in relation to percent biventricular pacing in patients with heart failure: is a goal of 100% biventricular pacing necessary? *J Am Coll Cardiol* 53:355-360, 2009.

6. Hayes DL, Boehmer JP, Day JD, et al: Cardiac resynchronization therapy and the relationship of percent biventricular pacing to symptoms and survival, *Heart Rhythm* 8:1469-1475, 2011.

7. Ganesan AN, Brooks AG, Roberts-Thomson KC, et al: Role of AV nodal ablation in cardiac resynchronization in patients with coexistent atrial fibrillation and heart failure: a systematic review, *J Am Coll Cardiol* 59:719-726, 2012.

房颤患者的心脏再同步化治疗

Erlend G. Singsaas and Kenneth Dickstein

徐旻 译,孙静平 校

年龄	性别	职业	诊断
76 岁	男性	退休的花匠	心力衰竭,快速心室率房颤

病史

自 1980 年开始,患者由于血色素沉着症需要定期接受静脉切开手术。患者于 1985 年因高血压开始接受药物治疗,并于 1994 年被诊断为高血压性肾病。1996 年,患者发生过一次非 Q 波前壁心梗,此后有心绞痛。

患者于 2004 年因不稳定性心绞痛住院。冠状动脉造影显示三支病变,他接受了冠脉搭桥手术。

2011 年,患者因阵发性房颤入院,住院期间房颤自动转复为窦性心律。

在 2012 年冬季末,患者出现运动耐量降低及疲劳,并逐渐加重,不伴有胸痛。出现下肢压凹性水肿,迅速进展至膝部以上,同时有间断性心悸;夜间不能平卧,出现数次端坐呼吸。

患者于 2012 年 4 月 13 日因充血性心力衰竭入院。心电图显示房颤伴快速心室率,左束支传导阻滞,QRS 波增宽至约 160 毫秒。次日的超声心动图证实,患者左心室内径扩大(66mm)并有明显的收缩不同步。因为心尖部运动消失和左室侧壁、下壁运动减弱,左室射血分数降低至 20%。未发现瓣膜病变。胸片显示心影增大及肺淤血。

开始给予患者静脉用利尿剂、β 受体阻滞剂、血管紧张素受体阻滞剂和盐皮质激素受体拮抗剂,但由于低血压、肾衰竭及低血钾倾向而不能调整药物的剂量。不得不定期加用多巴酚丁胺、多巴胺以及左西孟旦(levosimendan)。开始曾用胺碘酮治疗房颤和间断性房扑,但不能有效地控制心率,因此准备用直流电复

律。术前的经食道超声心动图显示左心耳有血栓,不适宜转复心律,推迟电复律并停用胺碘酮,加用地高辛。治疗后,患者临床症状好转,左室射血分数上升至 30%,但仍不能耐受轻体力活动。

心电监护显示有非持续性短阵室速。患者于 2012 年 4 月 25 日在心电监护的情况下发生了一次室性心动过速转为室颤,立即进行除颤复苏后转为房颤,无神经系统后遗症。加用胺碘酮,无急性冠状动脉综合征表现。

目前用药

布美他尼(bumetanide):4mg,每日一次;
坎地沙坦(candesartan):16mg,每日一次;
卡维地洛(carvedilol):12.5mg,每日两次;
氢氯噻嗪(hydrochlorothiazide):25mg,每日一次;
螺内酯(spironolactone):12.5mg,每日一次;
阿托伐他汀(atorvastatin):40mg,每日一次;
华法林(warfarin):5mg,每日一次;
胺碘酮(amiodarone):200mg,每日两次;
地高辛(digoxin):0.125mg,每日一次。

评论

患者服血管紧张素转换酶抑制剂后,因咳嗽而不能耐受此药。

目前症状

患者有呼吸困难,为心力衰竭 NYHA Ⅲ 级,外周

水肿,快速性室性心律失常。

评论

尽管患者已接受最佳的药物治疗,但仍有心力衰竭的症状。

体格检查

血压/心率:134/70mmHg/60～110bpm,心律不规则

身高/体重:179cm/100kg
颈静脉:无充血
肺/胸:双侧肺底有捻发音
心脏:胸骨右缘有收缩期杂音 2/6 级,放射至颈部
腹部:轻度中心性肥胖
四肢:踝部以上有压凹性水肿

实验室检查

血红蛋白:10g/dl
血细胞比容:35%

红细胞平均体积:94fl
血小板计数:$187×10^3 \mu l$
血钠:133mmol/L
血钾:4.7mmol/L
肌酐:210μmol/L
血尿素氮:32mmol/L

评论

估测患者的肾小球滤过率为26ml/min。

心电图

发现

2012 年 4 月 13 日患者入院时的心电图显示:房颤,心室率 80～130bpm,左束支传导阻滞,QRS 波宽度约 160 毫秒(图 29-1 及图 29-2)。植入心脏再同步化治疗自动除颤器后,2012 年 5 月 10 日患者复查的心电图显示:有房性心律不齐,双心室起搏程度高,QRS 波宽度约 120 毫秒(图 29-3 及图 29-4)。

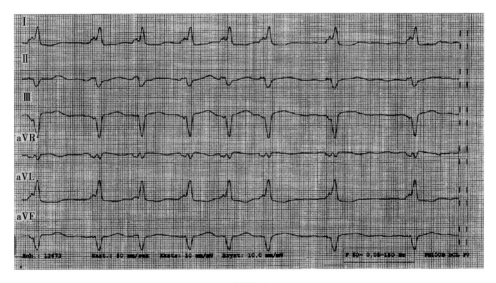

图 29-1

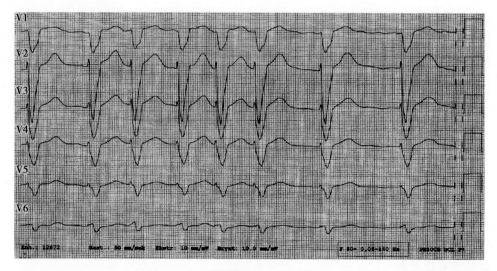

图 29-2

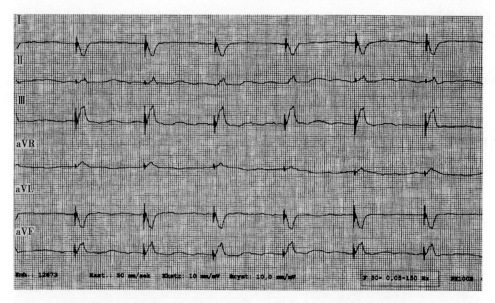

图 29-3

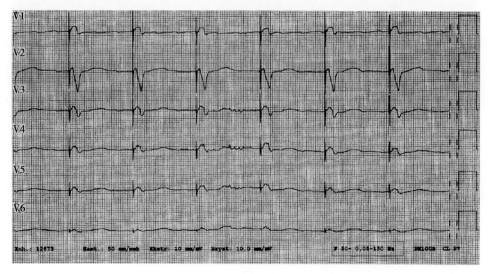

图 29-4

胸片

发现

患者入院时的胸片显示正位及侧位片可见胸骨环扎。心胸比为 0.57,提示心影增大。肺门周围血管轻度扩张,可见 Kerley B 线,提示有肺淤血(图 29-5 及图 29-6)。

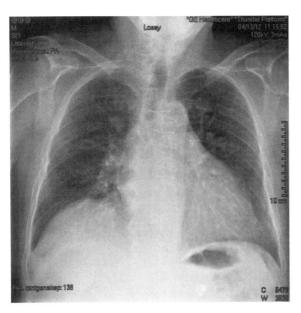

图 29-5

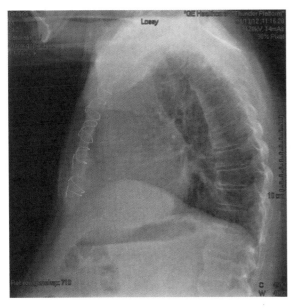

图 29-6

超声心动图

发现

2012 年 5 月 3 日的超声心动图显示:胸骨旁长轴切面显示左心室扩大,左室舒张末期内径为 65mm。室间隔及左室后壁厚度均为 11mm,左心房前后径为41mm(图 29-7)。

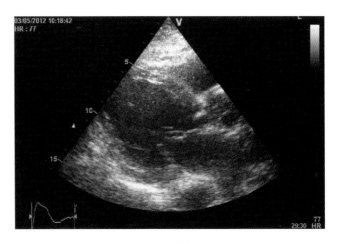

图 29-7

发现

2012 年 5 月 3 日的超声心动图显示:心尖切面显示左心室收缩不同步,心尖运动降低。估测左室射血分数为 30%(心尖两腔心切面未显示)。主动脉瓣有硬化征象,但无狭窄(图 29-8)。

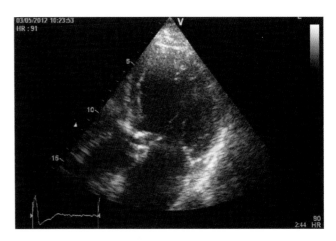

图 29-8

临床重点问题与讨论要点

问题

房颤是否是影响心衰患者接受心脏再同步化治疗（CRT）的指征？

讨论

对于窦性心律的心衰患者，心脏再同步化治疗（CRT）的疗效确切。目前，欧洲心脏病协会（ESC）指南中[9]，对于已使用最佳药物治疗后仍有症状，左室射血分数<30%～35%，并且QRS波宽度>130～150毫秒的患者，列为CRT的ⅠA类指征。大多数CRT对心衰治疗效果的随机对照研究都排除了永久性房颤的患者。绝大多数对于房颤合并心衰患者的研究数据是观察性的。心脏再同步化治疗房颤患者的主要困难是双心室的起搏率不足，而心脏再同步化治疗的有效性却依赖于双心室的起搏率。

欧洲心脏病协会（ESC）指南建议[9]，在有永久性房颤、NYHA Ⅲ级、QRS波宽度≥120毫秒、左心室射血分数≤35%的患者可以考虑心脏再同步化治疗（CRT）。此外，根据指南，患者必须为起搏器依赖者，其自身的心室率慢（静息心室率≤60次/分，运动后心室率≤90次/分）（ⅡB，C级）或由房室结消融术导致的起搏器依赖（ⅡA，B级）。在临床实践中，已确定心衰合并房颤患者可接受心脏再同步化治疗，欧洲心脏病协会对于欧洲140所医疗机构的心脏再同步化治疗调查显示，在接受心脏再同步化治疗的患者中，有房颤者的比例为23%[1]。

问题

对于永久性房颤患者，是否应在接受心脏再同步化治疗后常规行房室结消融术？

讨论

为确保心脏再同步化治疗达到最大疗效，关键是需要获得高度的双心室起搏率。已观察到如果在所有心搏中，双心室的起搏百分比≥98%，将进一步降低死亡率，所以必须尽可能使双心室起搏率达到最高的水平[5]。在房颤患者中，即使心室率有轻度增加，对于心脏再同步化治疗的疗效也是巨大的挑战，因为快速且不规则的自身心内传导会干扰起搏。

在同步/除颤动态心衰试验（resynchronization/de-

fibrillation for ambulatory heart failure trial，RAFT）[6]中，对于永久性房颤患者的亚组分析显示，若不能很好地控制心室率，植入双心室起搏自动除颤器患者（CRT-D）的治疗效果不优于植入单纯除颤器心室率控制良好的患者。需要注意的是，在接受CRT治疗的患者中，双心室起搏百分比大于95%的仅有34.3%。理论上，在接受心脏再同步化治疗的房颤患者中，房室结消融术可以使双心室起搏率达到100%。观察数据显示，与CRT术后用药物控制心率的房颤患者相比，行CRT和房室结消融术[4]的患者的左心室功能和功能性容量可达到与窦性心律患者CRT术后相同的水平，并能够显著降低心血管疾病的死亡率及全因死亡率。这些观察结果需要在随机对照研究中进一步确认[2,3]。房室结消融术后，可能出现罕见的起搏器故障。因此，房颤患者植入CRT-D术后，持续地评估心室率控制情况及CRT的疗效很重要，若发现双心室起搏率不足，需考虑房室结消融术。

问题

在评估植入CRT-D术后的房颤患者时，仪器是否能准确量化双心室起搏百分比？

讨论

Kamath及其同事[8]对CRT术后的永久性房颤患者进行了12导联动态心电图检测，结果证实CRT设备计数器会高估双心室起搏百分比。尽管计数器的报告显示双心室起搏达到90%以上，但对于一部分患者，这些"双心室起搏"的心跳中有相当一部分是融合波及假性融合波。因为那些只有低水平的不完全夺获的心跳也被CRT-D记录为患者的有效起搏。所以，必须强调用动态心电图评估夺获数量的重要性，因为设备自身的计数器无法显示无效的双心室起搏。

问题

是否有证据表明在房颤患者中CRT可替代长期右心室起搏及房室结消融术？

讨论

房室结消融术和起搏器植入术是耐药的房颤患者可选的一种治疗方案，可以有效地控制心室率。另一方面，长期右心室起搏继发的左心室收缩延迟和不同步可以导致左心室功能障碍和左心室不良重构。心脏再同步化治疗的优越性是符合生理性起搏的方法，不会导致左心室的不良重构。近期，针对五项随机对照试验(共包含 686 例患者)的荟萃分析[10]对 CRT 是否优于右心室起搏进行了分析。结果显示,与右心室起搏相比,CRT 可显著减少因心衰的住院率,但并未显著影响死亡率。需要进一步研究验证,对于左心室功能正常的患者,CRT 和右室起搏对临床结果影响的区别。

最终诊断

患者有缺血性心肌病导致的心衰,NYHA Ⅲ级,左心室射血分数为 20%,房颤,完全性左束支传导阻滞,QRS 波宽度 160 毫秒,室颤复苏后。

治疗计划

准备为患者植入心脏再同步化治疗心脏自动除颤器(CRT-D)。此外,在发现左心房血栓后,患者应接受三周以上充分的抗凝治疗,并重复经食道超声心动图。若能排除血栓,患者应接受直流电复律以恢复窦性心律,继而接受药物治疗控制心律。随后,治疗将着重于最大化双心室起搏百分比。若未能恢复窦性心律或出现难治性房性心律失常导致 CRT 的传导不足,则需考虑房室结消融术。

介入治疗

患者于 2012 年 5 月 4 日接受 CRT-D 植入术,使用胺碘酮恢复至窦性心律。2012 年 6 月 11 日门诊随访时,CRT 计数器报告双心室起搏百分比为 94%,有短阵房颤。为得到 CRT 的最佳疗效,房室起搏传导时间由 200 毫秒调整至 180 毫秒,感知传导时间由 150 毫秒调整至 130 毫秒。2012 年 9 月 11 日门诊随访时,患者的临床情况达到了可接受的标准,双心室起搏百分比为 97%,未发现房颤,有一些室性异位搏动,无室性心动过速。

结果

2012 年 9 月,患者的心功能达到 NYHA Ⅱ级,无外周水肿,临床症状明显改善。超声心动图显示左心室射血分数升高至 40%,左心室舒张末内径为 59mm,较 CRT-D 植入前有明显改善。

参考文献

1. Dickstein K, Bogale N, Priori S, et al: The european cardiac resynchronization therapy survey, *Eur Heart J* 30:2450-2460, 2009.
2. Ganesan AN, Brooks AG, Roberts-Thomson KC, et al: Role of AV nodal ablation in cardiac resynchronization in patients with coexistent atrial fibrillation and heart failure, *J Am Coll Cardiol* 59:719-726, 2012.
3. Gasparini M, Auricchio A, Metra M, et al: Long-term survival in patients undergoing cardiac resynchronization therapy: the importance of performing atrio-ventricular junction ablation in patients with permanent atrial fibrillation, *Eur Heart J* 29: 1644-1652, 2008.
4. Gasparini M, Auricchio A, Regoli F, et al: Four-year efficacy of cardiac resynchronization therapy on exercise tolerance and disease progression, *J Am Coll Cardiol* 48:734-743, 2006.
5. Hayes DL, Boehmer JP, Day JD, et al: Cardiac resynchronization therapy and relationship of percent biventricular pacing to symptoms and survival, *Heart Rhythm* 8:1469-1475, 2011.
6. Healey JS, Hohnloser SH, Exner DV, et al: Cardiac resynchronization therapy in patients with permanent atrial fibrillation: results from the Resynchronization for Ambulatory Heart Failure Trial (RAFT), *Circ Heart Fail* 5:566-570, 2012.
7. Jensen-Urstad M: Should all patients undergoing atrioventricular junction ablation receive cardiac resynchronization therapy? *Europace* 14:1383-1384, 2012.
8. Kamath GS, Cotiga D, Koneru JN, et al: The utility of 12-lead Holter monitoring in patients with permanent atrial fibrillation for the identification of nonresponders after cadiac resynchronization therapy, *J Am Coll Cardiol* 53:1050-1055, 2009.
9. McMurray JJV, Adamopoulos S, Anker SD, et al: ESC guidelines for the diagnosis and treatment of acute and chronic heart failure 2012, *Eur Heart J* 33:1787-1847, 2012.
10. Stavrakis S, Garabelli P, Reynold DW: Cardiac resynchronization therapy after atrioventricular junction ablation for symptomatic atrial fibrillation: a meta-analysis, *Europace* 14:1490-1497, 2012.

起搏治疗的升级或降级

Beat Andreas Schaer and Christian Sticherling

陈涛 译,孙静平 校

年龄	性别	职业	诊断
79 岁	男	退休	右室起搏导致的射血分数受损

病史

患者于 13 年前接受冠状动脉旁路移植手术(左乳内动脉至前降支和大隐静脉至右冠状动脉远端)。3 个月后,动态心电图检测到Ⅱ度及Ⅲ度房室传导阻滞,但患者因无相关症状,拒绝植入起搏器。

患者于 2002 年 12 月出现呼吸困难(NYHA Ⅱ级)。24 小时心电监护提示患者不仅有高度房室传导阻滞,而且有窦性心动过缓。患者于 2003 年植入双腔起搏器后,无特殊不适,右心室起搏几乎为100%。

2005 年 12 月,因不典型胸痛及呼吸困难加重,行冠状动脉造影。结果提示未见管腔明显狭窄。但是左室射血分数(LVEF)降低至 25%。因此,患者于 2006年 2 月升级为心脏再同步化除颤治疗(CRT-D)。

2007 年 5 月,患者呼吸困难缓解。超声心动图提示 LVEF 正常(73%)。

患者无症状,植入式心律转复除颤器(ICD)记录:除了阵发性心房颤动外,无其他心律失常。2011 年 7月,起搏器电池耗竭。超声心动图显示 LVEF 为 60%,心功能为 NYHA Ⅰ级。VVI 方式起搏,心室率 30bpm。

目前治疗

2003 年患者开始服用:
阿托伐他汀(atorvastatin):10mg,每日
阿司匹林(aspirin)
2006 年开始服用:

雷米普利(ramipril)7.5mg,每日
美托洛尔(metoprolol)50mg,每日两次
托拉塞米(torsemide)10mg,每日
阿托伐他汀(atorvastatin)20mg,每日
阿司匹林(aspirin)
2011 年治疗方案调整为:
雷米普利(Ramipril)7.5mg,每日
美托洛尔(metoprolol)50mg,每日两次
托拉塞米(torsemide)10mg,每日
辛伐他汀(simvastatin)80mg,每日
华法林(warfarin)

目前症状

患者无胸痛、呼吸困难及外周水肿。

体格检查

血压/心率:115/75mmHg,72bpm
身高/体重:181cm/108kg,BMI:33
颈静脉:无怒张
肺:正常
心脏:心音正常
腹部:正常
四肢:无水肿

实验室检查

血红蛋白:原文未提供

血细胞压积:47%

红细胞平均体积:93fl

血小板:219×10³/μl

血清钠:143mmol/L

血清钾:4.1mmol/L

肌酐:98μmol/L

尿素氮:8mmol/L

心电图

发现

心电图显示房室顺序起搏,起搏 QRS 波时限为 168 毫秒,V1 导联正向(图 30-1)。

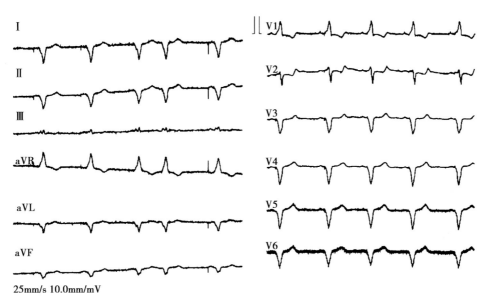

25mm/s 10.0mm/mV

图 30-1 心脏再同步化治疗的 12 导联心电图

超声心动图

发现

超声心动图显示:左室舒张末期容量为 110ml,左室收缩末期容量为 43ml,LVEF 为 60%。左室重量指数为 120g/m²,ΔP 大于潮气量 15mmHg。

临床重点问题与讨论要点

问题

该患者是否可以降级为双心室起搏器(CRT-P)?

讨论

没有指南或是随机研究能够回答此问题,也没有相关的研究可以供参考。心脏专科医生认为"一旦植入心脏转复除颤器(ICD),总是需要 ICD",而该患者考虑降级的原因如下:

1. 如果此患者 LVEF 正常伴有三度房室传导阻滞,可以接受 VDD 或 DDD 起搏器治疗,目前没有数据支持预防性 CRT 起搏器植入。此外,目前没有植入 ICD 的指征。

2. 2011 年的一篇文献[3]对植入 CRT-D 患者的 3 个亚组进行了分析,经过平均 35 个月的随访,一级预防组显示只有 1/46 的患者 LVEF 提高到大于 35%,这些患者经历了超过 1 年的 ICD 治疗(仅有一次为预防心动过速的起搏)。平均随访 43 个月后,22 名患者置换了起搏器。未接受 ICD 治疗的 8 名患者经过平均 27 个月的随访,无人需要植入 ICD。

3. 在不需要 ICD 治疗的患者中,有可能接受不恰当治疗的风险。此种风险约为 8%,接受一级预防的冠心病患者,平均随访 30 个月[4]。即使将 ICD 起搏的心室率阈值程控为>230bpm,仍可能有由于电极折断出现噪音干扰的风险。

问题

该患者植入的 CRT-D 降级至 CRT-P 或 DDD 起搏器是否合适?

讨论

此患者的左室功能障碍和心力衰竭症状很可能是由右室起搏导致心室不同步所致,鉴于此事实,降级为 CRT-P 或 DDD 起搏器不是好的选择。另外,DDD 起搏器与 CRT-P 价格的差异远远小于 CRT-P 与 CRT-D 之间的价格差。

问题

是否考虑减少该患者的心力衰竭治疗用药?

讨论

该患者植入双心室起搏器后,LVEF 及症状得到了明显改善,但其原因目前仍不清楚(例如:双心室起搏、植入 CRT-D 调节了心力衰竭的药物、自然病程、戒酒)。所以,血管紧张素转换酶抑制剂应继续使用。只要患者的体重维持在基线水平,利尿剂的剂量可以减少。没有证据显示 β 受体阻滞剂可以改善 LVEF 正常患者的预后,所以 β 受体阻滞剂可以减量甚至是停用。另一方面,如果患者已经耐受,为什么要改变已经有效的治疗策略?

问题

在做治疗决策前,是否需要做无创负荷测试或冠状动脉造影?

讨论

在非缺血性心肌病患者中,负荷测试不是必须的。该患者有缺血性心肌病,但无心绞痛发作,因为 13 年前他已接受冠状动脉旁路移植术。植入 ICD 后,患者避免了严重缺血或心肌梗死造成的严重事件,即心室颤动。除了治疗危险因素,没有措施能够降低心肌梗死的风险,甚至包括介入治疗。但是,在稳定的冠心病患者中,每年发生心肌梗死的风险(约 1.5%)和心血管死亡风险(约 1%)非常低[2]。为排除由严重缺血导致心室颤动的潜在诱因,心肌灌注显像或负荷超声心动图是首选检查(ⅡA 类,B 等级)[1]。如果实验为阳性,应该做冠状动脉造影,同时治疗狭窄。但是,此治疗策略不应该影响将患者的心脏同步化治疗降级至 CRT-P。

最终诊断

该患者诊断为慢性右室起搏导致的左室功能受损。

诊疗计划

降级为 CRT-P。

干预

降级为 CRT-P 后,左室射血分数恢复,在随访的 65 个月中,未发生心律失常。降级后 12 个月,虽未记录到室性心律失常,但是有心房颤动,建议转复。

预后

此患者的预后良好。

参考文献

1. Fox K, Garcia MA, Ardissino D, et al: Task Force on the Management of Stable Angina Pectoris of the European Society of Cardiology; ESC Committee for Practice Guidelines (CPG). Guidelines on the management of stable angina pectoris: executive summary: The Task Force on the Management of Stable Angina Pectoris of the European Society of Cardiology, *Eur Heart J* 27:1341-1381, 2006.
2. Fox KM: Efficacy of perindopril in reduction of cardiovascular events among patients with stable coronary artery disease: randomised, double-blind, placebo-controlled, multicentre trial (the EUROPA study), *Lancet* 362:782-788, 2003.
3. Schaer BA, Osswald S, Di Valentino M, et al: Close connection between improvement in left ventricular function by cardiac resynchronization therapy and the incidence of arrhythmias in cardiac resynchronization therapy-defibrillator patients, *Eur J Heart Fail* 12:1325-1332, 2010.
4. Schaer B, Sticherling C, Szili-Torok T, et al: Impact of left ventricular ejection fraction for occurrence of ventricular events in defibrillator patients with coronary artery disease, *Europace* 13:1562-1567, 2011.

持续性心房颤动患者经心脏再同步化治疗后转复为窦性心律

Maurizio Gasparini and Luca Poggio

陈涛 译，孙静平 校

年龄	性别	职业	诊断
81 岁	男	退休	缺血性心肌病伴持续性心房颤动

病史

患者 81 岁，合并 2 型糖尿病及高血压心血管危险因素，因劳力性呼吸困难（纽约心功能 Ⅲ 级）和晕厥就诊。为患者做了完全性心源性晕厥的相关评估。心电图提示心房颤动及不完全性左束支传导阻滞。超声心动图提示为扩张型心肌病，左心室射血分数（LVEF）为 25%，合并左心房扩大（前后径 51mm）及二尖瓣中量反流。动态心电图（Holter）提示心房颤动，平均心室率 90 次/分，未见病理性停搏。经药物治疗数月后，无明显效果。因此，为患者植入双心室心律转复除颤器（ICD）（由于该患者为永久性心房颤动，未植入心房电极）。

6 个月后，LVEF 有轻度改善（30%），左心房内径及二尖瓣反流未见明显改善。起搏器程控提示：由于心房颤动心室率较快，有自发性房室传导，双心室起搏率为 82%（图 31-1）。此结果提示双心室起搏不足，为患者进行了房室结射频消融。完全双心室起搏 3 个月后（图 31-2），LVEF 得到进一步改善（从 30% 升至 40%），二尖瓣关闭不全减轻，左心房内径减小。患者临床症状改善（未再发晕厥，纽约心功能 ⅡB 级）。令人惊讶的是，心电图提示此时为窦性心律。引发的问题是，是否需要植入心房电极，升级为房室顺序起搏器。

评论

植入 ICD 后，只有轻度仪器效应，由于双心室起搏率不理想，临床症状未能改善。已知为达到疗效，几

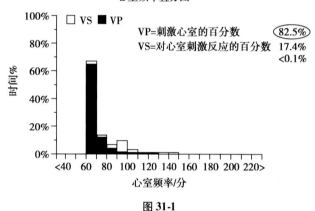

心室频率直方图

图 31-1

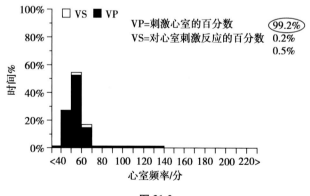

心室频率直方图

图 31-2

乎需要 100% 的双心室起搏率。因此为患者实施了房室结消融，其后获得近似 100% 的双心室起搏率。由起搏导致的左心室良性重构使患者的左心室射血分数及症状均得到改善。心肌收缩力和左心室输出功能的改善导致充盈压降低，降低了心房牵拉及心房压，继而

减小了左心房的内径,这可能是纠正心房颤动的主要原因,也是恢复窦性心律的原因之一。而且再同步化治疗也使二尖瓣反流减轻。

目前用药

> 卡维地洛(carvedilol):9.375mg,每日两次
> 速尿(furosemide):25mg,每日一次
> 华法林(warfarin):5mg(根据国际标准化比值)
> 雷米普利(ramipril):5mg,每日一次
> 地高辛(digoxin):0.125mg,每日一次
> 胺碘酮(amiodarone):200mg,每日一次

评论

患者已接受最佳心衰治疗方案,但由于低血压未能将血管紧张素转换酶抑制剂及β受体阻滞剂调节至最大剂量。患者为永久性房颤,用比索洛尔及地高辛未能很好地控制心室率,因此给予胺碘酮控制心室率,而华法林用于抗凝治疗。

目前症状

经房室结消融后,心功能得到改善达到纽约心功能ⅡB级。然而仍有中等强度劳累相关的呼吸困难。虽然患者已是高龄,但仍从事中等强度的体力活动。

评论

双心室起搏改善了心肌收缩力、逆转了左心室重构并降低了左心室的充盈压。经最佳的药物治疗及房室结消融后,心功能得到改善。但是由于心房颤动导致无心房收缩,恢复窦性心律后,出现房室活动的不同步,这可以解释患者持续存在的症状。

体格检查

> 血压/心率:110/70mmHg/70bpm
> 身高/体重:170cm/75kg
> 颈静脉:正常
> 肺:呼吸音正常,未见心衰体征
> 心脏:心律齐,全收缩期杂音1/6级
> 腹部:正常
> 四肢:温暖

评论

虽然存在心房的不同步,但是得益于双心室起搏,无充血性心衰体征。听诊有二尖瓣反流的杂音。

实验室检查

> 血红蛋白:14.9mg/dl
> 血细胞压积:42.9%
> 红细胞平均体积:96fl
> 血小板计数:$155×10^3/\mu l$
> 血钠:138mmol/L
> 血钾:4.7mmol/L
> 肌酐:1.1mg/dl
> 血尿素氮:18mg/dl

评论

实验室检查基本正常,特别是肾功能及电解质。

心电图

发现

心电图(图31-3)提示心房颤动,平均心室率90次/分,不完全左束支传导阻滞。图31-4提示ICD植入后,心房颤动并双心室起搏,可见自身心房律经房室结下传。图3-15为房室结消融后的心电图:提示完全的双心室起搏。图31-6为房室结消融后3个月的心电图:提示双心室起搏,可见自身窦性节律。图31-7为心房电极植入后的心电图:提示双心室起搏感应心房的激动。

评论

这些心电图记录了从发病到植入三腔起搏器后的演变。

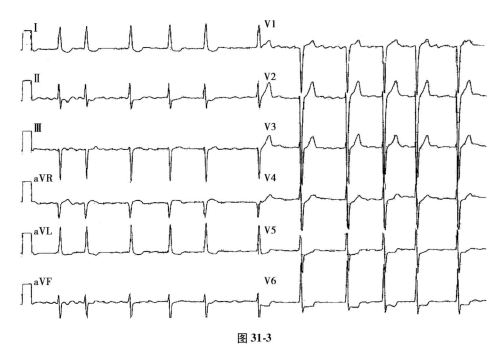

图 31-3

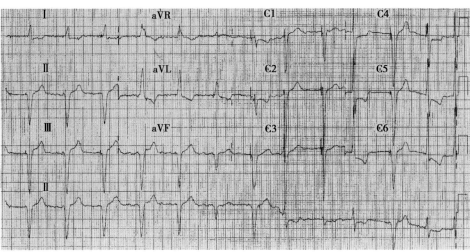

图 31-4

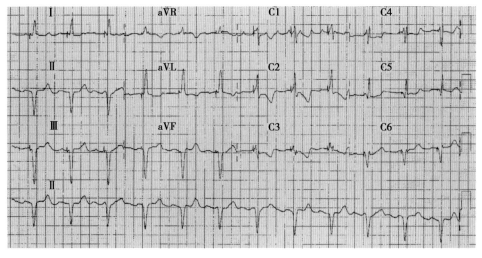

图 31-5

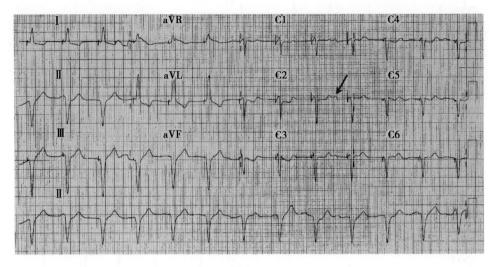

图 31-6

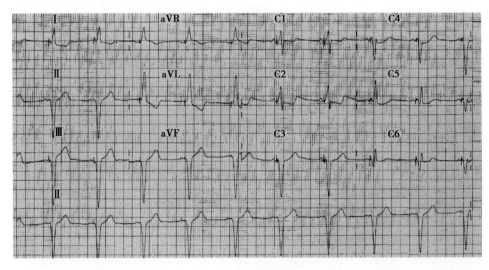

图 31-7

胸片

图 31-8 为心房电极植入后的胸片。

发现

可见植入的心房电极,经过 3 个月的完全双心室起搏后,未见明显充血性心力衰竭征象,无胸腔积液。

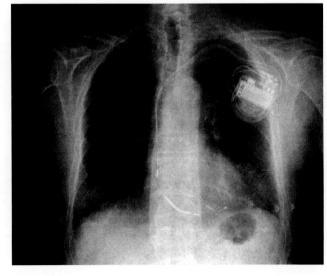

图 31-8

运动试验

ICD 植入前，患者 6 分钟步行试验（6MWT）为 250m。在房室结射频消融后（ICD 植入后 6 个月）为 270m。窦性心律恢复后（房室结射频消融后 3 个月）为 350 米。心房电极植入后 3 个月，步行试验为 400m。

评论

双心室 ICD 植入后，心功能未见改善。房室结消融治疗后，获得 100% 双心室起搏，心功能得到一定改善。在心房电极植入后，心功能得到进一步改善。

超声心动图

发现

超声心动图提示：ICD 植入后 LVEF 为 25%，左心室舒末内径 56mm，左心房内径 51mm，二尖瓣中度反流（2+，射流紧缩径 0.55cm，反流口面积 0.29cm²）。

评论

超声心动图提示左心室收缩功能减退，左心房和左心室扩大，导致继发性二尖瓣反流。

发现

植入 ICD 6 个月后的超声心动图提示：LVEF 为 30%，舒张末内径为 62mm，左心房内径为 50mm，二尖瓣中度反流（2+，射流紧缩径 0.51cm，反流口面积 0.28cm²）。

评论

由于双心室起搏率不足，对心功能改善甚微。

发现

房室结消融术后 3 个月的超声心动图提示：LVEF 为 40%，左心室舒张末期内径为 58mm，左心房内径为 45mm，二尖瓣中量反流（2+，射流紧缩径 0.37cm，反流口面积 0.24cm²）。

评论

房室结消融术后数月，左心房及左心室正性重构导致收缩功能改善，左心房及左心室内径减小，继发性

二尖瓣反流减轻。

发现

左心房电极植入后 6 个月的超声心动图（图 31-9）提示：LVEF 为 50%，左心室舒张末期内径为 55mm，左心房内径为 43mm，二尖瓣轻度反流（1+，射流紧缩径 0.29cm，反流口面积 0.19cm²）。

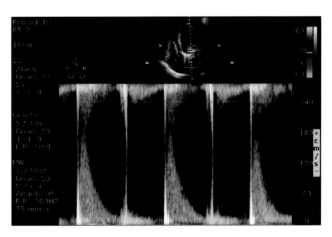

图 31-9

评论

房室活动同步化的恢复使左心室射血分数几乎恢复至正常，左心房及左心室内径仅轻度扩大，二尖瓣反流减轻。

临床重点问题与讨论要点

问题

对于左心室功能障碍及永久型心房颤动的患者，双心室起搏装置是否是（或者应该是）正确的选择？

讨论

大多数评价双心室起搏临床获益的研究是在窦性心律患者中进行的[3]。然而许多 LVEF 降低的患者尽管已接受药物治疗，但仍伴有阵发性或持续性心房颤动而导致的左心房重构。通常房颤患者年龄较大，有更多同发病，同时由于有自身的窦性传导，起搏比例较低。植入双心室起搏装置可改善心肌收缩力及左心室输出量，降低充盈压，减轻继发性二尖瓣反流，这些作用可能导致心房及心室的良性重构甚至逆转[2]。因此可能有降低或增加房性心律失常的可能。在双心室起搏率不足的患者中，应考虑房室结消融术。虽然恢

复窦性心律并不是目标,但显然通过双心室起搏可使许多患者临床获益,左心房及左心室得到良性逆转。因此,双心室起搏是这类患者很好的选择。

问题

在此类患者中,窦性心律的恢复是否可以预期?

讨论

2010 年的一项对有永久性心房颤动心力衰竭患者的研究发现,在接受心脏再同步化治疗(CRT)的患者中,如果左心室舒张末期内径小于 65mm,CRT 起搏 QRS 波窄(小于 150 毫秒),左心房内径小于 50mm,临床可预测房室结消融后可恢复窦性心律[1]。在此例患者中,几项标准均符合很可能恢复为窦性心律。

问题

植入左心房电极是否为正确的选择? 是否达到了预期的效果?

讨论

一旦恢复窦性心律后,患者的心功能改善为纽约心功能ⅡB级,LVEF 中度降低(40%)。考虑恢复正常的房室同步传导是合理的,可使心房规律地充盈心室,避免反流入肺静脉(可能导致肺动脉高压),预期将改善临床症状[1]。虽然患者高龄,但考虑到他以前的体力活动水平,植入心房电极对于此患者的获益将大于风险。

最终诊断

该患者的最终诊断是缺血性心肌病伴永久性心房颤动。左心室功能恢复,临床症状改善,经过房室结射频消融术及充分的双心室起搏后,恢复窦性心律。

诊疗计划

为进一步改善患者的症状,植入左心房电极。

介入治疗

植入左心房电极。

结果

起搏器升级 6 个月后,患者的心功能为纽约Ⅰ级。LVEF 恢复至 50%,同时扩大的左心房及左心室改善,二尖瓣反流减轻。

发现

治疗后临床症状及起搏器参数均得到改善。

诊断

为房室顺序型起搏,房室同步性得到恢复,患者的心功能接近正常。

参考文献

1. Gasparini M, Steinberg JS, Arshad A, et al: Resumption of sinus rhythm in patients with heart failure and permanent atrial fibrillation undergoing cardiac resynchronization therapy: a longitudinal observational study, *Eur Heart J* 31:976-983, 2010.
2. Kies P, Leclercq C, Bleeker GB, et al: Cardiac resynchronisation therapy in chronic atrial fibrillation: impact on left atrial size and reversal to sinus rhythm, *Heart* 92:490-494, 2006.
3. Vardas PE, Auricchio A, Blanc JJ, et al: European Society of Cardiology. Guidelines for cardiac pacing and cardiac resynchronization therapy: The Task Force for Cardiac Pacing and Cardiac Resynchronization Therapy of the European Society of Cardiology. Developed in Collaboration with the European Heart Rhythm Association, *Eur Heart J* 28:2256-2295, 2007.

心脏再同步化治疗并发症的处理

病例 32

植入心脏再同步化治疗设置过程中导丝断裂的处理

Marta Acena, François Regoli, Matteo Santamaria, and Angelo Auricchio

孙静平 译

年龄	性别	职业	诊断
65 岁	男性	前银行家,退休 2 年	植入心脏再同步化治疗设置过程中导丝断裂

病史

患者为 65 岁的男性,诊断为缺血性扩张型心肌病,冠状动脉的前室间隔支已植入支架,之后又接受了冠状动脉搭桥手术。为了心脏性猝死的一级预防,患者于 4 年前植入双腔心律转复除颤器(ICD)。当时的心电图(ECG)呈不完全性左束支传导阻滞(LBBB),QRS 时限小于 120 毫秒。后来患者因为急性失代偿性心力衰竭住院。在过去的 6 个月中,尽管患者已接受最佳的药物治疗,但仍感到身体功能逐渐下降(目前为纽约心脏协会 NYHA Ⅲ级)。

评估

因冠心病和心室传导延迟(体表心电图显示左束支传导阻滞),患者的临床情况进行性恶化。

目前用药

托拉塞米(torasemide):10mg,每日
比索洛尔(bisoprolol):5mg,每日
安体舒通(spironolactone):25mg,每日
依那普利(enalapril):10mg,每日两次
阿司匹林(aspirin):100mg,每日
胰岛素(insulin)

目前症状

患者在休息时也感到呼吸困难、端坐呼吸和下肢水肿。

体格检查

BP/HR:107/60mmHg/77bpm
身高/体重:175cm/72kg
颈静脉:颈静脉怒张
肺/胸:肺部有捻发音
心脏:心音规律,无杂音
腹部:软,无压痛
四肢:下肢水肿

实验室数据

血红蛋白:12.8g/dl
血细胞比容:38%
血小板计数:$320×10^3/\mu l$
钠:136mmol/L
钾:3.8mmol/L
肌酐:121mmol/L

心电图

发现

心电图显示:窦性心律,心率为 76bpm,PR 间期为 190 毫秒,完全性左束支传导阻滞(LBBB),QRS 间期为 136 毫秒(图 32-1)。

185

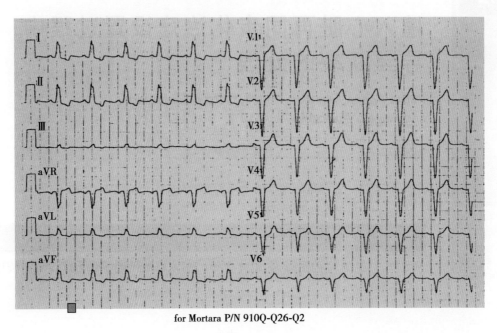

for Mortara P/N 910Q-Q26-Q2

图 32-1

超声心动图

结果

超声心动图显示：左心室扩张（舒张末期容积为210ml），射血分数严重降低（18%）；二尖瓣和三尖瓣中度关闭不全；二尖瓣血流形态为限制性充盈；左心房扩张（59mm）；中度肺动脉高压（60mmHg）；右心室大小和功能正常。

心导管

冠状动脉造影显示三支血管病变，所有移植的冠状动脉旁路均开通（冠状动脉前室间隔的左乳内动脉，右冠状动脉的右乳内动脉和左旋支移植的双静脉）。

临床重点问题与讨论要点

问题

对患者心力衰竭的下一步治疗是什么？

讨论

患者已经有了治疗室性心律失常的双腔植入式心律转复除颤器（ICD），应升级到心脏再同步化治疗的

双心室起搏装置。患者心脏的日-夜变异的变时功能正常，QRS 宽度为 136 毫秒，有左束支传导阻滞。许多重要的多中心研究，如慢性心力衰竭患者的药物治疗、起搏和除颤比较研究（COMPANION）[1]和心力衰竭的再同步化的研究（CARE-HF）已经证明，在 QRS 波群时间为 ≥120 毫秒，有左束支传导阻和射血分数 ≤35% 的心力衰竭患者中，心脏再同步化（CRT）的效益[2]。上述一致性的结果已总结于欧洲心脏病学会指南（2013）[3]：左束支传导阻且 QRS 波群时间为 120～150 毫秒是心脏再同步化治疗的 I 级适应证，本例患者符合上述条件。

问题

左心起搏的目标部位应该在近心尖位置、中静脉还是基底部？

讨论

中静脉或者基底位置是最好的选择。在患者随机接受 CRT 除颤器植入的多中心自动除颤器植入和心脏再同步化治疗（MADIT-CRT）研究中，左心室电极的部位对结局的影响研究报告表明，左心室电极放在心尖与不利的结果相关，应避免将左心室电极放在心尖。

介入治疗

除去自动除颤器（ICD）后，将 9-法式导引导管放入左锁骨下静脉。然后，将 8-法式预成型导管（CPS

DirectTM SL II Slittable Outer Guide Catheterwith Integrated Valve, St. Jude Medical, St. Paul, Minn.)插入冠状窦。然而,因为冠状窦瓣的阻碍,血管造影仅能看到部分冠状静脉,不能看到冠状窦的远端。可见到大而长的后外侧静脉,与冠状窦成锐角发出,其第二个曲度为90°(图32-2)。

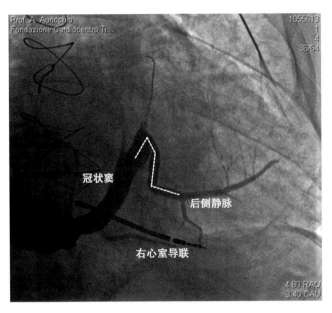

图 32-2

预成型的内导管(CPS Aim SL SlittableInner Catheter with Integrated Valve, St. Jude Medical)通过一个 0. 30-inch Terumo 导丝(Somerset, NJ)支撑,以 90 度的角度进入导引导管,同时轻轻地送进冠状静脉窦,成功

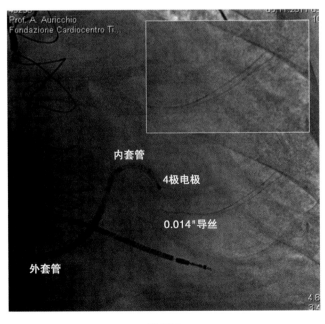

图 32-3

地到达冠状静脉窦分支静脉。然后,将 0.014 英寸亲水性硬导丝(Whisper ES, Abbott, AbbottPark, Ill.)放入远端的冠状静脉,但在相同的冠状静脉内打圈(图32-3)。此时选择额外的支撑导丝来拉伸弯曲的静脉,并为左心室起搏电极提供支撑。

四极型电极(Quartet, St. JudeMedical)可提供良好的机械稳定性,并为选择最合适的起搏电极,提供了很大的灵活性。此预成型导联可良好地适应静脉的迂曲和内径;导联的尖端被放置在静脉的远端。对每个电极进行测试,只有最远端的电极起搏刺激膈神经。

在回撤导丝的动作中,其远端部分(约 4cm)突然断开(图 32-4),而断开的近端进入冠状窦主体的腔内(图 32-5)。

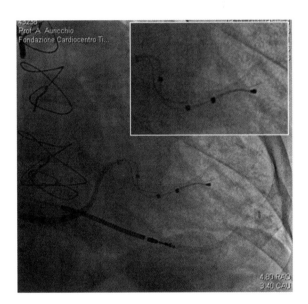

图 32-4

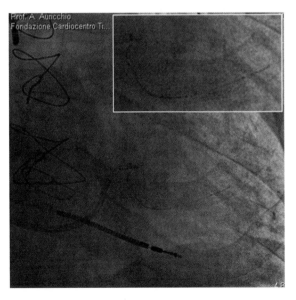

图 32-5

问题

下一步是将导丝的断端留在静脉系统内还是试着将断端取出？

讨论

导丝的断端可能导致冠状静脉穿孔，由于导丝是由导电材料制成，预期可能会干扰感知或起搏。有几种工具可用于去除心血管系统内的异物。计划收回导丝。为取出心血管系统中异物专门设计了一种血管内系统装置（Micro EliteSnare，Radius Medical Technologies，Aston，Mass.）（图 32-6）。超小外形（0.014 英寸）可通过导管送入，不需要更换，减少对患者的创伤，节约宝贵的操作时间。设计的扭矩大带来更大的可控制和操作性，能更好地送入远端目标，平滑的螺旋线图混合优势，整体轮廓较小，与直角环相比可到达距离更长的远端。此外，此装置有不透射线的特性，可以清楚看到装置的捕获区域和鞘的位置。

将圈套器送到断裂导丝的远端（图 32-7），回撤到断开导丝的周围（图 32-8）。然后，圈套与捕获断开的导丝片段，小心地拉入导引导管（图 32-9）并成功移

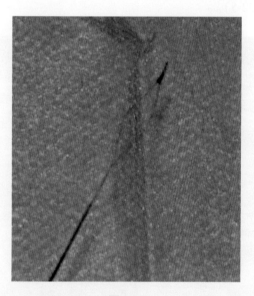

图 32-6

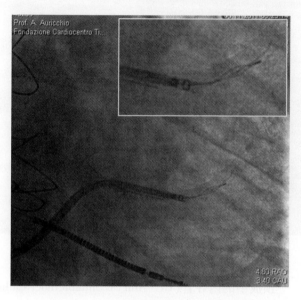

图 32-8

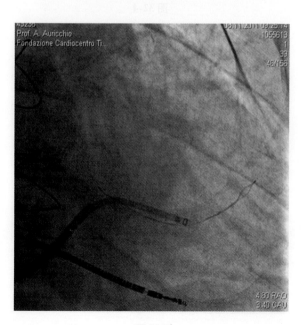

图 32-7

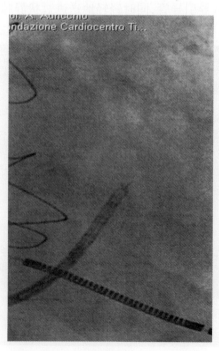

图 32-9

除。送入一个新的引导线,植入四极永久起搏电极(图 32-10)。胸片显示每个电极的位置,没有气胸(图 32-11 和图 32-12)。

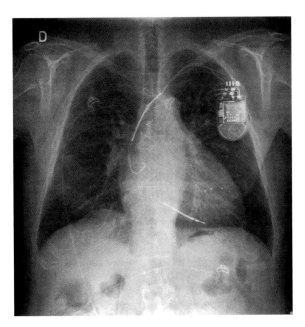

图 32-10

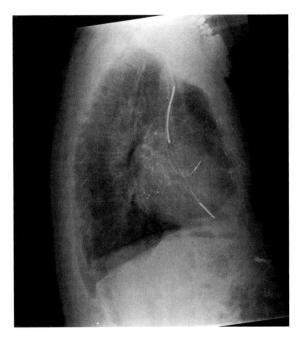

图 32-12

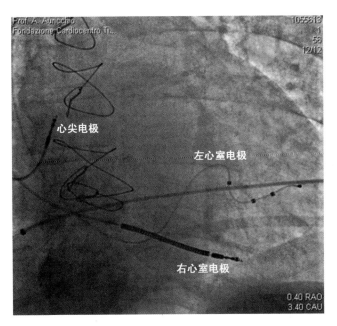

图 32-11

结果

　　患者于植入装置后一个月随访:感知、起搏和阻抗参数在正常范围内,双心室刺激的比例为 98%。手术伤口愈合良好,没有感染的迹象。患者的临床情况显著改善,心功能为 NYHA Ⅱ级。

评论

　　避免导丝在同一静脉内形成圈以降低扭曲或断裂的风险。

参考文献

1. Bristow M, Saxon L, Boehmer J, et al: for the Comparison of Medical Therapy, Pacing and Defibrillation in Heart Failure (COMPANION). Cardiac resynchronization therapy with or without an implantable defibrillator in advanced chronic heart failure, *New Engl J Med* 350:2140-2150, 2004.
2. Cleland J, Daubert J, Erdmann E, et al: for the CARE-HF study investigators. Longer-term effects of cardiac resynchronization therapy on mortality in heart failure [the Cardiac REsynchronization-Heart Failure (CARE-HF) trial extension phase], *Eur Heart J* 27:1928-1932, 2006.
3. Brignole M, Auricchio A, Baron-Esquivias G, et al: 2013 ESC guidelines on cardiac pacing and cardiac resynchronization therapy, *Europace* 15(8):1070-1118, 2013.
4. Moss A, Hall W, Cannom D, et al: Cardiac-resynchronization therapy for the prevention of heart-failure events, *N Engl J Med* 361:1329-1338, 2009.

刺激膈肌的疑难病例

Bernard Thibault and Paul Khairy

孙静平 译

年龄	性别	职业	诊断
70 岁	女	退休	植入心脏再同步化治疗装置后膈肌受刺激

病史

患者为 70 岁的女性,患非缺血性心肌病,有纽约心脏协会(NYHA)Ⅲ级心力衰竭的症状、左室射血分数(LVEF)为 22%,左心室舒张末期内径为 72mm,QRS 波时间为 170 毫秒,为左束支传导阻滞图形(图33-1),被转入我院考虑植入心脏再同步化治疗除颤器(CRT-D)。

患者同时患有高血压、2 型糖尿病、血脂异常、肥胖,服用胺碘酮控制阵发性心房颤动。检查显示有中度弥漫性冠状动脉疾病(狭窄<40%),6 分钟步行试验距离为 342 米,最大摄氧量为 13.2ml/(kg·min)。

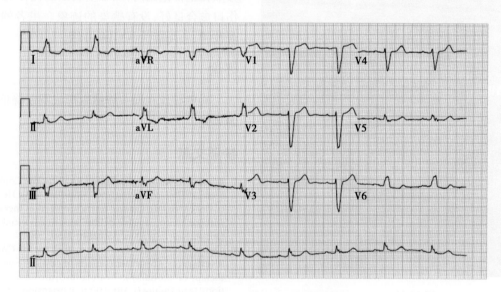

图 33-1 心电图显示有左束支传导阻滞图形

目前用药

患者接受的最佳药物治疗包括:
卡维地洛(carvedilol):6.25mg,每日两次
福辛普利(fusinopril):20mg,每日

速尿(furomide):60mg,每日
螺内酯(spironolactone):25mg,每日
胺碘酮(amiodarone):200mg,每日
阿司匹林(acetylsalicylic acid):80mg,每日
华法林(warfarin):剂量调整为 INR 2.0~3.0

第一次介入治疗

植入 CRT-D 装置的过程顺利。然而因为肥胖,血管造影质量很差,从而无指导意义。患者因有潜在肾功能不全(肾小球滤过率≤40ml/min)而不能重复给造影剂。三个冠状静脉窦的分支是盲定的。前、后支有间隔支。双极左心室导线(1056K,St. Jude Medical,St. Paul,Minn.)被放置在长而大的中侧支。虽然起搏输出高达 10V,但已证实没有刺激膈神经。左室起搏阈值在远端电极为 3.4V,近端环为 2.2V,右心室线圈作为阳极。

结果

第二天早上,患者报告有与膈肌刺激相一致的症状。经检查,左心室起搏的最好阈值为 3.75V(近端环的右室起搏电极线圈),电压降至 3.25V 时,两个电极均刺激膈神经。不可能确定低于刺激膈神经阈值的左心室起搏阈值。胸片显示起搏导联的定位似乎很好。

第二次介入治疗

为纠正这种情况,进行第二次干预。不能确定其他可用的冠状静脉窦分支。前支太小,室间隔支太远,近端后支(心中静脉)被认为不合适。一根新的 1056k 左心室导线植入同一静脉分支。只有在深吸气时,两个电极才会刺激膈神经。在非常近的位置,此问题不太明显。电极没有卡到位,希望其螺旋的设计能确保其稳定性。

结果

次日,经检查,CRT 的系统运行良好。然而,1 个月后,患者左心室导线脱落入冠状窦体的前方。考虑植入心外膜电极,与患者讨论后被拒绝。5 年后,她仍然有心力衰竭 NYHA Ⅲ级的症状,在 8 个月内因心力衰竭四次住院。她的左心室收缩功能保持稳定(LVEF 为 20%;左心室舒张末期内径为 70mm)。但她发生了完全性房室传导阻滞,必须依赖右心室起搏。

两个月前,患者出现了复发性晕厥前的症状。经检查证实,是由于 Riata 电极失效而导致间歇性心室过度感知(图 33-2)。左心室电极仍然无效。加之心房电极的阈值高,P 波约为 1.0mV。

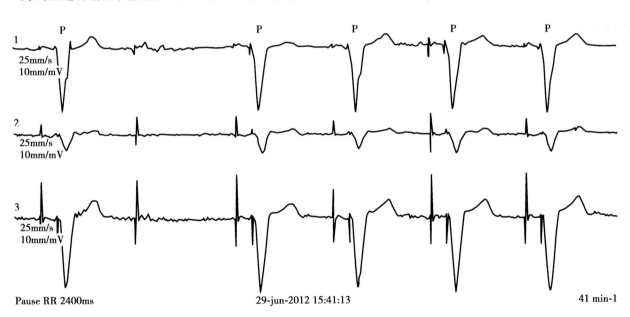

图 33-2 由于 Riata 电极(St. Jude Medical)失效导致间歇性心室过度感知

第三次介入治疗

用简单牵引的方法取出三根导线,随后立即植入备用的临时起搏器并植入三根心导线,包括插入冠状静脉窦同一个侧分支的左心室四电极新导线(Quartet,St. Jude Medical)(图 33-3)。三个近端的电极刺激膈神经(下降到 3.5V),远端电极不刺激膈神经。

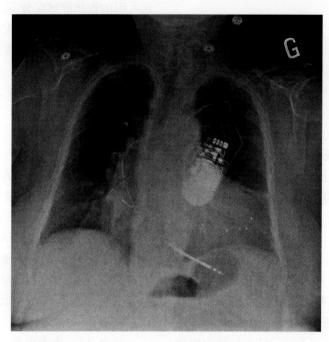

图 33-3　后前位胸片显示:三个植入导联的位置和插入
冠状静脉窦侧分支的左心室四电极新导线(Quartet,
St. Jude Medical)

结果

在随访的 12 个月期间,尽管 LVEF 没有改善,但
患者没有因心力衰竭住院。心电图(图 33-4)显示双

心室起搏有效。经检测,左心室远侧电极的起搏阈值
为 2.25V。当起搏阈值高达 7.5V 时,也没有刺激膈
神经。其他三个电极的左心室起搏阈值要么过高(P4
环,>4.0V)要么高于刺激膈神经的阈值(M2 和 M3)。

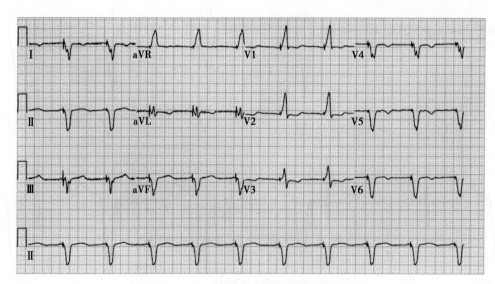

图 33-4　心电图显示:患者的双心室起搏有效

讨论要点

在接受心脏再同步化治疗的患者中,有 20% ~
30% 的起搏可导致膈肌收缩[1-3]。不幸的是,这种情

况不总是在植入的过程中出现,而有时是在植入后
的数小时或数天才发生。在大多数情况下,可以通
过重新编程起搏配置或起搏输出解决,也可两者均
采用。有少数患者只能选择再次介入或停止左心室
起搏[4,6]。

再次介入有几项选择。目前,新的四极左心室导线是有吸引力的解决方案,它为程控提供更大的灵活性[5,10,11]。此案例表明,当标准双极左室导线不能提供有效的同步起搏时,可考虑用四极导线[9]。其他选项包括植入双极主动固定于冠状静脉窦近端的导线[例如,右心室导线或 Attain Starfix 左心室导线(Medtronic,Minneapolis,Minn.)]。然而,此选择可能使未来的取出复杂化[7]。最后,可用的方法是经穿刺通过室间隔,将左心室导线植入心内膜,或通过外科手术将左心室导线植入心外膜。REPLACE 研究结果显示,重新安置 CRT 系统过程中,有导致系统感染的风险,选择方案时,不可忽略[8]。此例患者第二次介入的最初尝试失败。6 年后,由于右心室导联功能不全,需要再次干预时,才完全更换全系统。

参考文献

1. Biffi M, Boriani G: Phrenic stimulation management in CRT patients: are we there yet? *Curr Opin Cardiol* 26:12-16, 2011.
2. Biffi M, Exner DV, Crossley GH, et al: Occurrence of phrenic nerve stimulation in cardiac resynchronization therapy patients: the role of left ventricular lead type and placement site, *Europace* 15:77-82, 2013.
3. Biffi M, Moschini C, Bertini M, et al: Phrenic stimulation: a challenge for cardiac resynchronization therapy, *Circ Arrhythm Electrophysiol* 2:402-410, 2009.
4. Champagne J, Healey JS, Krahn AD, et al: The effect of electronic repositioning on left ventricular pacing and phrenic nerve stimulation, *Europace* 13:409-415, 2011.
5. Forleo GB, Mantica M, Di Biase L, et al: Clinical and procedural outcome of patients implanted with a quadripolar left ventricular lead: early results of a prospective multicenter study, *Heart Rhythm* 11:1822-1828, 2012.
6. Klein N, Klein M, Weglage H, et al: Clinical efficacy of left ventricular pacing vector programmability in cardiac resynchronization therapy defibrillator patients for management of phrenic nerve stimulation and/or elevated left ventricular pacing thresholds: insights from the efface phrenic stim study, *Europace* 14:826-832, 2012.
7. Maytin M, Carrillo RG, Baltodano P, et al: Multicenter experience with transvenous lead extraction of active fixation coronary sinus leads, *Pacing Clin Electrophysiol* 35:641-647, 2012.
8. Poole JE, Gleva MJ, Mela T, et al: Complication rates associated with pacemaker or implantable cardioverter-defibrillator generator replacements and upgrade procedures: results from the replace registry, *Circulation* 122:1553-1561, 2010.
9. Shetty AK, Duckett SG, Bostock J, et al: Use of a quadripolar left ventricular lead to achieve successful implantation in patients with previous failed attempts at cardiac resynchronization therapy, *Europace* 13:992-996, 2011.
10. Sperzel J, Danschel W, Gutleben KJ, et al: First prospective, multi-centre clinical experience with a novel left ventricular quadripolar lead, *Europace* 14:365-372, 2012.
11. Thibault B, Karst E, Ryu K, et al: Pacing electrode selection in a quadripolar left heart lead determines presence or absence of phrenic nerve stimulation, *Europace* 12:751-753, 2010.

用 Starfix4195 冠状静脉导管取出双心室除颤器

John Rickard and Bruce L. Wilkoff

孙静平 译

年龄	性别	职业	诊断
58 岁	男	退休	心脏再同步治疗除颤器系统感染

病史

患者 58 岁，男性，缺血性心肌病，射血分数为 20%，于 1993 年接受冠状动脉搭桥手术。2007 年 10 月 25 日，为一级预防而安置双心室除颤器（Medtronic Concerto；Guidant0185 RV ICD lead；Attain Starfix 4195 coronary venouslead）。有左心室血栓和持续性房颤。因畏寒、发烧入院，近 2 个月劳力性呼吸困难加重。入院时血培养阳性，为耐甲氧西林金黄色葡萄球菌（MRSA）。经食管超声心动图显示：植入心脏除颤器（ICD）导线上有赘生物。将患者转诊到可进行完整系统取出的中心。

评论

心脏植入式电子装置（CIED）感染的特征性表现有局部热、红、肿胀、水肿、疼痛或从起搏器囊袋处有分泌物；同时在起搏器、起搏器囊袋、血液或导联处的培养结果为阳性。与起搏装置相关的心内膜炎被定义为经超声心动图证实在导联或心脏瓣膜上有赘生物。与起搏设置感染有关的治疗包括：及时取出起搏设置和所有导线及长期使用抗生素。只有可启动应急心脏手术并有取出心脏植入式电子装置经验的医生及设施的中心才可进行起搏系统的取出手术。

目前用药

万古霉素（vancomycin）：1g 静脉注射，每日两次
肝素（heparin）：根据滴定流量图定量

卡维地洛（carvedilol）：6.25mg，每日两次
赖诺普利（lisinopril）：2.5mg，每日一次
奥美拉唑（omeprazole）：20mg，每日一次
阿托伐他汀（atorvastatin）：20mg，每日睡前口服
阿司匹林（aspirin）：81mg，每日一次

评论

万古霉素是治疗耐甲氧西林金黄色葡萄球菌（MRSA）相关血流感染的一线用药。60% ~80% 的心脏植入式电子装置（CIED）感染的病原菌为葡萄球菌属。此种感染的抗菌治疗的最佳持续时间尚不清楚。感染的 CIED 系统装置取出后，静脉注射抗菌药物至少持续 2 周。但对于血培养阳性或有赘生物的患者，通常建议注射抗菌药物 4 ~6 周。在计划取出感染的 CIED 系统装置的前一天晚上停用肝素。

目前症状

患者有疲劳、乏力、气短、恶心。

评论

心脏植入式电子装置（CIED）感染的患者经常没有发烧和发冷。

体格检查

血压/心率：95/62mmHg/87bpm
身高/体重：175.25cm/73kg
颈静脉：颈静脉扩张在 45 度时为 9cm

肺/胸部:双肺清晰,左侧基底部叩诊呈浊音;除颤器囊袋在左侧,胸部的瘢痕愈合良好,无红斑或分泌物

心脏:心率和心律正常;第一心音(S1)和第二心音(S2)正常;P2 不明显;没有第三心音(S3)和第四心音(S4);无右心室抬举性搏动

腹部:腹软,无压痛与腹胀;没有明显的腹水;无肝搏动;中线手术切口在脐的附近

四肢:2+双侧凹陷性水肿至膝盖

评论

在所有被认为有心脏植入式电子设备感染的患者,应仔细检查起搏器袋是否有红肿、波动感、渗出。然而,即使无这些迹象,也不能排除心脏植入式电子设备感染。

实验室数据

血红蛋白:10.7g/dl

血细胞比容:33.4%

红细胞平均体积:76.6fl

血小板计数:235×10³/μl

钠:133mmol/L

钾:3.8mmol/L

肌酐:1.0mmol/L

血尿素氮:21mmol/L

评论

患者的白细胞计数在正常范围内。许多心脏植入式电子装置(CIED)感染的患者没有显著的白细胞增多。

心电图

结果

起搏装置取出前的心电图显示:房颤,双心室起搏节律和偶发室性早搏(图 34-1)。

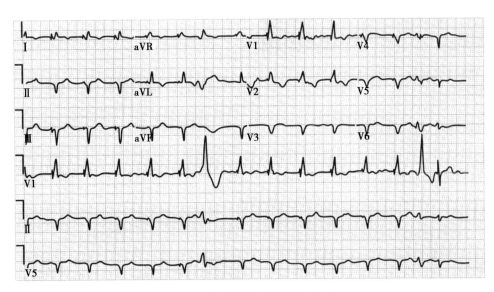

图 34-1　起搏装置取出前的心电图

胸片

结果

便携式胸部 X 线显示:美敦力 4195 Starfix 冠状窦电极在心室的中部(图 34-2)。

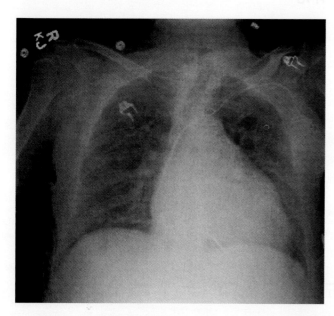

图 34-2 便携式胸部 X 线显示:美敦力 4195 Starfix 冠状窦电极在心室的中部

超声心动图

结果

经食管超声心动图显示:右心室起搏导线上在跨越三尖瓣的部位有赘生物(图 34-3)。射血分数为 20%。在右心室导线跨越三尖瓣部位处有一个 1.8cm ×0.8cm 的可移动的超声回声。

评论

赘生物的大小对取出心脏起搏除颤器的过程具有重要的意义。对于有较大赘生物的患者(>23cm),为避免败血性肺栓塞的风险,有些医生会选择外科手术。我们医院曾取出过大于 3cm 的赘生物。决定是否用经导管取出有大赘生物的导线需要对患者的并发症进行彻底的评估。仔细平衡两种方法的风险、时间及预期再植入计划的途径。此患者的赘生物(1.8cm)在进行经皮取出的合理范围内。

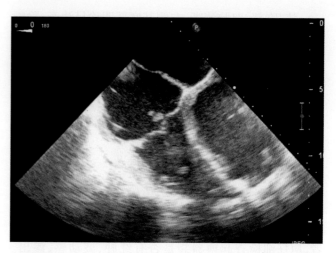

图 34-3 在心脏起搏除颤器跨越三尖瓣部位处右心室导线上有赘生物

临床重点问题与讨论要点

问题

如何诊断和治疗心脏植入式电子装置(CIED)感染的患者?

讨论

植入式心脏起搏器(CIED)感染的患者往往在起搏器部位出现局部的炎症性改变,偶尔伴有皮肤糜烂。然而,感染的表现不一样,如本文的患者。有些患者开始只是因模糊的系统性症状,如因疲劳、厌食或功能减退寻求治疗。通常在开始用抗生素前,应获得两组血培养。由金黄色葡萄球菌引起的菌血症,尤其会增加植入式心脏起搏器感染的可能性。通常,经胸超声心动图是寻找导线或瓣膜感染最初的影像学研究。由于经胸超声心动图检查赘生物的敏感性和特异性低。检测结果为阴性并不能排除有赘生物。经食道超声心动图在检测导联和瓣膜赘生物方面比经胸超声心动图更敏感。即使经胸超声心动图已显示附着在导线上的肿块,患者也是用经食道超声心动图排除左心瓣膜受累的指征。一旦诊断为植入式心脏起搏器 CIED 感染,必须及时地拆除系统所有的组件,然后是长期应用抗生素的过程[1,5]。

问题

拆除非活动固定冠状静脉起搏导线的挑战是什么?

讨论

由于冠状静脉系统的血管壁薄,取出冠状静脉内的导线似乎会造成很大风险[2]。在小动物的研究中发现冠状静脉内导线取出后,心包积血发病率高。然而,没有研究证实在人类取出冠状静脉内导线的并发症发生率变高。Bongiorni 和他的同事[3]报道了一项37 例经皮取出冠状静脉内导线患者的研究。研究中植入导线的时限是 19.5±16.5 个月。所有的导线都被成功地取出,其中 27 例仅用简单的牵引方式取出,其余的 10 例需机械扩张。冠状静脉导线粘连最常见的部位是在锁骨下静脉(60%)。在我院的 173 例患者中,仅用简单的牵引方法成功地取出的冠状静脉导线共占 76.9%,其余的导线需要使用激光功率鞘。有3.5% 在冠状窦内的导线需要干预(手动切除或激光动力清扫)。主要并发症少见,发生在 1.2% 的患者中,轻并发症的发生率为 7.5%。Mayo Clinic 报告的114 例患者中,91.2% 的冠状静脉导线使用简单的牵引方法取出;[9]有 7.2% 的患者发生轻并发症,1.6%的患者发生重并发症。考虑到冠状窦壁薄的性质,在疑难案件中,应避免用冠状窦解剖鞘,应由有经验的专科医生在选定的患者中进行手术。总的来说,已证明传统的取出固定的冠状静脉导线是安全有效的方法,并发症发生率较低[4,6-9]。

问题

取出美敦力 Starfix 4195 主动固定冠状静脉起搏导线涉及的技术挑战是什么?

讨论

2008 年 6 月,美敦力 Starfix 4195 主动固定冠状静脉起搏导线经美国食品和药物管理局批准成为第一个主动固定的冠状静脉导管。主动固定的机械结构是由三个聚氨酯瓣组成,通过围绕导线导管送入。导管内径的范围从 5 ~ 24 French。实际上,早期它有固定和消除固定的功能。但是随着时间的推移,纤维组织长入导线与冠状静脉之间,消除固定的功能消失。提取Starfix 4195 主动固定冠状静脉起搏导线非常具有挑战性。不像提取传统冠状静脉导管的病例,为提取冠状静脉的 Starfix 导线,需要用提取鞘,大约 40% 的情况下,提取鞘需进入冠状窦分支的远端。而且纤维化发生率高,所以应将需取出 Starfix 4195 主动固定冠状静脉起搏导线的患者转入曾为大量患者取出导线的有经验的中心。

问题

取出双心室起搏冠状静脉导线后,需再植入导线的挑战是什么?

讨论

取出双心室起搏冠状静脉导线后,再植入冠状静脉导线的成功率为 80% ~ 85%,略低于取出的成功率。较低的成功率很可能是因为增加了右心操作的困难(大多数再植入)。此外,大多数操作者右心再植入的经验较少。有 50% 患者的原冠状静脉分支可能闭塞。因此,可能很难进入唯一可用的目标静脉分支。

最后诊断

该患者的最终诊断为双心室起搏系统相关的感染性心内膜炎。

治疗计划

此患者的治疗计划是完全取出双心室起搏系统。

介入治疗

在全身麻醉下,右桡动脉和右股动脉分别插入静脉鞘以便血流动力学监测和建立血管通路。为完全取出双心室起搏系统,在左锁骨下做切口。起搏器囊袋被严重感染,有化脓性物质。清创整个纤维囊和所有被感染的软组织。将起搏器囊袋的深部组织送做培养。用 LLD-EZ 锁定探针(Spectranetics, Colorado Springs, Colo.)准备起搏导线。如果不取出螺旋螺丝,扭矩可以使感染传到导线的尖端。手动拧开螺旋螺丝,用简单的牵引将双心室起搏系统的导线从心肌中取出。然后用 LLD-EZ 锁定探针(Spectranetics, Colorado Springs, Colo.)准备起搏导线。试图解开固定的导线。经过长时间的努力,无法解开。幸运的是,应用轻轻牵引的方法将导线撤回到无名静脉并停留在此处。用一根 14French 的激光鞘进入到导线的前端,导线被成功地取出。检查导管发现导线上有纤维与静脉相连(图 34-4)。起搏器囊袋被清洗和缝合。患者接受了一个疗程的万古霉素。

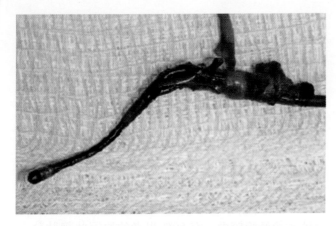

图 34-4　纤维组织长入 Starfix 导线，使冠状静脉导线不能取出

结果

起搏系统取出后，经 10 天的抗生素治疗，多次血液培养阴性，在患者胸部的右侧准备再植入。将一根美敦力 4193 导线放入冠状窦的侧支。患者出院回家接受 4 周的抗生素治疗。

发现

再植入时的静脉造影证明取出导线的冠状窦的高侧静脉不透明，提示此静脉已完全闭塞（图 34-5）。

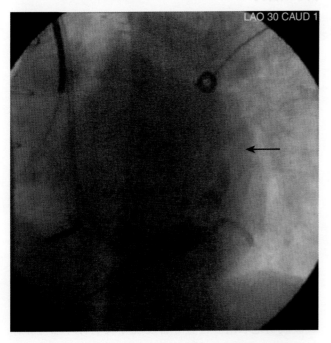

图 34-5　取出 Starfix 导线的冠状窦的侧静脉已闭塞

评论

鉴于纤维组织长入 Starfix 导线，取出时易造成冠状静脉系统的创伤。虽然缺乏数据，但在再置入时，原始血管的闭塞率很可能是显著高于传统非主动固定性冠状静脉导线。

参考文献

1. Baddour LM, Epstein AE, Erickson CC, et al: Update on cardiovascular implantable electronic device infections and their management: a scientific statement from the American Heart Association, *Circulation* 3:458-477, 2010.
2. Baranowski B, Yerkey M, Dresing T, et al: Fibrotic tissue growth into the extendable lobes of an active fixation coronary sinus lead can complicate extraction, *Pacing Clin Electrophysiol* 7:e64-e65, 2011.
3. Bongiorni MG, Zucchelli G, Soldati E, et al: Usefulness of mechanical transvenous dilation and location of areas of adherence in patients undergoing coronary sinus lead extraction, *Europace* 1:69-73, 2007.
4. Burke MC, Morton J, Lin AC, et al: Implications and outcome of permanent coronary sinus lead extraction and reimplantation, *J Cardiovasc Electrophysiol* 8:830-837, 2005.
5. Chua JD, Wilkoff BL, Lee I, et al: Dagnosis and management of infections involving implantable electrophysiologic cardiac devices, *Ann Intern Med* 8:604-648, 2000.
6. Maytin M, Carrillo RG, Baltodano P, et al: Multicenter experience with transvenous lead extraction of active fixation coronary sinus leads, *Pacing Clin Electrophysiol* 6:641-647, 2012.
7. Rickard J, Tarakji K, Cronin E, et al: Cardiac venous left ventricular lead removal and reimplantation following device infection: a large single-center experience, *J Cardiovasc Electrophysiol* 23:1213-1216, 2012.
8. Rickard J, Wilkoff BL: Extraction of implantable cardiac electronic devices, *Curr Cardiol Rep* 13:407-414, 2011.
9. Sheldon S, Friedman PA, Hayes DL, et al: Outcomes and predictors of difficulty with coronary sinus lead removal, *J Interv Card Electrophysiol* 35:93-100, 2012.
10. Wilkoff BL, Love CJ, Byrd CL, et al: Transvenous lead extraction: Heart Rhythm Society expert consensus on facilities, training, indications, and patient management, *Heart Rhythm* 7:1085-1104, 2009.

病例 35

心脏再同步化治疗的并发症：感染

Avish Nagpal and M. Rizwan Sohail

孙静平 译

年龄	性别	职业	诊断
86 岁	男性	退休农民	与心脏再同步治疗有关的感染

病史

患者为 86 岁的男性，因左胸壁起搏器囊袋处有分泌物就诊。患者有缺血性心脏病和窦房结功能障碍，于 2 年前安装了起搏器。当时，他的射血分数估计为 38%。虽然最近他接受了积极的药物治疗，但仍出现

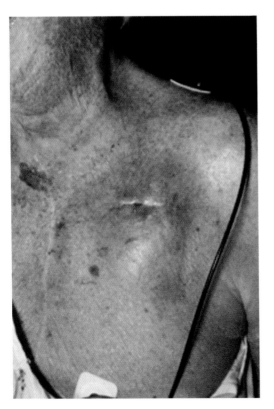

图 35-1　在左胸壁的心脏起搏器囊袋处有疼痛、红肿及渗出物

充血性心力衰竭的症状，为纽约心脏协会 III 级，射血分数为 30%。因此，患者的心脏起搏器于 6 周前被升级到心脏再同步治疗除颤器（CRT-D）。在此过程中，更换了右心室起搏导线，但保留了心房的导线。例行复查发现患者的 P 波显著减低至 0.2mV。经检查证实，心房导线失效。因此，患者于 3 周前接受了心房导线的更换。此手术过程后，在手术部位发生血肿，采用保守治疗。手术后几天，他发现在左侧胸壁起搏器囊袋处有疼痛、红肿及渗出物（图 35-1）。

为患者做了系统的检查，没有发热或畏寒，但有疲劳和呼吸急促加重，没有胸痛或咳痰。

其他相关的并发症包括前列腺癌、喉癌、高血压、高脂血症及缺铁性贫血，没有明显的出血。患者已经于 1994 年接受了冠状动脉搭桥术。

目前用药

患者每天服用：

氯吡格雷（clopidogrel）：75mg，每日

硫酸镁亚铁（ferroussulfate）：325mg（65mg 铁），每日

雷米普利（Ramipril）：5mg，每日

美托洛尔（metoprolol）：25mg，每日

单硝酸异山梨酯（isosorbide mononitrate）：30mg，每日

速尿（furosemide）：20mg，每日

烟酸（niacin）：1000mg，每日

辛伐他汀（simvastatin）：40mg，每日

阿司匹林（aspirin）：81mg，每日

目前症状

患者左侧胸壁起搏器囊袋处疼痛,红肿,并有渗出物。

体格检查

血压/心率:118/58mmHg/68bpm
身高/体重:167cm/85kg
颈静脉:颈静脉扩张到颌骨下角
肺/胸:双侧听诊清晰
心脏:第一心音(S1)和第二心音(S2)正常,有3/6级收缩期杂音,在心脏的基底部最响
在胸部左侧起搏器囊袋处的皮肤有红斑,发热,并有脓性分泌物渗出;手术切口裂开1cm
腹部:腹软,无压痛,肠鸣正常,无腹胀
四肢:大关节无肿胀,发红或压痛;下肢有2+凹陷性水肿

评论

临床检查显示手术切口裂开伴脓性分泌物及周围红斑,症状与心脏起搏器感染一致。颈静脉怒张,外周水肿,考虑为失代偿性心力衰竭。

实验室数据

血红蛋白:8.8g/dl(正常范围:13.5~17.5g/dl)
血细胞比容:38.1%(正常范围:50%~38.8%)
红细胞平均体积:106.8fl(正常范围为81.2~95.1fl)
血小板计数:165×10³/μl(正常范围:150~450×10⁹/L)
钠:140mmol/L(正常范围:135~145mmol/L)
钾:4.5mmol/L(正常范围:3.6~5.2mmol/L)
肌酐:2.1mg/dl(正常范围:0.8~1.3mg/dl)
血尿素氮:49mg/dl(正常范围:8~24mg/dl)
白细胞:15.8×10⁹/L(正常范围:3.5~10.5×10⁹/L)

评论

常规实验室检查包括血红蛋白、白细胞计数、血小板、电解质和炎症指标,如红细胞沉降率(ESR)和C反应蛋白(C反应蛋白)对诊断心脏起搏器感染既无敏感性,也无特异性。患者有贫血和白细胞增多。这些检查结果在临床病史中常见,也是诊断心脏起搏器感染的证据。

心电图

结果

双心室起搏的正常窦性心律。

评论

心电图可以为诊断心脏起搏器感染提供相关的线索,如继发性于脓肿形成的传导缺陷或心脏传导阻滞。

胸片

结果

胸部X线显示:左胸腔少量积液,肺血管影增加和肺门部轻度突出。肺野清晰。胸骨正中切口和胸部左侧可见植入的心脏起搏器。

评论

胸部X线照片有时会有助于检测导线赘生物脱落导致的脓毒性栓子。我们的患者没有这些胸部征象,但有失代偿性心力衰竭的征象。

超声心动图

结果

超声心动图显示左心室轻度增大,左心室收缩功能中度至重度降低。左心室射血分数为30%。左心室室壁运动功能广泛中度至重度减退。右心室轻度扩大,收缩功能中度减退。估计右心室收缩压为50mmHg(体收缩压为131mmHg)。主动脉瓣有钙化性狭窄(心排出量低,压力阶差低),计算梯度为26mmHg,瓣膜口面积为0.92cm²。

评论

经胸超声心动图显示没有赘生物。然而发生器和导线之间有接触,如果不立即处理,患者有发展为显著侵入性感染的风险。经食管超声心动图对于检测瓣膜或导线上的赘生物更敏感,血液培养阳性的患者应该

做经食管超声心动图检测。

临床重点问题与讨论要点

问题

根据现有的流行病学资料,这种感染最可能的病原体是什么?

讨论

大多数心血管植入型电子装置(CIED)感染是由凝固酶阴性葡萄球菌和金黄色葡萄球菌引起。根据我院以前的报告,约42%的感染是由凝固酶阴性葡萄球菌引起,29%的病例是金黄色葡萄球菌感染。考虑到这些菌群中的很大一部分耐受苯唑西林,通常用万古霉素作为经验性治疗药物,直到取得可指导抗菌药物治疗的特定菌群敏感性数据。与心血管植入型电子装置(CIED)感染有关的其他不常见的菌群包括:其他革兰阳性球菌(4%),革兰阴性球菌(9%)、多种微生物来源(7%)和真菌(2%)[7]。偶尔在一些患者中不能确定病原微生物,通常是因为他们以前使用过抗菌药物治疗。因此,每一次开始经验性抗生素治疗之前,都应该获得微生物学诊断。在血培养阴性的情况下,往往会使用广谱抗生素,增加患者发生更大的不良事件的风险,包括但不限于肝、肾功能障碍、感染和血细胞减少。此外,增加广谱抗生素的使用可能更易于产生耐药性。

此例患者收集的浆液性渗出物拭子经过24小时的培养后,生长出凝固酶阴性葡萄球菌。

问题

心脏再同步化转复除颤器(CRT-D)感染的发生率以及有哪些可增加感染的风险因素?

讨论

总的来说,与心血管植入型电子装置(CIED)植入率对比,感染率似乎在不成比例地上升,尽管外科技术有改进,如经静脉导线代替心外膜电极贴片,但无法与大量起搏器的植入和预防性使用抗生素相比。这种感染率增加的原因被认为是被植入的患者病情较重、有更多的并发症[10]。最近的一项心脏再同步化转复除颤器的应用的研究显示,在2.6年的随访中,CRT装置感染的发病率为4.3%。计算每年发病率为1.7%[5]。这些数字似乎比除颤器或起搏器的感染率更高。一项回顾性研究报告,在类似的时间间隔中,除颤器或起搏器的感染发生率为1.2%[3],但在另一项基于人群的研究中,感染率为每年每1000人中有1.9例[9]。然而,REPLACE注册研究的整体感染率为1.3%,虽然随访时间仅为6个月,而且这项研究不仅限于CRT装置。此项研究的研究者也观察到,感染率超过5%的中心是用聚维酮碘外用消毒、设备植入率较低、治疗的患者的并发症较多[8]。

现在已经有一些评估心血管植入型电子装置(CIED)感染风险因素的研究,但特定研究CRT设备感染率的研究数据有限。在以前的一项研究中[5],将血液透析、植入起搏器过程的时间增加、起搏器更换和CRT-D植入进行多因素分析,结果显示CRT-D植入是设备感染的独立危险因素。其他因素,如安置心外膜导线和在手术部位的并发症,如血肿形成,也会增加设备感染的风险[6]。

问题

心脏装置感染的临床表现是什么?

讨论

心脏装置感染的临床表现是可变的,取决于感染的发病时间、致病性病原体和装置感染的区域。心脏装置感染的最常见表现在术后早期,包括疼痛、手术部位的肿胀和发红、起搏器囊袋有渗出物。全身性表现有发热、畏寒、出汗、厌食、或失代偿性心力衰竭,因为是局部性感染也可能不发生。在继发血源性感染或源于远处血流感染的患者中,特别是金黄色葡萄球菌感染,这些全身性的表现更普遍。患者偶尔可能会遇到设备或导线磨损,但没有明显炎性改变。在这些情况下,从皮肤菌群的污染会被误认为是设备感染。总之,导线性心内膜炎可能存在全身症状或栓塞性并发症如到肺的脓毒性栓子。

问题

在这种情况下,什么是确认CRT感染的诊断性检查?

讨论

通常对CRT装置感染诊断是临床问题。常规实验室检查,如白细胞计数、血小板计数、血沉(ESR)和C反应蛋白(CRP),较易得到,但如为局部感染,这些指标可以正常。在所有怀疑CRT装置感染的情况下,应进行血培养,不仅可定义感染的范围,也有助于确定致病的微生物、确定抗生素的类型和治疗持续的时间。对于血培养阳性的疑似患者，应及时用经食管超声心动图评价受感染的装置以及寻找在设备或心脏瓣膜上的赘生物或并发症，如心肌脓肿。在植入心脏装置的患者中，在没有任何其他感染灶的情况下，即使超声心动图没有发现任何心内膜炎和赘生物，血培养持续阳性也提示心脏装置感染[2]。

应尽可能尝试获得微生物学诊断，如在移出的时候从起搏器囊袋或装置表面拭子获得的细菌进行培养。此外，应执行起搏器囊袋组织和导线尖端的细菌培养以帮助取得微生物诊断。然而导线尖端的细菌培养阳性不总是心内膜炎的证据，因为导线可能在通过被感染的起搏器囊袋组织时被污染。

此类患者需在经食管超声心动图没有发现任何赘生物或心内并发症，如心肌脓肿形成，血培养5天后仍为阴性时才可确定。

问题

对于起搏器受感染的患者，什么是最佳的治疗？

讨论

已发表的与心脏装置感染相关的多项研究建议，对受感染的心脏设备的最佳治疗包括：适当的全身抗生素和完全清除心脏装置，包括心内导线。在一项大型的单中心回顾性研究中，仅使用抗生素的保守治疗与没有取出心脏装置的患者相比，30天相关死亡率增加七倍。此外，立刻取出心脏装置的一年死亡率比最初用抗生素保守治疗并延迟取出心脏装置发病率下降3倍[2]。随后的一项研究结果与这些数据一致，观察到取出心脏装置的患者与未取出心脏装置患者相比，前者的复发率显著降低（2.6%比61.4%）[4]。

当代实践中，在有专科的中心，大多数病例的导线是经皮取出。更多的介入性操作，如胸骨切开术，仅应用于不能成功执行经皮手术或经皮穿刺术后并发症，如出血或血管穿孔的病例。然而在有经验的医疗中心，穿刺取出导线并发症的发生率非常低，不到1%。处理方案和美国心脏协会的指南均支持药物治疗联合外科手术的方法针对各种临床表现的病例，包括静脉内注射抗生素和彻底清除受感染的设备，包括起搏器和所有的导线[1]。

通常，苯唑西林、萘夫西林或头孢唑啉用于治疗敏感株葡萄球菌。然而对于金黄色葡萄球菌，苯唑西林耐药菌种的发生率高，所以通常用万古霉素作为经验性治疗药物，直到获得易感数据。抗生素治疗的持续时间取决于感染的类型。在起搏器囊袋局部感染的情况下，取出设备后，多数情况下用抗生素治疗7~10天已足够。然而对于与血流感染相关的设备感染患者，在取出设备后，通常需用静脉注射抗生素14天。合并并发症的患者，如瓣膜性心内膜炎、脓毒症、血栓性静脉炎或骨髓炎，需要较长的过程，静脉注射抗生素需持续28~42天，视特殊的并发症及致病菌而定。

对所有需要再植入起搏装置治疗的患者，在植入新起搏装置前都应进行评估。应在对侧血培养为阴性，起搏器囊袋感染已控制时，才可考虑植入新装置。

本文的患者接受了经皮完全去除装置（包括起搏器和导线）。患者出现了短暂性低血压，对静脉输液反应良好。随后开始静脉注射万古霉素。易感性结果显示，致病菌对苯唑西林耐药，所以为他继续静脉注射万古霉素，设备取出后，总共静脉注射万古霉素14天。去除受感染装置后2天，在患者对侧的胸壁置换CRT-D设备。在设备更换后2个月进行评价，患者无症状，也无感染反复或复发的证据。

最后诊断

此患者的最终诊断为CRT装置囊袋的凝固酶阴性葡萄球菌感染。

治疗计划

此患者的治疗计划是药物治疗联合外科手术治疗。

介入治疗

此患者经皮穿刺取出起搏器的全部装置。

结果

感染被完全治愈。

参考文献

1. Baddour LM, Epstein AE, Erickson CC, et al: Update on cardiovascular implantable electronic device infections and their management: a scientific statement from the American Heart Association, *Circulation* 121:458-477, 2010.
2. Le KY, Sohail MR, Friedman PA, et al: Impact of timing of device removal on mortality in patients with cardiovascular implant-able electronic device infections, *Heart Rhythm* 8:1678-1685,

2011.

3. Mela T, McGovern BA, Garan H, et al: Long-term infection rates associated with the pectoral versus abdominal approach to cardioverter-defibrillator implants, *Am J Cardiol* 88:750-753, 2001.

4. Pichlmaier M, Knigina L, Kutschka I, et al: Complete removal as a routine treatment for any cardiovascular implantable electronic device-associated infection, *J Thorac Cardiovasc Surg* 142:1482-1490, 2011.

5. Romeyer-Bouchard C, Da Costa A, Dauphinot V, et al: Prevalence and risk factors related to infections of cardiac resynchronization therapy devices, *Eur Heart J* 31:203-210, 2010.

6. Sohail MR, Hussain S, Le KY, et al: Risk factors associated with early- versus late-onset implantable cardioverter-defibrillator infections, *J Interv Card Electrophysiol* 31:171-183, 2011.

7. Sohail MR, Uslan DZ, Khan AH, et al: Management and outcome of permanent pacemaker and implantable cardioverter-defibrillator infections, *J Am Coll Cardiol* 49:1851-1859, 2007.

8. Uslan DZ, Gleva MJ, Warren DK, et al: Cardiovascular implantable electronic device replacement infections and prevention: results from the REPLACE Registry, *Pacing Clin Electrophysiol* 35:81-87, 2012.

9. Uslan DZ, Sohail MR, St Sauver JL, et al: Permanent pacemaker and implantable cardioverter defibrillator infection: a population-based study, *Arch Intern Med* 167:669-675, 2007.

10. Voigt A, Shalaby A, Saba S: Continued rise in rates of cardiovascular implantable electronic device infections in the United States: temporal trends and causative insights, *Pacing Clin Electrophysiol* 33:414-419, 2010.

心脏再同步化治疗无效患者

非左束支阻滞形态的心脏再同步化治疗

John Gorcsan III and Josef J. Marek

孙静平 译

年龄	性别	职业	诊断
62 岁	女性	零售代理销售	非缺血性心肌病

病史

患者为 62 岁,女性。近 2 年发现有轻度心力衰竭的症状,诊断为非缺血性心肌病,左室射血分数(LVEF)为 32%,冠状动脉造影没有发现显著冠状动脉疾病。患者接受心力衰竭的药物治疗及放置植入式心脏除颤器(ICD)。当时,她虽有心力衰竭(NYHA Ⅱ级)的症状,但没有左束支传导阻滞(LBBB),故未考虑心脏再同步化治疗(CRT)。患者仍全职工作,但最近 6 个月,轻度用力就发生进行性呼吸困难,为心力衰竭 NYHA Ⅲ级的症状。患者服用袢利尿剂、血管紧张素转换酶抑制剂和卡维地洛(carvedilol)。

患者有子宫切除,卵巢切除术,阑尾切除术,扁桃体切除术和轻度甲状腺功能减退。她曾每天吸烟 1 包,11 年前已戒除。

评论

患者有非缺血性心肌病,已植入 ICD 一级预防室颤。近 6 个月出现劳累性呼吸困难。

目前用药

速尿(furosemide):40mg,每日
卡维地洛(carvedilol):12.5mg,每日两次
阿托伐他汀(atorvastatin):10mg,每日
左甲状腺素(levothyroxine):25mcg,每日
阿司匹林(aspirin):325mg,每日

评论

患者已接受针对心脏收缩期衰竭的适当药物治疗。

目前症状

患者在日常活动中发生进行性呼吸困难,不定期的踝关节肿胀。她否认胸痛,阵发性夜间呼吸困难,心悸,胸闷或昏厥。

评论

患者的这些症状与心力衰竭一致,为 NYHA Ⅲ级。经超声心动图检查,考虑升级为 CRT。

体格检查

血压/心率:110/70mmHg/65bpm
身高/体重:167.6cm/72.6kg
颈静脉:颈静脉怒张,估计有 10cm
肺/胸:肺听诊无杂音,ICD 囊袋愈合良好
心脏:心律略不规则,偶发性早搏,有 1/6 级的收缩期杂音,在胸骨左缘最响,随吸气增强
腹部:无肝脾肿大,主动脉扩张或杂音
四肢:脉搏 2+,轻度踝部水肿,神经学正常

评论

踝部轻度水肿支持心力衰竭的诊断。在胸骨左缘的收缩期杂音与已知的轻度三尖瓣反流一致。

实验室数据

血红蛋白:13.3g/dl
血细胞比容:38.6%
平均红细胞体积:89.1fl
血小板计数:279×103/μl
钠:140mmol/L
钾:4.1mmol/L
肌酐:0.6mmol/L
血尿素氮:11mmol/L

评论

无心力衰竭加重的实验室异常。

心电图

发现

心电图(ECG)显示正常窦性心律,有偶发性室性早搏与非特异性室内传导阻滞,QRS 宽度为 140 毫秒,非特异性 T 波改变(图 36-1)。

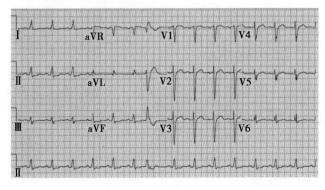

图 36-1 植入前的心电图

评论

患者的 QRS 波持续时间增宽大于 120 毫秒。但是,其 QRS 波群的形态不是典型的左束支阻滞,QRS 时限也为间歇性增宽(范围 120~149 毫秒)。

胸片

发现

胸片显示:心脏扩大,可见以前植入的 ICD。有肺血管充血的证据(图 36-2)。

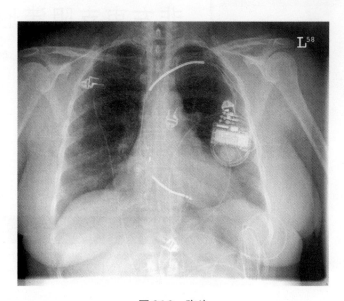

图 36-2 胸片

评论

X 线照相有轻度充血性心力衰竭的证据。

超声心动图

发现

超声心动图显示:左心室普遍性运动功能减退(图 36-3)。LVEF 为 28%。轻度二尖瓣关闭不全,左心房轻度扩大,ICD 的导线在原位。

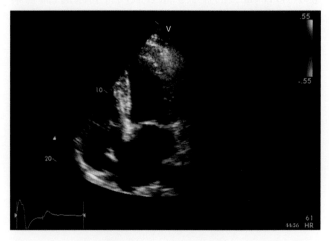

图 36-3 心尖四腔心切面

评论

超声心动图发现与非缺血性心肌病一致。射血分数较上次门诊时有轻度减退。

发现

左心室腔的六节段性径向应变曲线图显示前间壁至后壁的传导显著延迟 312 毫秒（≥130 毫秒）[2]。

评论

超声心动图所见为通常出现在左束支阻滞患者中的典型径向应变不同步的图案。图中可见下间隔、前间壁和前壁的节段增厚得较早（图 36-4，红色、黄色和青色曲线），后壁、侧壁和下壁的激活较晚（见图 36-4，紫罗兰、绿色和深蓝色曲线）。该患者有心室内的机械性不同步，QRS 时间为 140 毫秒，非左束支阻滞（LBBB）图型。另一项测定组织不同步的措施是用组织多普勒长轴速度曲线测定 12 阶段的标准偏差，但本患者无法进行。

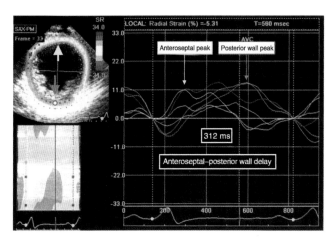

图 36-4　左心室中段短轴切面的斑点跟踪径向应变曲线

发现

心室间的机械延迟（IVMD），定义为左和右心室的射血前期之间的差，与右心室相比，左心室延迟 52 毫秒（图 36-5）。通常情况下，射血前期之间的差 ≥40 毫秒被认为是显著的心室间不同步[2]。

评估

通过这种相对简单的脉冲多普勒技术，可评估心室间的显著机械不同步。

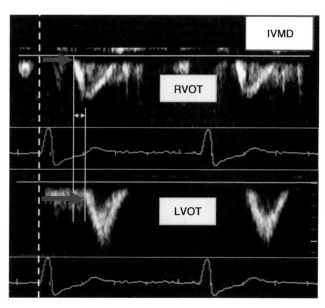

图 36-5　脉冲多普勒测定心室间的机械延迟（IVMD）。LVOT，左室流出道；RVOT，右心室流出道

临床重点问题与讨论要点

问题

根据目前的文献和指南，该患者是否存在植入心脏再同步化治疗的指征？

讨论

以前植入心脏再同步化治疗的指征是 QRS 波宽度大于 120 毫秒，无论 QRS 波形态，2012 年更新了相关指征[5]，可最大获益患者的 I 类指征包括：LVEF ≤ 35%，心力衰竭症状为 NYHA II、III 或 IV 级，患者的 QRS 时限≥150 毫秒，心电图有左束支阻滞（LBBB）形态。患者的 QRS 时限为 120 ~ 149 毫秒，心电图有 LBBB 形态或 QRS 时限≥150 毫秒，心电图有非左束支阻滞（LBBB）形态为 II 类 A 指征；QRS 时限为 120 ~ 149 毫秒，心电图有非左束支阻滞（LBBB）形态的患者为 II 类 B 指征。指南的这些指征是基于临床试验数据，没有考虑超声心动图的不同步。这代表考虑的重点更多地转移到心电图上，QRS 持续时间较短和非典型 QRS 形态的患者对心脏再同步化治疗的反应不一致。使用心电图结果确定选择标准的患者中，对心脏再同步化治疗无反应者约为 30%。这些指征可提高对心脏再同步化治疗的反应率，但遗憾的是，可能会限制心脏再同步化治疗应用于某些可能受益的患者。这使临床医生考虑植入心脏再同步化装置时面临显著的挑战,因为我们的目标是帮助尽可能多的心力衰竭患者,使他们能从治疗中获益,其中包括心脏再同步化治疗。

问题

在 QRS 持续时间中度延长(QRS 时间为 120 ~ 149 毫秒)的患者中,超声心动图可以为心脏机械不同步提供什么附加信息?

讨论

从单中心研究[1,3]证据表明,超声心动图的不同步参数可以预测对心脏再同步化治疗的反应和长期预后。特别是治疗前没有机械不同步的患者接受心脏再同步化治疗似乎不可能获益。QRS 波时间为 120 ~ 149 毫秒并有径向应变显著不同步的患者对心脏再同步化治疗的反应与 QRS 波时间≥150 毫秒的患者相似;而 QRS 波时间为 120 ~ 149 毫秒但没有径向应变显著不同步的患者的生存率较低(log rank p = 0.002)。这些数据支持径向应变不同步可为 QRS 波时间为 120 ~ 149 毫秒的患者提供重要的预后信息。

问题

对于心电图有非左束支阻滞形态的患者,不同步的作用是什么?

讨论

有左束支阻滞的患者可从心脏再同步化治疗中获益最大。但是,非左束支阻滞,包括室内的传导延迟(IVCD)或右束支传导阻滞(RBBB)的患者,对心脏再同步化治疗的反应不一致。已有研究[4]显示,在 QRS 间期较短和非 LBBB 的患者中,机械不同步的发生率较低(即径向应变不同步的发生率在 LBBB 患者中为 85%,在室内传导延迟的患者中为 59%,在右束支阻滞的患者中为 40%)。然而,在非 LBBB 形态患者中,没有机械不同步是对心脏再同步化治疗强的负性预后指标(径向同步性:HR 2.6,95% CI 1.47 ~ 4.53,$P<0.001$;IVMD:HR 4.9,95% CI 2.60 ~ 9.16,$P<0.001$)。此项研究显示,在有非左束支阻滞形态、斑点追踪径向应变机械不同步或心室间机械延迟的患者中,经心脏再同步化治疗后,左室射血分数有显著改善(从 23±6 ~ 31±10,$P=0.001$),而无径向应变机械不同步的非 LBBB 患者,左室射血分数(25±6 ~ 27±8,$P=$ 不显著)或收缩末期容积无显著改善。

问题

在 QRS 宽度小于 150 毫秒或非 LBBB 形态的患者中,是否应该用不同步指数评价?

讨论

目前,评估不同步的最好指数还没有达成共识。虽然组织多普勒成像纵向速率方法,如 12 阶段标准差或 Yu 指数,已被描述为与患者预后相关有用的措施[3],用斑点追踪衍生的径向应变测定前间壁到后壁延迟与本研究中无左束支阻滞的患者结果相近。脉冲 Doppler 衍生心室间机械延迟也很重要,因为可用简单的方法反映心室间显著的不同步。在非左束支阻滞形态,QRS 时限为 120 ~ 149 毫秒的患者中,斑点追踪的径向应变显示从前间壁到后壁的传导延迟和心室间机械延迟为不同步指数,分别与患者的预后相关。

最终诊断

该患者有非缺血性心肌病,射血分数降低,有 ICD 安置的历史。因为她的心力衰竭症状经最佳药物治疗仍有进展,故考虑升级为 CRT-D。根据 2012 年的指南,患者有一类 II B 指征,这意味着根据心电图来看,其指征不强。但该患者的斑点追踪和脉冲多普勒检查结果支持有机械不同步,而此结果与心脏再同步化治疗后可获得显著改善有关。

治疗计划

决定将患者的 ICD 装置提升到 CRT-D 系统。

介入治疗

成功为患者植入心脏再同步化的 CRT-D 系统,左心室导线定位在侧静脉。脉冲发生器改为 CRT-D 设备。手术过程中没有发生并发症。

结果

手术过程顺利。心脏再同步化治疗后的 2 周内,患者的症状改善到 NYHA II 级。在 6 个月随访时的超声心动图有改善,左室射血分数从 28% 升至 42%(图 36-6)。心脏再同步化治疗后的一年内,没有因心力衰竭住院,并且患者可享受更积极的生活方式。

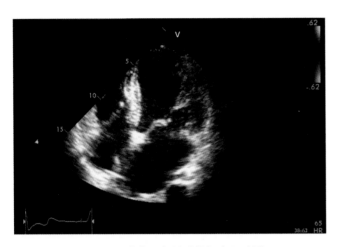

图 36-6　随访 6 个月后的超声心动图

发现

证据表明患者的射血分数增加到 42%。

评论

此患者升级为心脏再同步化治疗后，她的左心室功能及症状得到改善。超声心动图的不同步指数可

辅助心电图，帮助医生为此病人选择植入心脏再同步化治疗装置，使她收到显著的治疗效益。

参考文献

1. Delgado V, van Bommel RJ, Bertini M, et al: Relative merits of left ventricular dyssynchrony, left ventricular lead position, and myocardial scar to predict long-term survival of ischemic heart failure patients undergoing cardiac resynchronization therapy, *Circulation* 123:70-78, 2011.
2. Gorcsan 3rd J, Abraham T, Agler DA, et al: Echocardiography for cardiac resynchronization therapy: recommendations for performance and reporting—a report from the American Society of Echocardiography Dyssynchrony Writing Group endorsed by the Heart Rhythm Society, *J Am Soc Echocardiogr* 21:191-213, 2008.
3. Gorcsan 3rd J, Oyenuga O, Habib PJ, et al: Relationship of echocardiographic dyssynchrony to long-term survival after cardiac resynchronization therapy, *Circulation* 122:1910-1918, 2010.
4. Hara H, Oyenuga OA, Tanaka H, et al: The relationship of QRS morphology and mechanical dyssynchrony to long-term outcome following cardiac resynchronization therapy, *Eur Heart J* 33:2680-2691, 2012.
5. Tracy CM, Epstein AE, Darbar D, et al: 2012 ACC/AHA/HRS focused update of the 2008 guidelines for device-based therapy of cardiac rhythm abnormalities: a report of the American College of Cardiology Foundation/American Heart Association task force on practice guidelines, *Circulation* 126:1784-1800, 2012.

用磁共振心血管成像指导放置心脏再同步化治疗的左心室导线

Robin J. Taylor, Fraz Umar, and Francisco Leyva

孙静平 译

年龄	性别	职业	诊断
82 岁	女性	退休工人	缺血性心肌病所致心力衰竭

病史

患者为 82 岁,女性,于 1997 年因心肌梗死接受冠状动脉旁路移植术(CABG)。

此后,发生进行性呼吸困难,活动受限于 200 米[纽约心脏协会(NYHA)Ⅲ级]。2010 年,患者被诊断为收缩期心力衰竭,开始药物治疗,但 β 受体阻导致支气管收缩,血管紧张素转换酶(ACE)抑制剂导致咳嗽,只能容忍低剂量的血管紧张素受体阻滞剂。有永久性房颤及周围血管疾病史。

评论

患者有收缩期心力衰竭的症状,不能耐受药物治疗。

目前用药

氯吡格雷(clopidogrel):75mg,每日

呋塞米(furosemide):40mg,每日

氯沙坦(losartan):50mg,每日

瑞舒伐他汀(rosuvastatin):10mg,每日

硝酸异山梨醇酯 XL(isosorbide mononitrate XL):60mg,每日

评论

患者服用 β 受体阻滞剂发生支气管收缩,而服用 ACE 抑制剂导致咳嗽,氯沙坦剂量高于 50mg/d 也不能耐受。

目前症状

患者有心力衰竭 NYHA Ⅲ 级。她的活动能力因呼吸困难仅限于 200 米内,没有心绞痛。

评论

患者的主要症状是呼吸困难。偶尔有间歇性跛行。

体格检查

血压/心率:98/52mmHg/64bpm(房颤)
颈静脉:颈静脉压力不高
肺/胸:清晰
心脏:心脏的第一音(S1)和第二音(S2)强度正常,心尖搏动侧向移位,有柔和的收缩期杂音
腹部:软,无压痛,无脏器肿大
四肢:无凹陷性水肿,外周动脉的脉搏弱

评论

患者的心脏扩大,没有肺水肿证据,有二尖瓣关闭不全的杂音。

心电图

发现

心电图示房颤,心室率为 97bpm,QRS 时限为 134 毫秒(图 37-1)。

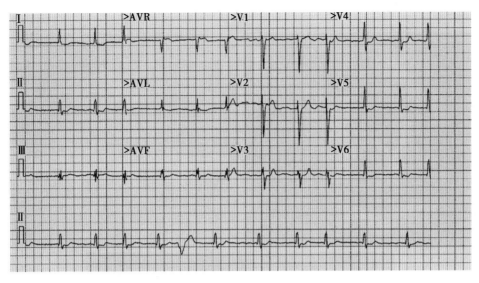

图 37-1　植入前心电图

导联 Ⅱ、Ⅲ、aVF 和 V3 为碎裂的 QRS 波,没有束支传导阻滞的证据。

评论

因为患者不能耐受 β 受体阻滞剂,休息时的心室率较高。QRS 波持续时间提示有电不同步。心室率高导致左心功能不全与快速性心律失常相关的可能性增高。

胸片

发现

胸片显示心胸比例增加,没有肺水肿,有胸骨切开术缝线(图 37-2)。

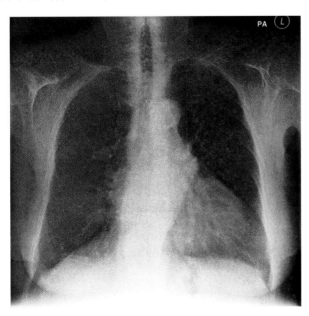

图 37-2　植入前胸片

结果

符合心力衰竭,但无肺水肿。

超声心动图

发现

超声心动图显示左室整体运动功能减退,下壁无运动,心尖的心肌变薄,左心室为伪球形,功能严重受损(用辛普森的方法测量的 LVEF 为 29%),双心房扩张(图 37-3,A)。

评论

超声心动图的结果符合缺血性心肌病。

发现

超声心动图的通过主动脉瓣的连续波多普勒峰值压力阶差为 17mmHg,平均压力阶差为 4mmHg(见图 37-3,B)。

评论

超声心动图的经主动脉瓣的连续波多普勒峰值压力阶差与轻度主动脉瓣狭窄一致(见图 37-3,B)。在严重左心室功能受损的患者中,主动脉狭窄的严重程度可能被低估。

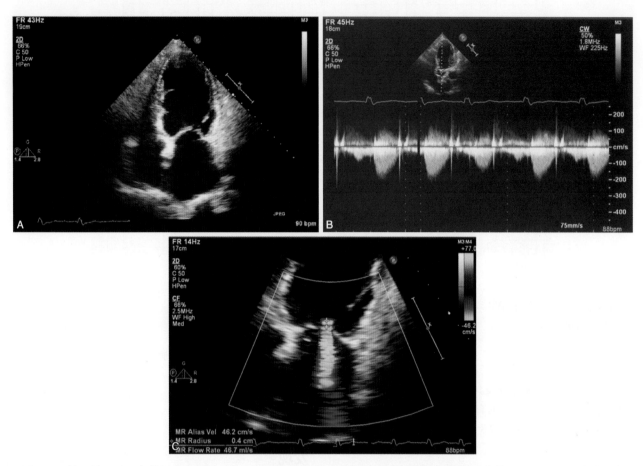

图 37-3 植入前显示心尖的超声心动图。**A.** 心尖四腔心切面；**B.** 通过主动脉瓣的连续波多普勒图；**C.** 通过二尖瓣彩色多普勒超声心动图像

发现

在四腔心切面，二尖瓣反流的面积占据左心房的36%。近端等速半球表面积半径为 0.4cm，有效反流口为 0.2cm²。瓣膜完整，双心房扩大导致二尖瓣环扩张。

评论

心动图的结果与中度二尖瓣关闭不全一致。以前的心肌梗死导致缺血性运动功能减退，二尖瓣关闭不全可能是由乳头肌（二尖瓣装置）的功能不全与二尖瓣环扩张导致。

冠状窦静脉造影

植入心脏再同步治疗（CRT）装置时，做了冠状静脉窦造影，右前斜位（RAO）和左前斜位（LAO）显示放置左心室导线可能考虑的静脉（图 37-4，A）。

发现

第一个选项是图 37-4 显示，引流到中侧段的后侧静脉（较小）的近端有狭窄，曲折的部分（见图 37-4，白色箭头）。选项 2 是引流到中侧段的后侧静脉。选项 3 是引流到前基底段的前侧静脉（较小）。

评论

图 37-4 中的选项一似乎是部署左心室导线合理的候选静脉。可以用静脉成形术扩张此静脉的近侧部分，然后用伙伴导线（buddy wire technique）将静脉拉直；将左心室导线部署到远端的中-侧静脉。

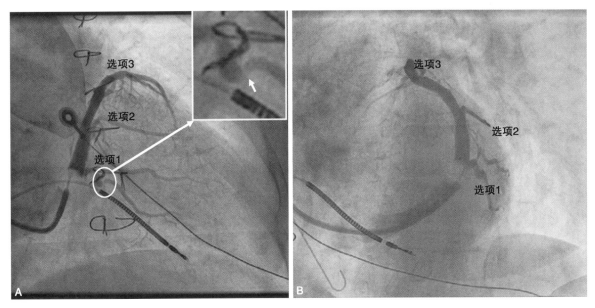

图 37-4 植入时的冠状静脉窦静脉造影。**A.** 右前斜投影;**B.** 左前斜投影

特征跟踪心血管磁共振成像

发现

特征跟踪心血管磁共振成像的基底切面显示,左心室的侧壁、后壁和下壁的基底段收缩最晚(图 37-5,A,红色箭头)。这些节段的环形应变小于 10%,表明此处为心肌瘢痕。侧壁的基底段没有瘢痕(环形应变的峰值为-15.81%),但收缩得较晚(到应变峰值的时间为 414 毫秒)。需要注意的是,最早收缩时环形应变的峰值较高的节段不是瘢痕(间隔中段和前间隔中段)。

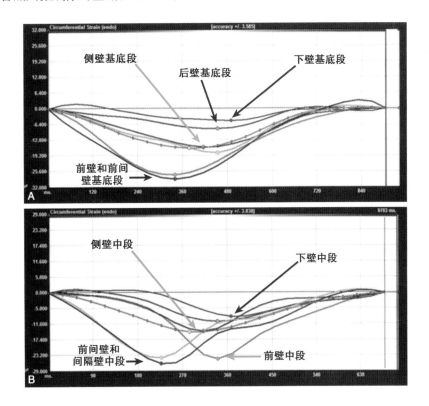

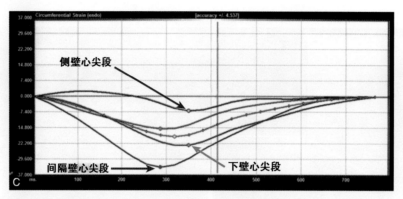

图 37-5 特征跟踪心血管磁共振成像的左心短轴切面曲线图:**A.** 基底平面;**B.** 中间段平面;**C.** 心尖平面

评论

侧壁的基底段似乎是部署左心室电极的适当部位。

发现

从左心室中段切面看,游离侧壁收缩最晚的节段是下壁的中段(见图 37-5,B,红色箭头)。此节段的环形应变小于 10%,表明为心肌瘢痕。左室游离壁的其余节段不是瘢痕,但收缩最晚的是侧壁和前壁的中段(到环形应变峰值的时间是 338 毫秒)。因此,侧壁和前壁的中段似乎不是瘢痕,但收缩较晚(见图 37-5,B,绿色箭头)。需要注意的是,收缩最早时环形应变峰值较高的节段不是瘢痕(室间隔和前间隔的中段)。

评论

前壁和侧壁的中段(图 37-5,B,绿色箭头)似乎是部署左心室电极的适当目标。

发现

在左心室侧壁和下壁的心尖段收缩较晚(见图 37-5,B,分别为红色和绿色箭头)。侧壁的心尖段很可能是瘢痕(环形应变的峰值为 –10%)。下壁的心尖段似乎不是瘢痕(环形应变的峰值为 –23.05%),但收缩较晚。需要注意的是,室间隔心尖段收缩最早,环形应变的峰值高。

评论

下壁的心尖段似乎是部署左心室导线适当的部位。

延迟钆增强心血管磁共振成像

发现

图 37-6 为延迟钆增强心血管磁共振成像的短轴影像,左侧图显示左心室的基底段、中间段和心尖段。中间的影像显示左心室游离的侧壁与放置左心室导线有关的图像显示心内膜、外膜和节段性的边界;在这些图像中,有瘢痕处为白色,存活心肌处为黑色,瘢痕的面积 ≤50% 被定义为心内膜下的瘢痕,瘢痕的面积 ≥51% 被定义为透壁的瘢痕。

评论

延迟钆增强心血管磁共振成像(LGE-CMR)显示:只有前壁和侧壁的基底段没有瘢痕。下壁心尖段的环形应变的峰值大于 10%(–23.05%)。说明环形应变的峰值较高,并不一定等同于无瘢痕。

Short axis views　　　　**LV free wall**　　　　**Presence and type of scar**

基底段

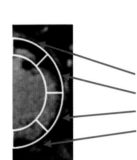

节段	瘢痕	瘢痕的类型
前壁基底段	无	－
侧壁基底段	无	－
后壁基底段	有	透壁
下壁基底段	有	透壁

中段

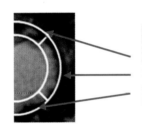

节段	瘢痕	瘢痕的类型
前壁中段	有	心内膜下
侧壁中段	有	透壁
后壁中段	有	透壁
下壁中段	有	透壁

心尖段

节段	瘢痕	瘢痕的类型
前壁心尖段	无	斑片状
侧壁心尖段	有	透壁
下壁心尖段	有	透壁

图 37-6　延迟钆增强心血管磁共振短轴图

临床重点问题与讨论要点

问题

此患者是否可能从心脏再同步化治疗中受益?

讨论

此患者有永久性房颤。有关心脏再同步化治疗结果的主要研究只包括窦性心律的患者。然而有些研究已经显示有房颤的患者也可获得症状改善[7]。其他一些研究建议,有房颤的患者在房室交界区消融后心脏再同步化治疗才有效[2]。这些结果令有房颤的心力衰竭患者受到鼓舞,心力衰竭心功能 NYHA Ⅱ ~ Ⅲ级的心房纤颤患者中有 10% ~ 25% 可获益;心功能为 Ⅳ 级的心房纤颤患者可从心脏再同步化治疗获益的比例高达 50%。此患者的 QRS 时限延长(134 毫秒),有由缺血性心肌病导致的左心室功能严重受损。在此基础上,决定为患者植入心脏再同步化治疗除颤起搏器(CRT-D)。

问题

何处是此患者放置左心室导线的最佳位置?

讨论

X 线检查仍然是指导放置左心室导线的标准影像检查。如冠状静脉窦静脉造影(见图 37-4)所示,可考虑放置左心室导线的冠状静脉有几根。如我们所料,冠状动脉旁路术(CABG)后,冠状静脉普遍较小。右前斜位可见后侧静脉(见图 37-4,选项 1)有曲折,近段半闭塞。近段的狭窄可用静脉成形术修复,即使是在曲折段,也可用伙伴导线(buddy wire technique)将静脉拉直。可以部署小口径(或许 4 French)的左室导线。流入冠状窦中侧段的后外侧静脉(见图 37-4,选项 2)也是可选择的冠状静脉。

根据 X 线检查的结果,前侧静脉(见图 37-4,选项 3)也可能是适当的部位。然而,此静脉主要覆盖于前壁的基础段,可被视为放置左心室导线不适当的部位。有关心脏再同步化治疗结果的早期研究表明,左心室的游离侧壁是比近前壁更好的起搏部位[1,3]。这些发现更符合机械收缩的意义,因为侧壁通常是左束支传导阻滞激活延迟的部位。重要的是,临床研究未能显示出在侧或后侧静脉起搏的优越性。在一项连续 567 例患者的回顾性研究中,后侧位置(左前斜位 LAO 透视的 2 ~ 5 点的位置)的起搏并不能获得比其他部位更好的临床结果和超声心动图的反应[6]。

基于以上所讨论的因素,目前放置左心室导线最满意的位置是选项 1 和 2(侧静脉和后静脉)(见图 37-4)。较少考虑选择选项 3(前侧静脉),主要是因为它的口径非常小。

问题

我们是否应该选择将左心室电极放置在收缩最晚的部位?

讨论

采用组织多普勒成像、组织同步成像、三维超声心动图和斑点追踪的单中心超声心动图研究已经表明,将左心室电极放置在收缩最晚的部位(假定最晚激活)可以获得更好的疗效[5]。

在此患者,为了定量分析心肌应变,我们采用了特征跟踪心血管磁共振成像技术(FT-CMR)。这是一种全新磁共振成像 CMR 技术,已被证实与心肌标记功能相反[4],采用斑点追踪超声心动图使用相同的原则对心肌运动进行量化分析。以收缩最晚的节段为基础,将我们可以选择的目标描述如下。

基底段

如图 37-5 所示,A,前壁基底段收缩最早(达到环形应变的峰值的时间是 338 毫秒),而下壁基底段(达到环形应变的峰值的时间是 489 毫秒)和后壁基底段(达到环形应变的峰值的时间是 452 毫秒)收缩最晚。但在这些段中,环形应变的峰值小于 10%,很可能有心肌瘢痕。唯一似乎没有瘢痕的是前壁和侧壁的基底段,而这些阶段的收缩较晚(达到环形应变的峰值的时间是 414 毫秒)。因此,根据延迟钆增强心血管磁共振成像的结果,侧壁基底段是放置左心室电极的首选部位,可以通过后侧静脉到达此部位(见图 37-4,选项 2)。

中段

如图 37-5B 所示,下壁的中段收缩最晚(达到环形应变的峰值的时间是 367 毫秒)。应变的幅度低(-8.85%),提示此节段是瘢痕。剩余的节段中,前壁的中段(达到环形应变的峰值的时间是 338 毫秒)和

侧壁的中段(达到环形应变的峰值的时间是 310 毫秒)收缩相对较晚。因此,前壁和侧壁的中段是收缩最晚、无瘢痕的节段。

心尖段

如图 37-5C 所示,与前壁的心尖段相比,侧壁和下壁的心尖段收缩最晚(达到环形应变的峰值的时间分别为 349 毫秒和 285 毫秒)。侧壁的心尖段是瘢痕,环形应变的振幅低(环形应变的峰值为 -6.67%)。因此,根据延迟钆增强心血管磁共振成像的结果,下壁的心尖段是收缩最晚的无瘢痕节段。

延迟钆增强心血管磁共振成像的结论

根据延迟钆增强心血管磁共振成像的结果,放置左心室导线的候选目标应该是侧壁的基底段、前壁和侧壁的中段以及下壁的心尖段。

问题

是否可根据评估结果选择非瘢痕的部位放置左心室导线?

讨论

虽然心肌应变可以用于检测心肌瘢痕,但是延迟钆增强心血管磁共振成像是检测和量化体内的心肌瘢痕的金标准。若干研究已经表明起搏生存的心肌影响心脏再同步化治疗的结果。

如图 37-6 所示,此患者在左回旋支供血区有广泛心肌梗死,从基底段延伸至心尖段,涉及左室游离壁,但前壁和侧壁的基底段无梗死。因此,根据延迟钆增强心血管磁共振成像的评估结果,仅此一项,前壁和侧壁的基底段是放置左心室电极的适当目标。其中,侧壁的基底段比前壁基底段的收缩晚(见图 37-5,A)。根据功能跟踪和对比增强心血管磁共振的结果提示,侧壁的基底段是收缩最晚存活心肌的节段。

图 37-6A 所示,前壁和后壁中段的环形应变的峰值分别为 -24.78% 和 -10.71%,这表明有主动收缩。重要的是,延迟钆增强心血管磁共振成像(LGE-CMR)显示,这些段有内膜下和透壁瘢痕。所有心尖段均为瘢痕。

最终诊断

最终诊断为:尽管已用最大可耐受的药物量治

疗,仍有收缩期心力衰竭的症状和严重左心室功能受损;此外,有永久性房颤。

治疗计划

此患者的计划是植入 CRT-D,放置左心室电极的目标是侧壁基底段。下一步计划是做房室交界区消融。

介入治疗

在 X 线检查的导引下,可将左心室导线放入后侧静脉(见图 37-4,选项 1)。虽然静脉迂曲和其基部有狭窄,但可用静脉成形术和伙伴导线(buddy wire technique)克服,但此阶段为透壁心肌梗死的部位。从 LGE-CMR 图像和 FT-CMR 应变分析来看,放置左心室导线可行的节段是侧壁的基底段。

为到达侧壁的基底部,将左心室导线先放入后外侧静脉(见图 37-4,选项 2)。预见到与起搏电极相邻的部位有一些瘢痕重叠,选用四极导线(Quartet,St Jude Medical,St. Paul,Minn.)。图 37-7 显示,左心室四极导线的远端电极覆盖侧壁的中段,其中有 LGE-CMR 显示的透壁瘢痕。然而,中部的电极可覆盖侧壁的基底段。在植入中,双极电极的远端电极起搏阈值高(2.75~4.0V,脉冲持续时间为 0.5 毫秒),双极起搏矢量更近端的电极起搏阈值低(1.5~3.0V,脉冲持续时间为 0.5 毫秒),但刺激膈神经,故双极电极不合适。中间的电极(到右心室线圈)起搏阈值最低

(0.75V,脉冲持续时间为 0.5 毫秒,刺激膈神经的阈值是 4.0V,脉冲持续时间为 0.5 毫秒)。

结果

2 个月后随访,患者的症状为 NYHA Ⅰ级。

发现

左室的起搏阈值为 0.75V(0.5 毫秒),在起搏阈值为 4V(0.5 毫秒)时刺激膈神经。

评论

在此患者,通过特征跟踪和对比增强心血管磁振确定了 CRT 患者放置左心室电极的部位为左室游离壁。单独根据 X 线检查的结果,可能会选择后外侧静脉,但是此处有透壁性心肌瘢痕。

目前,LGE-CMR 的效用尚未通过随机对照研究的评估,令人信服的证据仍在研究中。此外,特征跟踪心血管磁振(FT-CMR)作为心脏不同步的评估技术是处于起步阶段,还需要进一步研究,以确定这些技术的组合,是否可以应用到常规的心血管磁振扫描中,有无附加收获,是否可用于指导 CRT 患者的左心室导线部署。

参考文献

1. Butter C, Auricchio A, Stellbrink C, et al: Effect of resynchronization therapy stimulation site on the systolic function of heart failure patients, *Circulation* 104:3026-3029, 2001.
2. Gasparini M, Auricchio A, Metra M, et al: Long-term survival in patients undergoing cardiac resynchronization therapy: the importance of performing atrio-ventricular junction ablation in patients with permanent atrial fibrillation, *Eur Heart J* 29:1644-1652, 2008.
3. Gold MR, Auricchio A, Hummel JD, et al: Comparison of stimulation sites within left ventricular veins on the acute hemodynamic effects of cardiac resynchronization therapy, *Heart Rhythm* 2:376-381, 2005.
4. Hor KN, Gottliebson WM, Carson C, et al: Comparison of magnetic resonance feature tracking for strain calculation with harmonic phase imaging analysis, *Cardiovasc Imaging* 3:144-151, 2010.
5. Khan FZ, Virdee MS, Palmer CR, et al: Targeted left ventricular lead placement to guide cardiac resynchronization therapy: the TARGET study: a randomized, controlled trial, *J Am Coll Cardiol* 59:1509-1518, 2012.
6. Kronborg MB, Albertsen AE, Nielsen JC, et al: Long-term clinical outcome and left ventricular lead position in cardiac resynchronization therapy, *Europace* 11:1177-1182, 2009.
7. Linde C, Leclercq C, Rex S, et al: Long-term benefits of biventricular pacing in congestive heart failure: results from the MUltisite STimulation In Cardiomyopathy (MUSTIC) study, *J Am Coll Cardiol* 40:111-118, 2002.

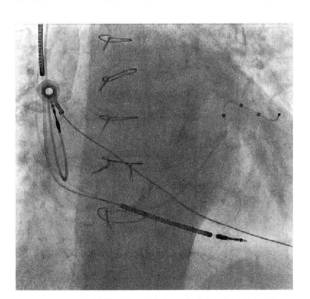

图 37-7 造影前后位显示左心室电极的最终位置

心血管磁共振在缺血心肌的瘢痕负荷和分布评估中的作用

Jagdesh Kandala and Theofanie Mela

孙静平 译

例 1

年龄	性别	职业	诊断
63 岁	男性	商人	急性冠状动脉综合征

病史

患者为 63 岁，男性，因发作性胸部不适来急诊就诊。患者认为胸部不适感为"肌肉疼痛"，可辐射到上颈和双臂，伴有刺痛感，疼痛与深呼吸无关。最近他发现在轻度活动后有呼吸困难，与胸部不适无关。否认端坐呼吸、阵发性夜间呼吸困难、足部水肿和意识丧失。

1 年前，患者被诊断为冠状动脉疾病，左冠状动脉前降支近端阻塞性狭窄 95%，需要植入裸金属支架。他的左心室射血分数（LVEF）为 38%，心电图显示左束支阻滞（LBBB）形态。病史包括：非霍奇金淋巴瘤，接受 9 个月的化疗。大约 4 年前，被诊断出右侧海绵状脑膜瘤，接受立体定向放射治疗并成功治愈。同年，接受经尿道前列腺电切术治疗良性前列腺增生症。患者现在因抑郁症、焦虑和甲状腺功能减退症接受治疗。患者已结婚 35 年，有两个孩子已成年。他感到工作有压力，不吸烟，社交时饮酒。在化疗期间，他使用大麻（marijuana）。患者有两个姐妹，分别于 16 岁和 42 岁时死于不明原因的心肌病；有一个侄女于 38 岁时被诊断为心肌病，最终需要心脏移植。

目前用药

左旋甲状腺素（levothyroxine）：175mcg，每天
美托洛尔（metoprolol）：25mg，每天两次
安非他酮（bupropion）：150mg，每天两次，治疗抑郁症
缬沙坦（valsartan）：160mg，每天一次

氢氯噻嗪（hydrochlorthiazide）：12.5mg，每天
阿托伐他汀（atorvastatin）：40mg，每天
劳拉西泮（atorvastatin）：40mg，每天三次，治疗焦虑症
唑吡坦（zolpidem）：5mg，每天睡前（对失眠）
阿司匹林（aspirin）：325mg，每天

目前症状

患者目前症状有胸闷不适 2 周，劳力性呼吸困难，运动耐力降低。检查发现，患者不超重，无任何明显的困扰，体温 36.8℃（98.2 ℉），室温下的氧饱和度为 99%。神经系统检查无局限性。

体格检查

血压/心率：147/80mmHg/54bpm
颈静脉：无颈静脉怒张
肺/胸：劳力性呼吸困难，运动耐力降低，呼吸频率为每分钟 18 次，无爆裂声、干啰音或哮鸣音
心脏：心率正常，心音正常，在胸骨左缘有 1/6 全收缩期杂音，没有心包摩擦音或奔马率
腹部：软，无压痛，无足部水肿

实验室数据

血红蛋白 13.7g/dl
血细胞比容：38.4%
总白细胞计数：6200cells/mm³
血小板计数：164×10³/μl

钠:135mmol/L

钾:3.9mmol/L

氯化物:104mmol/L

肌酐:1.2mg/dl

肌酸激酶:88units/ml

碳酸氢盐:24mmol/L

N-末端脑利钠肽:258ng/ml

血尿素氮:30mmol/L

肌酸激酶心肌束缚:2.9%

肌钙蛋白 I 和 T:阴性

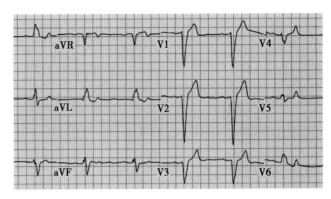

图 38-1　基础心电图显示:窦性心动过缓,左束支传导阻滞,以及一度房室传导阻滞

心电图

心电图显示窦性心动过缓,心率 55bpm,一度房室传导阻滞(PR 间期为 210 毫秒),与 1 个月前的心电图比较,左束支传导阻滞无改变。QRS 波持续时间为 164 毫秒。未提示缺血的 ST-T 改变(图 38-1)。

胸片

后前位和侧位胸片显示:吸气不足,轻度心脏扩大,没有浸润或渗出的证据(图 38-2)。

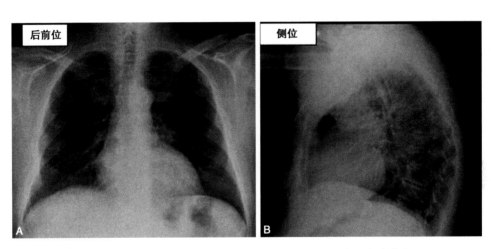

图 38-2　后前位和侧位胸片显示:无充血性变化,没有浸润或渗出

评论

患者的胸部不适和劳力性呼吸困难与之前的冠状动脉疾病有关,考虑为急性冠状动脉综合征。令人欣慰的是最初的心肌标志物均为阴性。最重要的是,患者没有急性心力衰竭。

超声心动图

经胸超声心动图显示:二尖瓣、主动脉瓣、三尖瓣、肺动脉瓣功能正常。左心室弥漫性功能减退,伴有节段性差异,室间隔和心尖最差。左心室射血分数进一步降低到 32% ,8 个月以前为 38% 。

评论

患者被收入心脏监护病房。一系列的心肌酶和心电图检查显示无急性心肌梗死的证据。

运动试验

患者能够完成锝单光子发射计算机断层心肌灌注扫描(SPECT)。运动试验因为发生 2:1 房室传导阻滞和低血压而终止。SPECT 灌注成像显示在前壁和室间隔有固定的灌注缺损。左心室扩张显示弥漫性收缩功能障碍。

心导管

随后的冠状动脉造影显示,无阻塞性冠状动脉病的证据。左前降支近端有一个开通的裸金属支架。右冠状动脉动脉、左主干、左旋支有轻微管腔不规则,无梗阻性病变。

心脏磁共振成像

钆喷酸葡胺对比增强和不增强的心脏磁共振(CMR)成像显示:没有心肌水肿的证据。延迟钆增强成像显示,在左心室前壁的中段、前侧和侧壁的心尖段心内膜下有与瘢痕一致的征象。瘢痕的范围约为左心室总重量的2%(图38-3)。

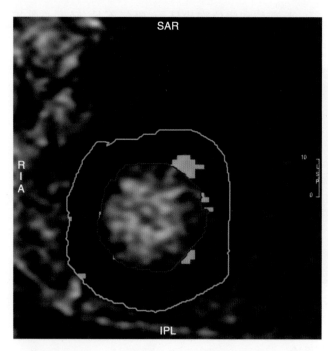

图38-3　例1. 心脏磁共振延迟钆增强成像提示,左心室前壁的中段、前侧和侧壁的心尖段心内膜下有与瘢痕一致的征象。估计瘢痕的范围约为左心室总重量的2%

最后诊断

患者的最终诊断为缺血和非缺血混合性心肌病。

临床重点问题与讨论要点

问题

降低此患者心脏性突然死亡风险的最好治疗策略是什么?

讨论

患者有心肌病,LVEF为32%,有与冠状动脉疾病有关的左束支传导阻滞以及心力衰竭NYHA Ⅱ级。此外,患者有传导系统疾病,表现为Ⅰ度房室传导阻滞,心电图显示左束支阻滞(LBBB)形态,运动时发生莫氏2型房室传导阻滞,提示有房室结或结下病变。此外,患者有心肌病和心源性猝死的家族史。总体而言,患者发生心源性猝死的风险高,符合为一级预防心源性猝死,植入心律转复除颤器(ICD)的指征[7]。

因为有心动过缓、相对低血压,增加药物治疗量是不可行的选择,特别是拮抗剂的用量。植入心脏起搏器将允许增加β受体阻滞剂的剂量,但不能解决心源性猝死的风险。此患者的左室射血分数低、由于左束支传导阻滞导致心肌收缩不同步和QRS波群宽都符合心脏再同步化治疗的指征。因此,最好的治疗策略是植入双心室自动除颤转复器(CRT-D)。

问题

进一步检查是否有助于决策过程?

讨论

患者的心肌病严重,不是单纯冠状动脉疾病可以解释的,与特发性扩张型心肌病或结节病或化疗所致心肌病共存的可能性高。心脏磁共振(CMR)成像不仅对评估心脏基质有更好的分辨率,也可确定瘢痕的量与部位。已证明,延迟增强CMR(DE-CMR)或延迟钆增强(LGE-CMR)可识别和准确量化瘢痕。CMR心肌标记可以执行径向应变分析,可识别心肌收缩不同步的区域。平衡对比心脏磁共振(CMR)可评估弥漫性心肌瘢痕,也能够评估冠状静脉解剖,有助于确定植入左心室导线的合适分支。此外,心脏磁共振是确定左心室功能和容量的金标准。

患者的诊断为混合性缺血性和非缺血性心肌病与房室结传导系统疾病。

问题

在此患者,影响心脏再同步治疗效果的因素是什么?

讨论

此患者有左束支传导阻滞,QRS 波群宽(>150 毫秒),心房颤动,置入左心室电极最佳部位是左心室侧壁的基底段,预测将有好的临床反应和左心室重构逆转[8]。通常,缺血性心肌病患者从心脏再同步治疗的获益少于非缺血性心肌病的患者[8]。此现象被归因于心肌的存活率和心肌瘢痕的程度[8]。但是,此患者心肌瘢痕的负荷仅为左心室总质量的 2%,基于心脏磁共振的结果,确定的瘢痕距我们选择的左心室起搏部位较远。

治疗计划

为此患者制定的治疗计划是植入 CRT-D。建立起搏后,进一步优化药物治疗。

介入治疗

植入双腔 ICD 系统并将左心室电极经静脉植入左心室侧壁基底段的位置(图 38-4)。右心室电极的位置是在间隔的心尖段。

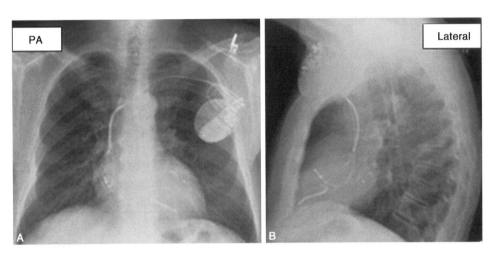

图 38-4　例 1. 胸片显示左心室电极位于左心室侧壁基底段

结果

患者对心脏再同步治疗反应良好,运动能力改善,6 分钟步行试验(6MWT)能走 1560 英尺。而在 CRT 之前,他仅能走 1060 英尺。明尼苏达心脏衰竭生活问卷调查的得分为 43 分,CRT 之前是 48。6 个月后的经胸超声心动图检查显示,LVEF 改善至 48%,并有良好的左心室重构逆转,左心室舒张末期内径从 6 个月前的 45mm 减少到 42mm,收缩期内径从 37mm 减少到 30mm。

例 2

年龄	性别	职业	诊断
64 岁	男性	教师	急性冠状动脉综合征

病史

患者为 64 岁,男性,因劳力性气短和持续两天的胸部压迫感到急诊室就诊。患者在用力后出很多汗,然而他否认有恶心、呕吐、头晕和心悸。他有冠状动脉旁路移植(CABG,5 支血管)史。大约 9 年后,患者接受了生物二尖瓣置换术。四年前,患者因胃炎导致胃肠道出血。此外,患者有慢性肾脏病Ⅲ期。

目前用药

氢氯噻嗪(hydrocholorothiazide):12.5mg,每天
赖诺普利(Lisinopril):2.5mg,每天
速尿(furosemide):20mg,每天
阿托伐他汀(atorvastatin):20mg,每天

胺碘酮(amiodarone):200mg,每天
阿替洛尔(atenolol):50mg,每天
吉非罗齐(gemfibrozil):600mg,每天
阿司匹林(aspirin):81mg,每天

体格检查

血压/心率:125/76mmHg/62bpm
呼吸频率:18 次/分
体温:37.3℃(99.2 ℉)
血氧饱和度:99%(室温)
身高/体重:180cm/105kg
颈静脉:无颈静脉怒张
肺/胸:清晰
心脏:心率、心音正常,没有杂音,没有心包摩擦音或奔马律
腹部:软,无压痛
四肢:足部有水肿
神经系统:无异常

实验室数据

血红蛋白 14.9g/dl
白细胞计数:10 700cells/mm²
血细胞比容:43.4%
平均红细胞体积:88fl
血小板计数:209×10³/μl
钠:141mmol/L
钾:5.3mmol/L
氯化物:108mmol/L
碳酸氢盐:24mmol/L
肌酐:2.9mg/dl
肌酸激酶:88U/ml
血尿素氮:34mg/dl
N-末端脑钠肽前体:15 776pg/ml
肌酸激酶心肌束缚:2.9%
肌钙蛋白 I 和 T:阴性

心电图

心电图显示:房颤,心率62bpm,心室内传导延迟—QRS 波持续时间为 129 毫秒(图 38-5)。有数次室性早搏。

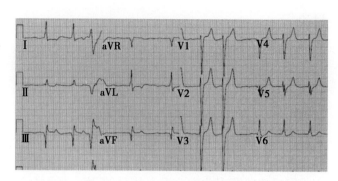

图 38-5　例 2. 心电图显示房颤和非特异性心室传导延迟

胸片

便携式胸部影像显示:心脏中度扩大。胸腔的左侧有中量积液。

超声心动图

二尖瓣为生物瓣,位置与瓣叶运动正常。左心室扩张,收缩功能受损,左室射血分数为 31%。左心室下壁薄,回声增强提示下壁有瘢痕。估测右室收缩压为 28mmHg。

评论

患者被诊断为急性冠状动脉综合征收入监护病房(ICU)治疗。随后的心脏生物标志物均为阴性。他接受了心肌灌注成像,因为肾功能受损,不愿意接受心脏导管造影。

运动试验

核素⁹⁹ᵐTc-sestamibi 运动心肌显像(SPECT)显示:在休息和负荷时,左心室的下壁基底、中段和下壁心尖段有固定的灌注缺损。下壁无运动或运动减弱,没有可逆性缺血的证据。LVEF 为 28%。

心脏磁共振成像

心脏磁共振(CMR)和钆喷酸葡胺延迟增强成像显示:左心室的下壁有透壁梗死,主要在心尖段,基底和中段有部分透壁梗死(图 38-6)。严重左心室收缩功能不全。估计瘢痕的范围为左心室总体质量的 12.3%。

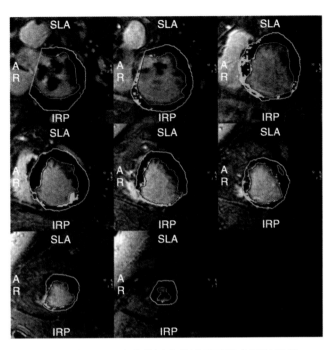

图 38-6　例 2. 心脏磁共振成像显示下壁广泛性瘢痕。心肌瘢痕范围为左心室总体质量的 12.3%

问题

如何解释例 1 和例 2 对心脏再同步化治疗反应的差异？

讨论

例 2 患者对心脏再同步化治疗的反应并非最佳。虽然活动水平可能提高，左心室射血分数可能有轻度改善，超声心动图可发现左心室重构逆转的证据。此外，他的临床结果也低于所期望的改善。患者因充血性心力衰竭和室性心律失常住院治疗。患者对心脏再同步化治疗的反应不佳的可能原因是由于缺血性心脏病，瘢痕量较大，左室导线所在的位置有瘢痕，QRS 波群相对窄（129 毫秒）和非特异性心室内传导延迟。此外，患者瘢痕负担的水平为左心室总体质量的12.3%。在一项有 137 例转到医院植入 ICD 的患者的研究中，钆延迟增强心脏磁共振成像（DE-CMR）被用来评估瘢痕的负担。研究发现，心肌瘢痕占左心室质量 5% 以上的患者的心脏不良事件发生率增加了 5 倍[5]。图 38-3 和图 38-6 显示两例患者瘢痕负荷的对比。此外，例 2 患者的左心室导线位于侧壁的中段，其中有部分瘢痕组织，而例 1 的左心室导线位于侧壁的中段，此处是远离瘢痕的节段。在左心室起搏电极区有瘢痕可能会导致无效起搏，而不能起到再同步的作用。一项随机对照试验（TARGET study）的结果显示，左心室电极位于远离有瘢痕区可改善临床的结果[10]。所有这些因素都可能是例 2 对心脏再同步化治疗反应不佳的可能原因。

问题

心肌瘢痕部位或心肌瘢痕的负荷量哪个更重要？

讨论

瘢痕的负荷和瘢痕的位置日益被认可为患者对心脏再同步化治疗反应的重要因素。从理论上讲，瘢痕负荷量大意味着存活的心肌较少，改善心肌收缩的可能性较低。Ypenburg 和其同事一项 34 例患者的研究[15]报告显示，钆延迟增强心脏磁共振成像评估的瘢痕负荷、空间范围和透壁性瘢痕量与接受 CRT 6 个月后的左室收缩末期容积的变化之间呈反比关系。在一项针对 190 例缺血性心肌病患者的研究中[2]，用铊-201心肌灌注成像测定瘢痕负荷，总评分 <27 的患者左室射血分数的改善高于总评分 ≥27 的患者。在缺血性和非缺血性心肌病和肥厚心肌病的患者中，瘢痕的负荷对心脏再同步化治疗的疗效都有不利的影响。在213 例缺血性和非缺血性心肌病患者的研究中，作者报道瘢痕负荷高的患者（CMR 评估 >22%）LVEF 的改善低于瘢痕负荷较低（<22%）的患者。在这项研究中，左心室瘢痕的位置不是 CRT 疗效的显著预测因子[14]。然而，此项研究中，只有 11% 的左心室电极位于瘢痕部位。相反，在其他研究中发现，瘢痕组织的解剖节段性位置对 CRT 反应有不利影响。Bleeker 和同事报道[3]左心室后侧壁段的瘢痕、LVEF、左心室收缩末期容积和 QRS 波群的宽度与临床预后差相关，虽然此研究的样本量要小得多，只有 40 例。在类似的研究中，如果左心室电极位于有瘢痕的阶段或后侧壁有瘢痕的患者，心力衰竭住院率和死亡率较高[5]。

目前的证据主要来自小样本的研究（表 38-1），强调了瘢痕负荷、节段性瘢痕的部位及左室导联的位置与瘢痕组织关系的重要性。瘢痕的负荷和位置对选择更好的病人和改善对 CRT 的无反应率有重要的作用。在植入 CRT-D 之前，有必要用最合适的成像方法进一步研究，以评估瘢痕部位和负荷及其对结果的影响。此外，因为左心室起搏电极在瘢痕组织区域无效，在植入设备的过程中，避免将左心室起搏电极放入有瘢痕组织的区域。

表 38-1 有关心肌瘢痕对心脏再同步化治疗反应影响的研究

研究	患者特征	瘢痕评估	结论
Mele et al[12] 2009	71 例缺血性心肌病患者	超声心动图	瘢痕段数较高并较接近起搏电极的部位,对 CRT 的反应差
Adelstein et al[1] 2007	50 例缺血性心肌病患者	心肌灌注显像	SPS 评分较高、瘢痕密度大、左心室电极附近有瘢痕者 CRT 无效的可能性高
Ypenburg et al[15] 2007	34 例缺血性心肌病患者	钆延迟增强心脏磁共振成像	总的瘢痕负荷与 CRT 疗效呈负相关
Delgado et al[6] 2011	397 例缺血性心肌病患者	DE-CMR 斑点跟踪径向应变分析	左心室电极部位有瘢痕是预测对 CRT 疗效不佳的因素
Adelstein et al[2] 2011	190 例缺血性心肌病患者	铊-201 SPECT 心肌灌注显像	瘢痕负荷高(SRS>27)与 CRT 疗效不佳相关
Chalil et al[5] 2007	62 例缺血性心肌病患者	钆延迟增强心脏磁共振成像	后侧壁有瘢痕和起搏电极的部位有瘢痕是预测 CRT 疗效的独立因子
Jansen et al[9] 2008	57 例缺血性+非缺血性心肌病	心脏磁共振成像	左心室收缩的同步性比瘢痕更重要
Ypenburg et al[15] 2007	51 例缺血性心肌病患者	铊-201 SPECT 心肌灌注显像	瘢痕组织的程度及接近左心室电极的位置影响 CRT 的疗效
Birnie et al[4] 2009	49 例缺血性+非缺血性心肌病	铷氟-18-氟脱氧葡萄糖 PET	在全心和室间隔的瘢痕组织程度类似的患者中,侧壁瘢痕少的患者 CRT 疗效好
Bleeker et al[3] 2006	40 例缺血性心肌病患者	心脏磁共振成像	后侧壁瘢痕与 CRT 反应差相关
Riedlbauchova et al[13] 2009	66 例缺血性心肌病患者	心肌灌注显像	在瘢痕或缺血或冬眠心肌部位,瘢痕的负荷和左心室电极部位与 CRT 的反应无关

DE-CMR,延迟增强 CMR;PET,正电子发射断层显像;SPECT,单光子发射计算机断层扫描;SRS,休息评分;SPS,灌注总评分

最终诊断

此患者的最终诊断为缺血性心肌病,心力衰竭 NYHA Ⅱ ~ Ⅲ级,左心室收缩不同步,QRS 波群宽,慢性肾功能不全。

评论

患者因进行性缺血性心肌病导致呼吸困难加重。由于没有心肌缺血的客观证据,他日益恶化的症状可能是由于渐进性左心室重塑和收缩不同步所致。心脏再同步化治疗(CRT)可能有助于纠正不同步及逆转左心室重构。

介入治疗

植入 CRT-D 后的胸片显示左心室电极位于左心室后侧位的中部。

结果

植入 CRT 装置六个月后,患者的症状有轻度改善。他的左室射血分数从 21% 提高到 28%,6 分钟步行试验从 720 英尺进步到 1080 英尺,主观症状有轻微改善。在 CRT 装置植入前,明尼苏达生活质量评分生活为 30 分,六个月后为 24 分。在 6 个月随访时的超声心动图显示:左心室舒张末期内径为 74mm,左心室收缩期内径为 63mm,而在 CRT 之前分别为 71mm 和 63mm。在 CRT 植入术后的数月内,他因心动过速和充血性心力衰竭恶化两次住院。

参考文献

1. Adelstein EC, Saba S: Scar bruden by myocardial perfusion imaging predicts response to cardiac resynchronization therapy in ischemic cardiomyopathy, *Am Heart J* 153:105-112, 2007.
2. Adelstein EC, Tanaka H, Soman P, et al: Impact of scar burden by single-photon emission computed tomography myocardial perfusion imaging on patient outcomes following cardiac resynchronization therapy, *Eur Heart J* 32:93-103, 2011.
3. Bleeker GB, Kaandorp TA, Lamb HJ, et al: Effect of posterolateral scar tissue on clinical and echocardiographic improvement after cardiac resynchronization therapy, *Circulation* 113:969-976, 2006.
4. Birnie D, DeKemp RA, Ruddy TD, et al: Effect of lateral wall scar on reverse remodeling with cardiac resynchronization therapy, *Heart Rhythm* 6:1721-1726, 2009.
5. Chalil S, Foley PW, Muyhaldeen SA, et al: Late gadolinium enhancement-cardiovascular magnetic resonance as a predictor of response to cardiac resynchronization therapy in patients with ischaemic cardiomyopathy, *Europace* 9:1031-1037, 2007.
6. Delgado V, van Bommel RJ, Bertini M, et al: Relative merits of left ventricular dyssynchrony, left ventricular lead position, and

myocardial scar to protect long-term survival of ischemic heart failure patients undergoing cardiac resynchronization therapy, *Circulation* 123:70-78, 2011.

7. Epstein AE, Dimarco JP, Ellenbogen KA, et al: ACC/AHA/HRS 2008 Guidelines for device-based therapy of cardiac rhythm abnormalities, *Heart Rhythm* 5:e1-62, 2008.

8. Goldenberg I, Moss AJ, Hall WJ, et al: Predictors of response to cardiac resynchronization therapy in the Multicenter Automatic Defibrillator Implantation Trial with Cardiac Resynchronization Therapy (MADIT-CRT), *Circulation* 124:1527-1536, 2011.

9. Jansen AH, Bracke F, van Dantzig JM, et al: The influence of myocardial scar and dyssynchrony on reverse remodeling in cardiac resynchronization therapy, *Eur J Echocardiogr* 9:483-488, 2008.

10. Khan FZ, Virdee MS, Palmer CR, et al: Targeted left ventricular lead placement to guide cardiac resynchronization therapy: the TARGET study: a randomized, controlled trial, *J Am Coll Cardiol* 59:1509-1518, 2012.

11. Klem I, Weinsaft JW, Bahnson TD, et al: Assessment of myocardial scarring improves risk stratification in patients evaluated for cardiac defibrillator implantation, *J Am Coll Cardiol* 60:408-420, 2012.

12. Mele D, Agricola E, Galderisi M, et al: Echocardiographic myocardial scar burden predicts response to cardiac resynchronization therapy in ischemic heart failure, *J Am Soc Echocardiogr* 22:702-708, 2009.

13. Riedlbauchova L, Brunken R, Jaber WA, et al: The impact of myocardial viability on the clinical outcome of cardiac resynchronization therapy, *J Cardiovasc Electrophysiol* 20:50-57, 2009.

14. Xu YZ, Cha YM, Feng D, et al: Impact of myocardial scarring on outcomes of cardiac resynchronization therapy: extent or location? *J Nucl Med* 53:47-54, 2012.

15. Ypenburg C, Schalij MJ, Bleeker GB, et al: Impact of viability and scar tissue on response to cardiac resynchronization therapy in ischaemic heart failure patients, *Eur Heart J* 28:33-41, 2007.

预测心脏再同步化治疗反应的困难

Silvia Pica, Claudia Raineri, and Stefano Ghio

孙静平 译

年龄	性别	职业	初步诊断
46 岁	男性	工程师	扩张型心肌病

病史

患者于 40 岁时被诊断为重症肌无力,当时无心脏病的症状。直到 2009 年 1 月,患者开始出现劳力性呼吸困难,并由于充血性心力衰竭住院治疗。超声心动图检查显示患者有严重的左心室扩张和功能障碍,住院期间开始用利尿剂和血管紧张素转换酶抑制剂治疗,治疗后患者的病情好转。

为进一步诊断和优化治疗,患者住入我院。

评论

文献中已有关于重症肌无力与巨细胞性心肌炎关系的描述。巨细胞性心肌炎是一种严重的自身免疫性疾病,已证明在受影响患者的血清内有抗心肌抗体,而且经常与其他自身免疫性疾病,如系统性红斑狼疮、甲状腺炎、多发性肌炎和重症肌无力相关。虽然对巨细胞性心肌炎的发病机制了解很少,但其整体机制包括:对在胸腺的心脏抗原产生自敏化作用,产生自反应性的 T 细胞,刺激 B 细胞,产生心脏自身抗体,以及心肌坏死。这些抗体包括:抗肌联蛋白,抗兰尼碱,抗 α 肌动蛋白,抗肌动蛋白,以及抗肌球蛋白。

目前用药

卡托普利(captopril):25mg,每天三次
速尿(furosemide):50mg,每天一次
地高辛(digoxin):0.125mg,每天一次
坎利酸钾(potassium canrenoate):25mg,每天一次
华法林(warfarin):2.5mg,每天一次
泮托拉唑(pantoprazol):40mg,每天一次
溴吡斯的明(pyridostigminebromide):60mg,每天一次
泼尼松(prednisone):12.5mg,隔日一次

评论

由于重症肌无力,禁忌用 β 受体阻滞剂。

目前症状

患者即使做最轻的活动也有劳累性呼吸困难(NYHA Ⅲ级)。

体格检查

血压/心率:85/55mmHg/70bpm
身高/体重:182cm/51kg
颈静脉:无颈静脉怒张
肺/胸:无杂音,无充血的迹象
心脏:规律的第一(S1)和第二(S2)心音,无杂音
腹部:腹部正常,有肠蠕动
四肢:温暖,脉搏正常
体表面积:1.7m²

评论

患者没有肺部或全身充血的临床体征。

实验室数据

血红蛋白:15.9g/dl

血细胞比容:46.98%

平均红细胞体积:86.9fl

血小板计数:193×10³/μl

钠:134mEq/L

钾:3.8mEq/L

肌酐:1.07mg/dl

血尿素氮:46mg/dl

心电图

发现

心电图(ECG)显示窦性心律,完全性左束支传导阻滞(图39-1)。

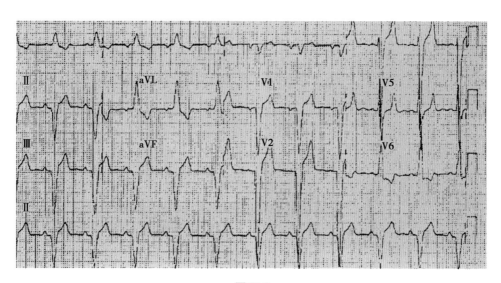

图 39-1

评论

心电图明确提示有接受心脏再同步治疗(CRT)的指征。

超声心动图

发现

超声心动图显示左室舒张末期内径为70mm,收缩末期内径为68mm,二尖瓣环径为36mm,隆起长度为14mm,受束缚区域的面积为4cm²(图39-2)。

评论

此患者有严重的左心室扩张和功能障碍,二尖瓣乳头肌束缚和二尖瓣环的扩张(见图39-2)。

发现

超声心动图显示左室舒张末期容积指数为

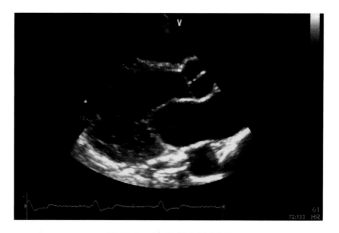

图 39-2 胸骨旁长轴切面

178ml/m²,左室收缩末期容积指数为149ml/m²,左室射血分数(LVEF)为16%,功能性的二尖瓣反流++/++++。

评论

图39-3显示了严重的左心室扩张和功能障碍。

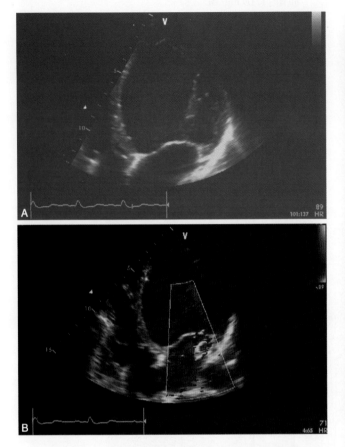

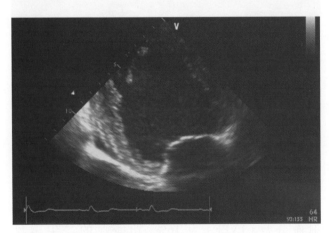

图 39-3 A. 心尖四腔心切面;B. 二尖瓣关闭不全

评论

图 39-3 和图 39-4 显示了严重的左心室扩张和功能障碍。

图 39-4 心尖二腔心切面观

发现

斑点追踪径向应变分析显示后壁节段收缩的时间较前间隔延迟 300 毫秒(图 39-5)[3]。

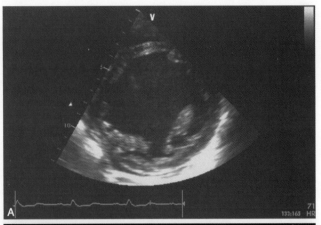

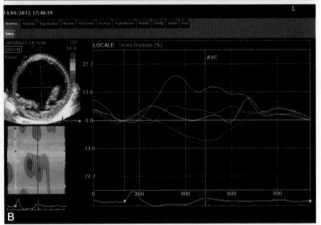

图 39-5 A. 在乳头肌水平短轴切面;B. 斑点追踪径向应变分析

评论

没有室间隔闪动的证据。测量主动脉瓣和肺动脉的收缩前期,计算出左右心室间的收缩延迟时间大于 40 毫秒(图中未示出)。组织多普勒分析(图中未示出)指示侧壁的基底段和室间隔基底段收缩时间的延迟大于 65 毫秒。

磁共振成像

发现

磁共振成像(MRI)显示左心室舒张末期容积为 435ml,左心室舒张末期容积指数为 242ml/m²,左心室收缩末期容积为 374ml,左室收缩末期容量指数为 208ml/m²,LVEF 为 14%,左心室重量为 165g(原文为 ml,译者纠正),右心室舒张末期为 206ml,右心室舒张末期的容量指数为 114ml/m²,右心室收缩末期容积为 157ml,右心室收缩末期容量指数为 87ml/m²,右心室的射血分数为 24%,左心室的质量与容量的比值为 0.37(图 39-6)。

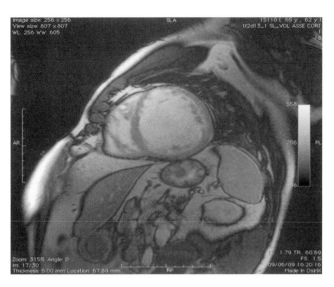

图 39-6 稳态自由进动成像。从左心室基部到心尖的短轴切面

评论

　　该患者有严重的双心室功能障碍,左心室质量与体积之比低(是高度心脏重塑的标记)(见图 39-6)。

发现

　　MRI 的延迟增强量化是 0ml。

评论

　　MRI 检测没有看到纤维化(图 39-7 和图 39-8)。

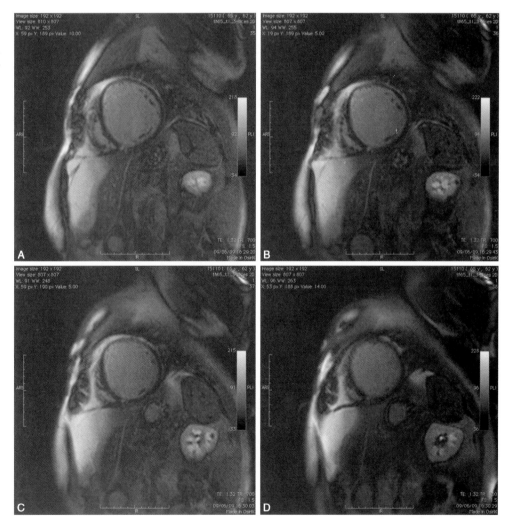

图 39-7 延迟钆(钆喷酸葡胺 0.15 毫摩尔/千克)增强图像。左心室从基部到心尖的短轴切面

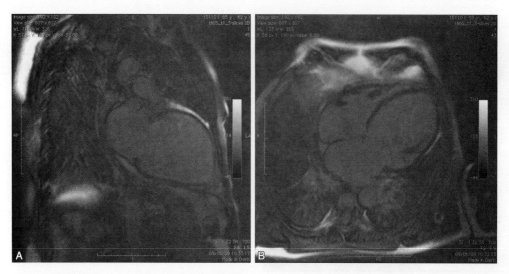

图 39-8 **A.** 延迟钆增强的长轴两腔心切面；**B.** 延迟钆增强的长轴四腔心切面

超声心动图多巴酚丁胺负荷试验

发现

多巴酚丁胺负荷量为 20mcg/(kg·min)时的超声心动图显示：左室舒张末期容积为 295ml，左室舒张末期体积指数为 173ml/m²，左室收缩末期容积为 243ml，左室收缩末期体积指数为 143ml/m²，左室射血分数为 18%（图 39-9，图 39-10）。

评论

与基础影像对比，在正性肌力药刺激后，左心室的容积有轻度减小，但收缩力没有显著的改善。侧壁基底段的收缩力有轻度改善（图 39-9）。

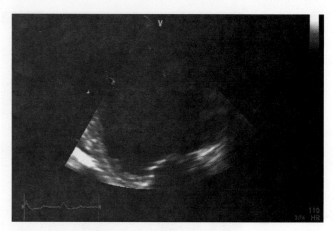

图 39-10 多巴酚丁胺负荷量为 20mcg/(kg·min)时心尖二腔心切面

发现

与基础影像对比，下壁和前壁的收缩力没有显著改善。

评论

正性肌力药的刺激后，下壁和前壁的收缩力没有显著改善（图 39-10）[1]。

发现

斑点跟踪的径向应变分析发现，后壁节段收缩时间较前室间隔延迟 289 毫秒，提示有显著的左心室不同步。看到室间隔有闪动的现象。在多巴酚丁胺负荷量为 20mcg/(kg·min) 时，患者的血压是 100/80mmHg。

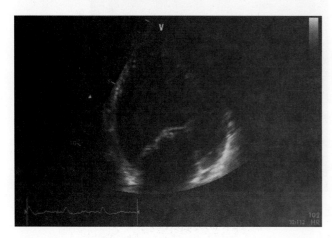

图 39-9 多巴酚丁胺负荷量为 20mcg/(kg·min)时心尖四腔心切面

评论

正性肌力药的刺激使左心室收缩的不同步显著加重(图 39-11)[2,3]。

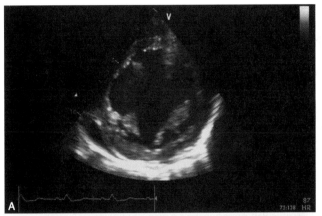

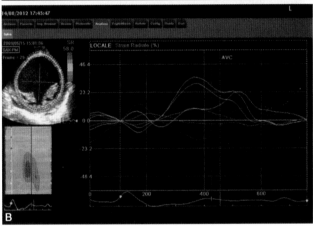

图 39-11 **A.** 多巴酚丁胺负荷量为 20mcg/(kg·min)时,乳头肌水平的短轴切面;**B.** 多巴酚丁胺负荷中,斑点追踪的径向应变分析

心导管

在右心导管,毛细血管楔压为 7mmHg,肺动脉压(收缩/平均/舒张压)为 20/10/5mmHg,右心房压力为 4mmHg,心脏指数(热稀释法)是 2.29L/(min·m²)。

发现

第一次住院期间的冠状动脉造影检查提示冠状动脉正常。

评论

心肌活检并没有显示急性心肌炎,特别是巨细胞性心肌炎的特征。

临床重点问题与讨论要点

问题

根据左心室不同步性分析的结果,是否可预测此患者对 CRT 的反应?

讨论

此患者有显著的室间和室内的收缩不同步的表现,特别是室间(机械延迟大于 40 毫秒)和室内的不同步(斑点追踪径向应变分析发现,后壁节段的收缩较前间隔延迟的时间大于 130 毫秒。组织多普勒分析,侧壁节段的收缩时间较间隔的收缩延迟大于 65 毫秒)。因此,根据大量的文献资料及此患者的研究结果,可以肯定地预测患者对 CRT 将有良好的反应。

问题

根据心脏磁共振(CMR)成像的数据是否可以预测患者对 CRT 的反应?

讨论

此患者没有延迟增强的现象,此结果支持有存活的心肌。因此,可预测此患者 CRT 将有积极的反应。然而,CMR 提供的其他信息发现,病人的左心室质量与容量之比很低,此现象被认为是严重左心室功能不全的标志(即"心肌病太重而对 CRT 无反应")。CMR 的信息不一致。

问题

根据多巴酚丁胺负荷试验数据,如何预测此患者对 CRT 的反应?

讨论

多巴酚丁胺只能轻度增加左心室的收缩力,提示心肌的存活率较低,可能对 CRT 的反应为负面。然而,在多巴酚丁胺负荷试验过程中,观察到多巴酚丁胺明确地使心室收缩的不同步性加重。因此即使多巴酚丁胺负荷试验的数据也很难一致。

最后诊断

患者最终诊断为原发性扩张型心肌病。决定植入心脏再同步化(和抗心动过速)装置。

治疗计划

为此患者的治疗计划是植入 CRT 除颤器（CRT-D）。

结果

在植入 CRT 除颤器 6 个月后，患者的心功能为 NYHA II 级。超声心动图显示：射血分数（15%）没有改善，但左心室舒张末期和收缩末期容积指数略有减少，（分别从 178 到 166ml/m^2，7%；从 148 到 142ml/m^2，4%）。根据收缩末期容积的减少，此患者对 CRT 无反应（有反应的定义是收缩末期容积至少减少 15%）。

然而，在植入 CRT 除颤器 6 个月后，心室的形状清楚地从球形变成更细长的外观。二尖瓣环直径减少到 31mm（以前是 36mm），隆起长度为 11mm（以前是 14mm），束缚区域的面积为 3cm^2（以前是 4cm^2），二尖瓣关闭不全为微量（相反，以前至少是中量）。

评论

此患者的情况说明的第一个重要事实是，没有一个单一的技术或单一参数可以准确预测对 CRT 的反应。不同技术的信息往往不一致，最好的临床方法是将通过几种方法获得的心肌收缩不同步的信息与心肌基质机械的信息结合，认真负责地对待 CRT 在心力衰竭中的应用。

第二重要的是，不仅是预测患者对 CRT 的反应困难，而且也不能将反应简单化地定义为阳性或阴性。据文献资料显示，最普遍接受的定义是经 CRT 后心室收缩末期容积减少大于 15% 为积极的反应。

此定义在此患者也不适用，因为患者的主观症状有改善（从 NYHA III 级到 II 级），但心室收缩末期容积的减少没有达到定义的改善水平，这可以被认为是安慰剂效应。但是，患者左心室形态的改变与二尖瓣关闭不全的减少确实有助于临床的改善。

参考文献

1. Muto C, Gasparini M, Peraldo Neja C, et al: Presence of left ventricular contractile reserve predicts midterm response to cardiac resynchronization therapy: results from the LOw dose DObutamine Stress-Echo Test in Cardiac Resynchronization Therapy (LODO-CRT) trial, *Heart Rhythm* 7:1600-1605, 2010.
2. Rocchi G, Bertiniv M, Biffi M, et al: Exercise stress echocardiography is superior to rest echocardiography in predicting left ventricular reverse remodelling and functional improvement after cardiac resynchronization therapy, *Eur Heart J* 30:89-97, 2009.
3. Suffoletto MS, Dohi K, Cannesson M, et al: Novel speckle-tracking radial strain from routine black-and-white echocardiographic images to quantify dyssynchrony and predict response to cardiac resynchronization therapy, *Circulation* 113:960-968, 2006.
4. White JA, Yee R, Yuan X, et al: Delayed enhancement magnetic resonance imaging predicts response to cardiac resynchronization therapy in patients with intraventricular dyssynchrony, *J Am Coll Cardiol* 48:1953-1960, 2006.

频发性室性期前收缩的处理

David L. Hayes and Samuel J. Asirvatham

胡作英 译,孙静平 校

年龄	性别	职业	初步诊断
83 岁	男性	退休军人	心脏再同步化治疗无效

病史

患者 83 岁,男性,12 年前因间歇性的高度房室传导阻滞安装了双腔起搏器。在双腔起搏器植入术后的最初几年里,患者一般情况良好,但在 79 岁时出现充血性心力衰竭的症状。患者初次住院期间就被发现左心室收缩功能显著下降,左室射血分数(LVEF)为 34%,超声心动图显示左心室室壁运动减退。药物负荷试验显示下壁有非特异性的变化,因而进行冠状动脉血管造影检查,却未发现明显的冠状动脉病变,因此被诊断为原发性扩张型心肌病。患者开始服用血管紧张素转换酶抑制剂、β 受体阻滞剂、利尿剂、低剂量阿司匹林和降脂药等药物治疗。经 5 天住院治疗,患者心力衰竭症状缓解出院。在随后的 3 个月里,经当地医生逐步调整药物剂量,疗效显著,患者恢复积极的生活方式,并经常出国旅行。

患者于 81 岁时开始出现轻度劳累性呼吸困难,偶发夜间阵发性呼吸困难。经药物调整后,症状缓解并在门诊随访。他的左室射血分数轻度改变,为 32%。

11 个月后,患者的心力衰竭症状显著,再次入院,超声心动图显示左室射血分数仅为 26%。动态心电图监测显示频发室性早搏,在 24 小时的心搏次数中,室性早搏约占 25%。

患者的医师考虑通过进一步优化药物治疗心力衰竭好转的可能性很小,故转入我院,目的是将双腔起搏器升级为心脏再同步化治疗。转院后的初期评估时,患者药物治疗方案似乎很理想。复习患者最近的超声心动图、原始的测量和观察指标。起搏器测试显示患者为起搏器依赖,12 导联心电图可见频发的室性早搏,心脏听诊也可闻及早搏。与患者沟通了病情,并告知患者起搏器升级后理论上可以改善左心功能、减少室性早搏发生。如果室性早搏并没有减少,就需要服用抗心律失常药物和(或)电生理检查找到确切的室性早搏触发部位后,进行射频消融术。

患者认真考虑 CRT-D 升级的可能获益或风险后,接受起搏器升级为 CRT-D。旧的心室起搏电极导线被废弃和覆盖。旧心房起搏电极导线连接于新的 CRT-D 脉冲发生器。植入了新的右心室除颤电极导线和冠状静脉窦的左室电极导线。除颤阈值为 14 焦耳。

植入后胸部 X 线片见图 40-1。出院时起搏器测试提示起搏和感知阈值良好,并可监测到从植入到测试时的心律情况,发现持续的频发室性早搏、连发、三联律,但没有放电事件。"室性早搏触发反应"程控为"开"以维持双室刺激。患者于起搏器升级数日后出院,回到当地心脏科继续就诊。

手术后的几个月里,患者认为周围水肿不明显,但总体上并没有太大的改善。他继续国际旅行,并想在海拔水平很高的地方住 5 个月。他刚抵达目的地,心衰症状就加重,急忙返回,刚到家就发生了严重的劳累性呼吸困难。因为回到海拔较低的地区,心力衰竭症状略有改善。

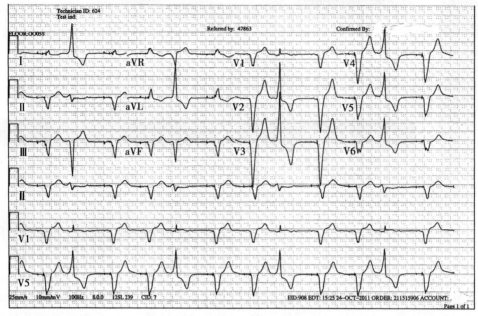

24-oct-2011 15：13：37

男性,84岁

心室率：76BPM
PR间期：80ms
QRS间期：130ms
QT/QTc：450/506ms
P-R-T轴：*−39 166

双腔电子起搏器
室性早搏
QT间期延长
与11-nov-2010的心电
图相比,无明显变化

图 40-1

当地心脏专科医生给他添加了螺内酯,怀疑冠状静脉内的左室电极导线可能脱位,将他转入我院以评估 CRT-D 系统。

再次行胸部 X 线和超声心动图检查,对比术后和当前的胸片,左室电极导线位置没有改变,起搏和感知功能良好。但真正的双室起搏百分比仅仅为51%。12 导联动态心电图监测,40% 心室起搏为心室融合或室性早搏,80% 室性早搏的形态一致。

室性早搏百分比高和有效的双心室起搏百分比低无疑会导致 CRT 无效,如何处理此种情况?

目前用药

卡维地洛(carvedilol):25mg,每天两次

呋塞米(furosemide):20mg,每天两次

赖诺普利(lisinopril):20mg,每天,必要时加服奈普生(naproxen)2 片

肠溶阿司匹林(enteric-coated aspirin):81mg,每天

目前症状

患者容易疲倦,表现为劳累性呼吸困难,在海拔

高地区严重,在海拔低地区较轻。

体格检查

血压/心率:102/64mmHg/64bpm

身高/体重:183cm/99.7kg

颈静脉:体位 20 度时,颈静脉扩张

肺/胸:双肺少许湿啰音

心脏:第一心音和第二心音正常,胸骨左缘上部 2/6 级收缩期血流杂音,无舒张期杂音,无抬举样心尖搏动

腹部:超重,无脏器肿大,无可触及的肿块,肠鸣音正常,腹主动脉不可触及

四肢:凹陷性水肿 1+,足背动脉难以触及,腘动脉 2/2,股动脉 4/4

实验室数据

血红蛋白:13.6g/dl

血细胞比容:41.8%

平均红细胞体积:88.9fl

血小板计数:113×10³/μl

钠:143mmol/L

钾:4.3mmol/L

肌酐:1.1mmol/L

血尿素氮:22mg/dl

N-末端脑钠肽前体:2865pg/ml

心电图

心电图显示双室起搏、室性早搏和 QT 间期延长,

与以前的心电图比,无明显改变(见图 40-1)。

胸片

胸部 X 线:与以前的胸片比较没有明显的变化,可见右心房、右心室、冠状静脉窦电极和植入性心脏除颤仪(图 40-2)。心脏大小在正常范围。肺纹理在正常高限内,基底段可见小量瘢痕。

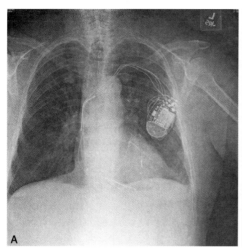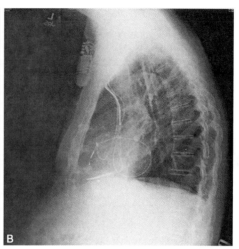

图 40-2

超声心动图

超声心动图提示左心室轻至中度增大,左心室收缩功能中度至重度减退,左室射血分数为 32%,左心室弥漫性运动减弱。起搏心律导致某些节段运动异常(没有具体描述节段区域)。有二尖瓣中至重度反流,三尖瓣中至重度反流,部分反流是由于通过三尖瓣的电极导线所致,双心房中至重度扩张。这些结果符合中度肺动脉高压的表现。与 2010 年 11 月超声心动图的报告比较,本次检查显示心脏节律规则,预期心脏磁共振定量更精准(见既往报告)。然而,心脏磁共振未发现明显变化。无三尖瓣反流。逐张对比影像。右心室收缩压增高。

临床重点问题与讨论要点

问题

室性早搏形态是否影响 CRT 疗效?

讨论

室性早搏形态可反映心律失常的起源。例如,这位患者的室性早搏形态呈左束支传导阻滞、下轴形态和正向同向性,提示早搏起源于右室游离壁基底部。

理论上,起源于游离壁的室性早搏可能与高度的心脏不同步和心功能恶化有关。然而,众多研究提示,此种作用即使有,与室性早搏的频率相比,所起的作用也极小[2]。

如果起搏器感知右心室导联的事件或感知起源于左室游离壁的室性早搏,室性早搏触发的心脏起搏可能发生在心室不应期结束时,则可能促发心律失常。然而,这种情况非常少见。

问题

每天多少次室性早搏可能导致 CRT 无效?

讨论

通常,CRT 优化治疗所推荐的 CRT 发起的双室起搏需超过 95%,任何室性早搏都会抑制双心室起搏。室性早搏本身可能引起心肌病和心力衰竭。特别是

每天超过 20 000 次室性早搏的患者,射频消融或药物治疗室性早搏可能提高心室功能。[1]

室性早搏可能持续抑制一个以上的起搏。如果室性早搏后的心室后心房不应期延长,导致其后的窦性波脱落。甚至如果仍有自身通过房室结的传导,传导的 QRS 可能宽,此种传导下来的心搏等于是另一次室性早搏,导致接下来的窦性心搏发生心室后心房不应期(特别是当通过房室结下传的自身心律的间隔时间长),这种现象反复发生就会影响 CRT 疗效。

频发的室性早搏可能被起搏器程控的双腔起搏百分比误读。一些心搏可能表现为融合或假性融合波,并被计数为起搏心律,然而心室却是通过室性早搏复极。

问题

是否可鉴别室性早搏是由心肌病本身所致还是因为心力衰竭加重所致?

讨论

心肌病所引起的室性早搏通常为多形态性。形态多变的室性早搏提示原发性电活动异常,这种异常可能导致心肌病,必须治疗。

同时可能存在的问题是,治疗室性早搏是否可提高 CRT 起搏率和改善心肌功能。可以适当地使用短效抗心律失常药物,比如胺碘酮。如果室性早搏被抑制后患者症状明显改善,需要考虑更确切地治疗措施,如射频消融术。

最后诊断

此患者的最后诊断是由于频发室性早搏引起双心室起搏不足导致 CRT 无效。

治疗计划

与患者讨论的处理方案包括,使用药物控制早搏和射频消融异位兴奋点。患者希望避免再次手术,选择药物治疗。

介入治疗

患者开始每天服用胺碘酮 200mg,建议 3 ~ 4 个月重复检测一次动态心电图。

结果

4 个月后进行了一次动态心电图检查。Holter 报告提示心率波动范围在 72 至 116 次/分。室性早搏约占总心率的 9%。而患者以前的动态心电图显示早搏的百分比约为 40%。现在双室的起搏率增加到 90%,患者的活动耐量有轻到中度提高,乏力减轻。

参考文献

1. Bhushan M, Asirvatham SJ: The conundrum of ventricular arrhythmia and cardiomyopathy: which abnormality came first? *Curr Heart Fail Rep* 6:7-13, 2009.
2. Del Carpio Munoz F, Syed FF, Noheria A, et al: Characteristics of premature ventricular complexes as correlates of reduced left ventricular systolic function: study of the burden, duration, coupling interval, morphology and site of origin of PVCs, *J Cardiovasc Electrophysiol* 22:791-798, 2011.
3. Mullens W, Grimm RA, Verga T, et al: Insights from a cardiac resynchronization optimization clinic as part of a heart failure disease management program, *JACC* 53:765-773, 2009.

心脏收缩调制对心脏再同步化治疗无效患者的疗效

Jürgen Kuschyk, Susanne Roeger, and Martin Borggrefe

汤喆 译,杨兴生 校

年龄	性别	职业	初步诊断
53 岁	男性	退休	扩张型心肌病,心功能为 NYHA Ⅲ ~ Ⅳ级

病史

患者 53 岁,希腊籍,男性,1996 年确诊为扩张型心肌病,左室射血分数中到重度减低,造影排除了冠心病。心功能为美国纽约心脏病协会分级(NYHA)Ⅱ级,已接受 β 受体阻滞剂和血管紧张素转换酶抑制剂治疗。心血管风险因素包括高血压、2 型糖尿病和持续吸烟。家族史中无心肌病或心源性猝死。他有轻型地中海贫血(血红蛋白正常),甲状腺功能低下和慢性胃炎。

患者于 2001 年 9 月被确诊为霍奇金淋巴瘤Ⅲ期,累及纵隔、颈淋巴结及脾脏。在放疗后,接受改良的 BEACOPP 化疗方案——博来霉素、依托泊苷、多柔比星(阿霉素)、环磷酰胺、长春新碱、丙卡巴肼、甲基苄肼和泼尼松(bleomycin, etoposide, doxorubicin (Adriamycin), cyclophosphamide, oncovin-vincristine, procarbazine, and prednisone),因为心脏的状况,未应用心脏毒性的蒽环类药物。因糖尿病加重,开始用胰岛素治疗。

在其后的几年内,患者在肿瘤科定期随诊,影像学的检查排除了淋巴瘤的复发。在此期间,心脏超声和临床评估心脏情况稳定。

患者于 2009 年 2 月因心衰入院,静脉用利尿剂治疗。磁共振成像显示左室射血分数为 20%,左室舒张末期内径为 81mm。心电图显示窦性心律,左束支传导阻滞,QRS 综合波宽为 128 毫秒。建议患者植入双心室复律除颤器(CRT-D),但是被患者拒绝。

其后 2 年,尽管强化了心衰的药物治疗,患者健康状况继续恶化。2011 年 2 月,患者因休息时有进行性的呼吸困难入院。胸片显示有胸腔积液。冠脉造影显示冠脉双支病变,其中前降支阻塞。当时状况不可能进行经皮冠状动脉介入治疗。心脏磁共振显示左室射血分数为 11%(图 41-1)。与 2009 年相比,心电图无明显变化,显示窦性心律、左束支传导阻滞、QRS 综合波宽为 130 毫秒,在 V5 和 V6,QRS 综合波起点到 R 波峰值的时间为 60 毫秒(图 41-2)。2011 年 2 月,经患者同意后,植入双心室同步除颤复律器。心房电极(Flextend 2, Boston Scientific, Natick, Mass.)放置于右心耳,右心室电极(Endotak Reliance SG, Boston Scientific)放置于右心室心尖部,左室电极(Acuity Steerable, Boston Scientific)置于冠状静脉窦的后侧静脉。三个电极都有良好的阻抗、起搏和感知阈值。起搏设置参数如下:DDD 起搏模式,追踪频率 60 ~ 130bpm,起搏的房室间期为 130 毫秒,双心室同时刺激,心室间(VV)延迟为 0 毫秒,左心室尖到左心室环的左心室电极组态。在其后的几个月内,尽管起搏率达到稳定的 95% ~ 98%,患者的活动能力基本没有改善。

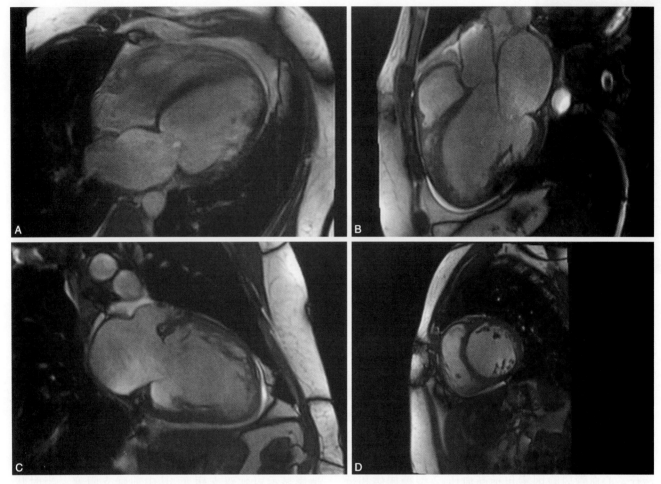

图 41-1 2011 年 2 月的心脏磁共振检测:**A.** 四腔心切面;**B.** 三腔心切面;**C.** 两腔心切面;**D.** 短轴切面

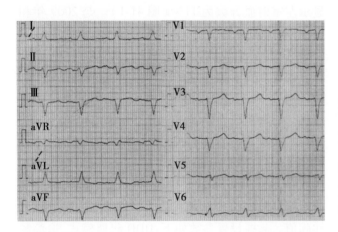

图 41-2 2011 年 2 月的心电图,在双心室心律转复除颤器植入前

2011 年 8 月,患者的疲乏和呼吸困难进一步加重。植入式心脏复律除颤器(ICD)显示心房电极异常。右室和左室电极的阻抗值、起搏和感知阈值稳定。胸片显示 Twiddler 综合征(图 41-3),右心房的电极退回到左锁骨下静脉。患者承认他经常触摸和旋转除颤装置。在复位手术中,发现起搏器被绕其

轴线旋转 18 次。将起搏器重新定位,并成功修正了右心房电极。

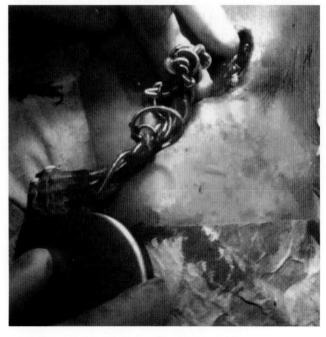

图 41-3 在复位手术中,发现除颤装置绕其轴线旋转了 18 次

2012 年 2 月,患者因心衰和休息时呼吸困难再次入院。踝部水肿,胸腔积液。起搏除颤器检测没有发现明显的室性或室上性心动过速。再次给予静脉利尿剂治疗。

虽然治疗后心功能达到代偿的水平,但患者仅走几米后就出现呼吸困难。Minnesota 心力衰竭生活质量问卷 21 项规模评分为 79 分。N-末端脑钠肽(N-tBNP)达到 12.067ng/L。运动试验显示,当运动量为 40 瓦特时,最大吸氧量减到 10.7ml/(kg·min)。

该患者的药物治疗、症状、体格检查、实验室检查和心脏超声检查见以下讨论。2012 年 3 月,为患者植入了 Optimizer Ⅲ 装置(Impulse Dynamics, Stuttgart, Germany),其结果将在下面详细讨论。

目前用药

阿托伐他汀(atorvastatin):40mg,每天
卡维地洛(carvedilol):37.5mg,每天
拖拉塞米(torsemide):40mg,每天
螺内酯(spironolactone):12.5mg,每天
依那普利(enalapril):7.5mg,每天
奥匹哌醇(opipramol):50mg,每天
泮托拉唑(pantoprazole):20mg,每天
合成胰岛素(mixed insulin):30U,每天
阿司匹林(aspirin):100mg,每天

目前症状

患者在轻度活动后感到呼吸困难及疲乏。

体格检查

血压:120/70mmHg
心率:80 次/分
身高/体重:178cm/86kg
颈静脉:颈静脉怒张
肺/胸:胸腔积液
心脏:窦性心律,无杂音
腹部:腹软,无触痛
四肢:踝部无水肿

实验室检查

血红蛋白:12.7g/dl
血细胞比容:41%
红细胞平均体积:82.7fl
血小板计数:$107\times10^3/\mu$l
血钠:143mval/L 或 3289g/L
血钾:3.7mmol/L
肌酐:1.54mg/dl
血尿素氮:77mg/dl

心电图

发现

窦性心律,心率正常,左束支传导阻滞,QRS 综合波宽为 128 毫秒,V5 和 V6 导联 QRS 波起点到 R 波峰值时间为 60 毫秒。(图 41-2)

发现

双心室起搏信号。(图 41-4)

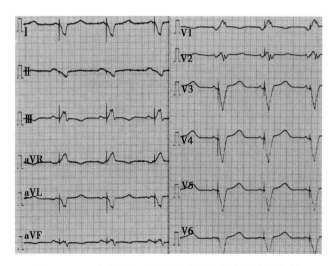

图 41-4　双心室植入式心脏复律除颤器刺激起搏信号

发现

在 3 个心动周期后,是 Optimizer Ⅲ 起搏的高振幅 QRS 波。(图 41-5)。

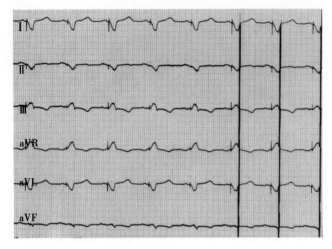

图41-5 3个心动周期后是 Optimizer III 起搏的高振幅 QRS 波

胸片

发现

图41-6 的上方箭头显示右心房的电极退回到左锁骨下静脉；下方的箭头显示，由于经常转动除颤器导致电极紧紧地盘绕。右心室电极仍在右室心尖部，冠状静脉窦电极仍在后侧静脉，位置良好。

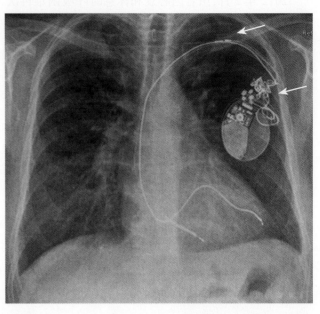

图41-6 2011 年 8 月，双心室心脏复律除颤器植入后 6 个月的胸片

发现

植入 Optimizer III 几小时后的胸片可见心脏扩大（图41-7，A）。随访的胸片可见心脏明显缩小（图41-7，B）。

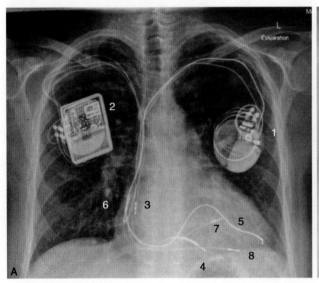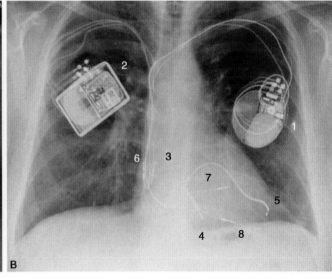

图41-7 **A.** 患者于 2012 年 3 月植入 Optimizer III 后的胸片；**B.** 患者于 2012 年 7 月植入 Optimizer III 4.5 个月后随访的胸片。将可见到的部件标为 1~8，以便更清晰地识别

在胸片上可见:①双心室 ICD 的发电机;②Optimizer Ⅲ 设置;③CRT-D 的心房电极;④CRT-D 心室电极位于右心室的心尖部;⑤冠状静脉窦电极位于后侧静脉内;⑥Optimizer Ⅲ 系统的心房感知电极;⑦Optimizer 系统 Ⅲ 刺激心室上部的电极;⑧Optimizer 系统 Ⅲ 刺激心室下部的电极。

运动试验

2012 年 2 月,植入 Optimizer Ⅲ 装置前的运动负荷试验显示,运动量为 40W 时,最大吸入氧流量为

10.7ml/(kg·min)。由于呼吸困难和双下肢疼痛,运动负荷试验提前终止。

超声心动图

发现

2012 年 2 月,心脏超声显示左室射血分数严重降低(10%~14%)。胸骨旁长轴切面图(图 41-8,A)可见左房和左室重度扩大,左室长轴切面的 M 型超声图(图 41-8,B)可见室间隔和后壁无运动。

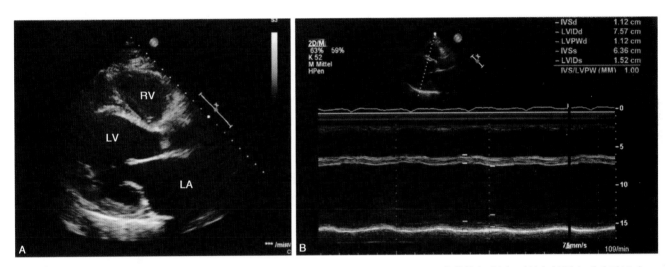

图 41-8 **A.** 胸骨旁长轴切面,可见左房和左室重度扩大;**B.** 左室长轴切面的 M 型多普勒超声图,可见室间隔和后壁无运动

心脏磁共振成像

心脏磁共振成像显示左室射血分数严重降低(11%),左室舒张末期容量为 375ml(184ml/m²),左室收缩末期容量为 335ml(164ml/m²),射血量为 41ml,室间隔厚 7mm,左室舒张末期内径为 81mm(图 41-1)。造影剂显示室间隔的中部到心尖部穿壁性延迟增强。

心导管

2011 年 2 月的心导管结果显示:心输出量为 4.4L/d;心脏指数为 2.1L/d。平均右房压为 14mmHg;右室收缩压为 61mmHg,右室舒张压为 21mmHg;肺动脉收缩压为 59mmHg,肺动脉舒张压为 34mmHg,平均肺动脉楔压为 44mmHg。心脏造影显示双支冠脉病变,其中左前降支次全闭塞,回旋支狭

窄 80%,右冠脉细小。左室造影示射血分数为 10%。

临床重点问题与讨论要点

问题

心脏再同步化治疗的适应证是什么?哪些病人可能获得最好的临床效果?

讨论

在有心衰、房室传导阻滞和室内传导阻滞的患者中,心脏再同步化治疗已经成为标准的治疗方法[5]。

对于有症状的心衰(NYHA Ⅲ 和 Ⅳ 级),射血分数小于或等于 35% 以及有室内传导阻滞,QRS 综合波≥120 毫秒的患者[3,5],在应用药物的基础上,进行双心室同步起搏治疗可以显著减少患者的再入院率和死亡率。最近的数据表明,对于心衰症状较轻的患者,

例如 NYHA Ⅱ级的患者,再同步化治疗后,也可获得良好的疗效[7]。

不幸的是,有 40% 的患者对再同步化治疗无反应。亚组的分析表明,QRS 综合波>150 毫秒的患者,将获得最好的临床疗效[7]。多数 QRS 综合波窄的患者对再同步化治疗无反应。

此患者在接受心脏再同步化治疗之后,临床症状并没有改善。2012 年 2 月,患者双心室起搏率达到95% ~ 97%,但他的症状仍加重至 NYHA Ⅳ级。因此,此患者是心脏再同步化治疗无效的典型病例。

问题

对于 CRT 无反应的患者,还有什么治疗方法?

讨论

欧洲心脏病协会指南指出,对于持续性严重心力衰竭症状的患者,可以考虑心脏移植(如符合资格)或者左室辅助装置(LVAD)植入术。指南指出也可以考虑使用地高辛治疗。但是,心脏移植需要等待很长时间,而左室辅助装置并不是患者希望的治疗,也不是适用于所有患者的方法。除此之外,唯一批准的(在欧洲联盟)和可用于治疗心力衰竭的方法是心脏收缩调制(cardiac contractility modulation,CCM)。

问题

是否有关于心脏收缩调制疗效的临床数据?

讨论

目前,有两个多中心、随机对照临床试验的结果。

FIX-CHF-4 研究

此研究是在欧洲进行的双盲、双交叉研究,录入164 例心衰患者(射血分数 < 35%,NYHA Ⅱ 或 Ⅲ级)[2]。研究的首要终点事件是需氧峰值的改变和Minnesota 心衰患者生活质量评分为标准的生活质量的改善。次级终点事件包括 NYHA 心功能分级和六分钟步行试验。接受心脏收缩调制之后,患者的首要终点和次要终点都有显著改善。同时,研究也证明心脏收缩调制治疗是安全的。

FIX-CHF-5 研究

此研究是在美国进行的前瞻性随机对照临床研究[6]。该研究验证了心脏收缩调制治疗更长时间(1年)的安全性和有效性。428 例心衰患者(NYHA Ⅲ 和

Ⅳ级,射血分数<35%,窄 QRS 波)被随机分到了心脏收缩调制治疗组和未进行心脏收缩调制治疗组。研究表明,心脏收缩调制治疗是安全的。在所有患者中,心脏收缩调制治疗显著提高了最大吸入氧流量、Minnesota 心衰分级法的生活质量和 NYHA 心功能分级。但是并没有改善作为首要终点的通气无氧阈值。但在射血分数≥25% 和 NYHA Ⅲ级的患者中,作为亚组人群,经分析有 50% 的患者达到了首要终点[1]。

两组研究的讨论

在两个研究组的人群中,都有窄 QRS 综合波的患者,因此都没有植入 CRT 的适应证。然而,FIX-CHF-4组的患者中,有一部分是 NYHA Ⅱ ~ Ⅲ级且包括小部分 QRS 综合波>130 毫秒的患者。而此患者为 NYHA 心功能Ⅳ级,宽 QRS 综合波,并已经植入 CRT 装置。因此这两个研究的数据并不适用于评估本患者的情况。

问题

目前,是否有关于 CRT 无反应患者用 CCM 治疗结果的临床数据?

讨论

目前,对 CRT 无反应患者使用 CCM 治疗结果的了解还很少。还没有关于在此类非常重的患者用此治疗的随机研究数据发表。目前的数据主要是个案报告和在一系列病例首次应用此技术的经验[4,8]。Naegele 及其同事发表了一项包括 16 例心功能 NYHAⅢ和Ⅳ级患者的研究,主要研究对于心衰植入 CRT 治疗无反应的患者,在没有其他可供选择的方法时,CCM治疗的可行性。在 CCM 治疗和 CRT 系统之间,没有观察到电的干扰,并且发现在 CRT-D 装置没有发放不充分或者是不适当的电击。然而,死亡率和临床不良事件的发生率仍很高。

需要关于 CCM 治疗的长期临床研究结果以澄清CCM 治疗对于 CRT 无反应患者的疗效。目前,FIX-CHF-12 研究正在进行中以评估 CRT 联合 CCM 治疗的患者的临床随访结果。

对于此患者,决定 CRT 治疗的基础上加用 CCM治疗是由于患者心力衰竭的症状持续性加重及生活不能自理和社会隔离的孤立感导致日益加重的反应性抑郁症。提供该治疗方案时,尽管已告知要同时在心脏植入 6 个电极和 2 个起搏器,有可能引起感染和机械风险的问题,患者仍然立即同意接受

手术。

最终诊断

患者对 CRT 治疗无反应。

治疗计划

计划为患者植入 Optimizer Ⅲ 装置。

介入治疗

患者于 2012 年 3 月植入了 Optimizer Ⅲ 装置。在 CCM 植入过程中，为了防止不适当的电击，CRT-D 装置的室速监测功能被关闭。在右锁骨下区做小切口，在肌肉下做一个口袋。静脉穿刺后，三个标准螺旋起搏电极通过锁骨下静脉植入。一个电极放置在右心房，用于感知右心房活动（Tendril ST，58cm，St. Jude Medical，St. Paul，Minn.）。另外两个电极（Tendril ST 1888，65cm，St. Jude Medical）放置在右心室间隔。图 41-7A，为术后胸片，显示电极的位置；图 41-5 为 CRT 和 CCM 联合治疗后的心电图。

在植入过程中，使用置于左心室的 5-French millar 微压力计导管测试左心室 dP/dt_{max}。开始用 CRT-D 设备程控不同的心室间传导（VV）延迟（$-40 \sim 40$ 毫秒），测定 dP/dt_{max} 从基线水平的变化。与 VV 延迟为 0 毫秒相比，VV 延迟的变化不诱导显著变化。随后进行了单独的左室刺激（刺激通路从左室环到右室线圈）测试，显示 dP/dt_{max} 有轻度增加（6%）。在 Optimizer Ⅲ 装置激活后，与基线水平相比，dP/dt_{max} 增加 18%。

两个装置的运行时间相差可高达 80 毫秒，彼此之间没有交互干扰。程控 Optimizer Ⅲ 装置每天提供 7 小时的治疗。两个室间隔的刺激电极都启动。CCM 信号幅度设定为 5.5V。在最后的随访检查中，装置的检测结果显示，CCM 信号传递率为 98%。

结果

最近的临床随访检查是在植入 Optimizer Ⅲ 4 个月之后。患者自述体力有了很大的改善。在日常活动中不再出现呼吸困难，之前的持续性疲乏也消失。目前，呼吸困难仅出现在强度大的活动时，心功能从 NYHA Ⅲ～Ⅳ 级提高到 Ⅱ 级。精神状态也有了稳定的改善。复测 Minnesota 心衰评分，下降至 29 分，较治疗前减少了 50 分。心脏超声检查显示，左室射血分数提高到 25%，左室舒张末期和收缩末期内径也明显减小（在胸骨旁长轴，二尖瓣瓣尖水平测量分别为 69mm 和 58mm）。

2012 年 5 月，患者的 N-末端脑利钠肽（NT-proBNP）也降至 3028ng/L。同期随访的运动试验显示，在 70W 运动量时，最大吸入氧流量增加到 13ml/（kg·min），未出现呼吸困难。但是由于骨科的问题，运动试验还是提前终止。随访胸片（图 41-7B）显示心脏内径显著缩小。

在病例报告中，总是要考虑患者心衰症状的改善可能是与安慰剂效应相关。此例患者在植入 CRT 治疗后未见临床症状改善，而是在联合用 CCM 治疗后观察到的临床症状明显改善。如果是安慰剂效应，症状的改善应该出现在 CRT 治疗之后。此外，在药物治疗不变的情况下，有多种客观指标（例如：NT-proBNP 的下降、左室内径的缩小、左室射血分数的增高）的改善也可解释此患者症状的改善不是安慰剂效应。尽管需要进一步系统的随机研究证明 CCM 治疗的效果，但从目前的证据来看，至少对一部分植入 CRT 治疗无反应的患者，CCM 治疗有效。

参考文献

1. Abraham WT, Nadamanee K, Volosin K, et al: Subgroup analysis of a randomized controlled trial evaluation the safety and efficacy of cardiac contractility modulation in advanced heart failure, *J Card Fail* 17:710-717, 2011.
2. Borggrefe MM, Lawo T, Butter C, et al: Randomized, double blind study of non-excitatory, cardiac contractility modulation electrical impulses for symptomatic heart failure, *Eur Heart J* 29:1019-1028, 2008.
3. Bristow MR, Saxon LA, Boehmer J, et al: Cardiac-resynchronization therapy with or without an implantable defibrillator in advanced chronic heart failure, *N Engl J Med* 350:2140-2150, 2004.
4. Butter C, Meyhofer J, Seifert M, et al: First use of cardiac contractility modulation (CCM) in a patient failing CRT therapy: clinical and technical aspects of combined therapies, *Eur J Heart Fail* 9:955-958, 2007.
5. Cleland JG, Daubert JC, Erdmann E, et al: The effect of cardiac resynchronization on morbidity and mortality in heart failure, *N Engl J Med* 352:1539-1549, 2005.
6. Kadish A, Nademanee K, Volosin K, et al: A randomized controlled trial evaluating the safety and efficacy of cardiac contractility modulation in advanced heart failure, *Am Heart J* 161:329-337, 2011.
7. Moss AJ, Hall WJ, Cannom DS, et al: Cardiac resynchronization therapy for the prevention of heart failure events, *N Engl J Med* 14:1329-1338, 2009.
8. Nägele H, Behrens S, Eisermann C, et al: Cardiac contractility modulation in non-responders to cardiac resynchronization therapy, *Europace* 10:1375-1380, 2008.

对于心脏再同步化治疗无反应患者，病情加重时是否可关闭 CRT？

Mark H. Schoenfeld

汤喆 译，杨兴生 校

年龄	性别	职业	诊断
79 岁	男性	退休	缺血性心肌病，充血性心力衰竭，左束支传导阻滞，曾有心脏骤停史

病史

患者 79 岁，男性，有 2 型糖尿病和高血压病史，吸烟史 46 年，2.5 包/天，有冠心病早发家族史（父亲 61 岁死于心梗）。患者在 1974 年患心肌梗死，并在当时入院，第 3 天由于室颤发生心脏骤停。患者于 1999 年接受冠状动脉血运重建术，四支血管搭桥。2006 年，患者出现心力衰竭，超声心动图示下壁和后壁基底段无运动，射血分数为 20%，有中度二尖瓣反流。患者接受了呋塞米、卡维地洛、坎地沙坦和他汀的治疗，但是心衰症状从 NYHA Ⅱ级进展到Ⅲ级，心电图示左束支传导阻滞，QRS 波宽为 120～130 毫秒。考虑该患者可能是符合 CRT 治疗的适应证。门诊行心脏组织多普勒超声心动图证实射血分数为 20%，但并未发现左心室不同步的明确证据。电生理检查中，无论是基线水平还是普鲁卡因激发后，都极易诱发持续的单形性室速。因此，在左头静脉植入了单腔 Medtronic 除颤器。2009 年，患者心脏射血分数提高到 25%。到 2010 年，尽管已接受最佳的药物治疗，患者的心衰症状依然有发展，QRS 波为 140 毫秒，于是决定将原有的除颤器升级到 CRT 系统。左锁骨下静脉仍通畅，可以为放置固定心房电极和冠状窦电极提供通路。静脉造影示冠状静脉解剖受限，只有很少的分支，并且由于糖尿病的影响，大多数冠状静脉都闭锁。有一条比较合理的分支可放置左心室导线，有可接受的起搏阈值而不刺激膈神经。患者起搏的 QRS 波群变窄，但是心力衰竭的症状仍持续。因为妻子去世，患者的抑郁程度加重，并且偶尔饮食过度。房室延迟已进行优化，药物剂量也已用至最大量，还进行了饮食调整，并尽力延长置入的心脏除颤器寿命。1 年后，左心室的电极失活，患者心衰症状继续恶化。

目前用药

卡维地洛（carvedilol）:6.25mg，每天两次

呋塞米（furosemide）:100mg，每天一次

氯化钾片（potassium chloride）:20mEq，每天一次

格列苯脲（glyburide）:2.5mg，每天一次

辛伐他汀（simvastatin）:20mg，每天一次

氨氯地平（amlodipine）:5mg，每天一次

鱼油（fish oi）:1000mg，每天

阿司匹林（aspirin）:81mg，每天

目前症状

患者走 100m 或者上一层楼梯即出现呼吸困难，偶尔发生端坐呼吸。

体格检查

血压/心率:100/65mmHg/70bpm

身高/体重:172.5cm/74kg

颈静脉压:9cmH$_2$O

肺部:双基底部有啰音

心脏:心尖部运动减弱，向双侧扩大，第二心音分

裂,二尖瓣反流杂音(Ⅱ～Ⅳ级),有奔马律

  腹部:腹软,无压痛及反跳痛,肠鸣音活跃,肝在肋缘下两指,跨度 10cm

  四肢:双足水肿 1+

实验室检查

  血红蛋白:14.2g/dl

  血细胞比容:43%

  平均细胞体积:91.7fl

  血小板计数:$180×10^3/\mu l$

  血钠:139mEq/L

  血钾:4.4mEq/L

  血肌酐:1.09mg/dl

  血尿素氮:21mg/dl

心电图

  图 42-1 显示:双心室起搏的窦性心律,心率 66 次/分,起搏 QRS 波群宽 136 毫秒。

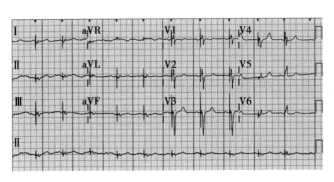

图 42-1

胸片

  植入时的冠状窦静脉造影显示,可选择后心尖支作为放置左心电极的最终位置(图 42-2 和图 42-3)。图 42-4 为另一位患者的胸片,显示置入冠状窦静脉的左心电极更近心尖部位而非在基底部。

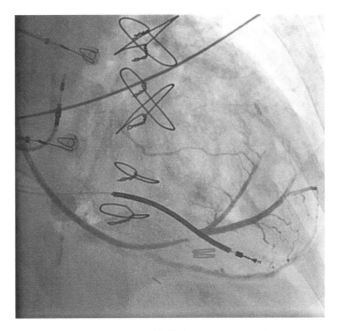

图 42-2

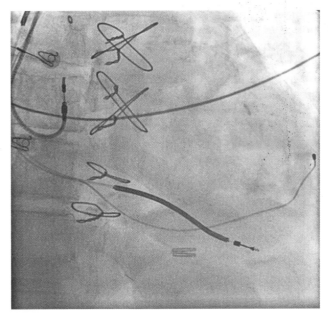

图 42-3

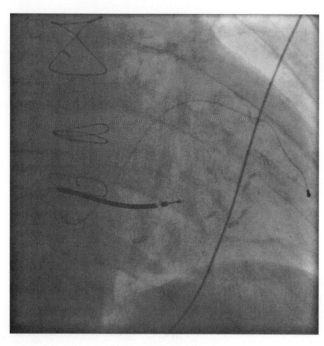

图 42-4

临床重点问题与讨论要点

问题

在接受心脏再同步化治疗的患者中,如何定义为无反应? 在什么时候将患者视为对 CRT 无效?

讨论

已广泛地认识到对心脏再同步化治疗有效和无反应的定义差别很大,不论是用于评估疗效的临床参数(即在 NYHA 心功能分级的变化或因心衰再住院)还是成像标准(即射血分数的变化、不同步或心搏量)和生存期均有不同[1-8]。在对此问题达成普遍共识之前,确定患者对心脏再同步化治疗是有效还是无效是很困难的问题。此患者已经接受最佳的药物治疗,心衰症状依然恶化且射血分数持续降低,可能大多数临床医生会认为患者对 CRT 无反应。但目前并不清楚对于具体患者需观察多长时间才可以定义 CRT 治疗失败,这是一个关键的问题,因为过早停用冠脉窦电极虽然最大限度地减少电流消耗,但可能不能证实对 CRT 的延迟反应。

问题

导致此患者对 CRT 无反应的原因是什么?

讨论

正如前所述,对 CRT 反应的预测指标已经有许多研究,但全面了解这个问题还没有实现。在不同的临床试验提出 LBBB 的 QRS 波宽>150 毫秒时,左心室电极的部位应在基底部(而此患者的左心室电极大部分位于心尖部),以及组织多普勒成像显示没有显著的心室不同步可能都是导致此患者对 CRT 治疗无反应的原因。

问题

对此患者是否还有其他的治疗策略?

讨论

由于患者有糖尿病引起的冠状静脉分支闭锁,只有一根分支足够大可以放置电极,基本没有其他别的冠状静脉分支可作为放置电极的最佳位置。在非常有经验的中心,用介入方法如经皮的静脉扩张提供可用的静脉是合理、可行的方法。用新的四极冠状窦电极可选择电极和位置,但是可能并不适用于该患者。心外膜电极置入是一种替代方法,但更具侵入性,也不能保证它会解决该患者无反应的问题。曾为此患者进行房室延迟的优化,但没有成功。

问题

除了对 CRT 无反应的患者,在何种其他情况下,应使左室电极失活或植入 CRT 时不激活左心室电极?

讨论

如果取出电极并且没有其他放置的稳定位置可供选择,试图用有创性的方法重新植入冠脉窦电极可能有更大的风险。对多个可置放的位置评估后,如果发现左心室的有效起搏位置和可刺激膈神经的位置之间的距离很近,则应该决定失活左室电极。同样适用于左室起搏阈值过高而难以接受的情况。在一些情况下,可以预防性地置入冠脉窦电极,例如在房颤引起的快心室率,需要做房室结消融且导致心脏运动不协调的患者。这样的病例预期行右室起搏的几率很高,可以在放置时不激活左室电极,到需要行冠脉窦起搏时再激活。

最终诊断

该患者对 CRT 无反应,可能因为冠脉窦电极大部分位于心尖部,极少部分位于心基底部,基础的 QRS 波窄,几乎没有基础性机械不同步证据。

治疗计划

对此患者的计划是继续观察到证明对 CRT 无反应后,失活冠状动脉窦电极并继续药物治疗。

干预

程控"关闭"左心室电极的功能,使位于冠状静脉窦的电极失活。

结果

患者有持续心力衰竭的症状和明显的抑郁症。根据心律协会指南对有心脏植入式电子设备患者管理的建议,如果有并存的病变,考虑失活 ICD。

参考文献

1. Chung ES, Leon AR, Tavzzi L, et al: Results of the predictors of response to CRT (PROSPECT) Trial, *Circulation* 117:2608-2616, 2008.
2. Delgado V, Van Bommel RJ, Bertini M, et al: Relative merits of left ventricular dyssynchrony, left ventricular lead position, and myocardial scar to predict long-term survival of ischemic heart failure patients undergoing cardiac resynchronization therapy, *Circulation* 123:70-78, 2011.
3. Fornwalt BK, Sprague WW, BeDell, et al: Agreement is poor among current criteria used to define response to cardiac resynchronization therapy, *Circulation* 121:1985-1991, 2010.
4. Goldenberg I, Moss AJ, Hall WJ, et al: Predictors of response to cardiac resynchronization therapy in the multicenter automatic defibrillator implantation trial with cardiac resynchronization therapy (MADIT-CRT), *Circulation* 124:1527-1536, 2011.
5. Hsing JM, Selzman KA, Leclercq C, et al: Paced left ventricular QRS width and ECG parameters predict outcomes after cardiac resynchronization therapy: PROSPECT-ECG substudy, *Circ Arrhythm Electrophysiol* 4:851-857, 2011.
6. Khan FZ, Virdee MS, Palmer CR, et al: Targeted left ventricular lead placement to guide cardiac resynchronization therapy: the TARGET study: a randomized, controlled trial, *J Am Coll Cardiol* 59:1509-1518, 2012.
7. Knappe D, Pouleur AC, Shah AM, et al: Dyssynchrony, contractile function, and response to cardiac resynchronization therapy, *Circ Heart Fail* 4:433-440, 2011.
8. Singh JP, Klein HU, Huang DT, et al: Left ventricular lead position and clinical outcome in the Multicenter Automatic Defibrillator Implantation Trial-Cardiac Resynchronization Therapy (MADIT-CRT) Trial, *Circulation* 123:1159-1166, 2011.
9. Burger H, Schwarz T, Ehrlich W, et al: New generation of transvenous left ventricular leads: first experience with implantation of multipolar left ventricular leads, *Exp Clin Cardiol* 16:23-26, 2011.
10. Lampert R, Hayes DL, Annas GJ, et al: HRS expert consensus statement on the management of cardiovascular implantable electronic devices (CIEDs) in patients nearing end of life or requesting withdrawal of therapy, *Heart Rhythm* 7:1008-1026, 2010.

阳极刺激的识别

Joseph Y. S. Chan

汤喆 译,杨兴生 校

年龄	性别	职业	诊断
68 岁	男性	退休	缺血性心肌病

病史

患者于 2008 年患非 ST 抬高型心肌梗死,三支血管病变,行经皮冠状动脉成形术获得部分血运重建。2010 年出现房颤和心衰。超声心动图示:左室射血分数为 19%,左室舒张末容积为 146ml,左室收缩末容积为 119ml,QRS 波群宽为 144 毫秒。接受心力衰竭的最佳药物治疗后,心功能仍是 NYHA VI 级。2010 年,患者接受了心脏再同步化(CRT)治疗,右室导联双电极位于右室心尖部,左室导联双电极位于心大静脉后分支,并同时行房室结消融术。随访时,测试设备中发现阳极刺激的阈值在 0.4 毫秒时为 2.0V 电压,仅轻微高于左室导联电极的起搏阈值(在 0.4 毫秒时为 1.5V)。左室电极的输出阈值在 0.4 毫秒时是 3.0V,高于阳极刺激的阈值。没有为患者设置心室间(VV)延迟。六个月随访时,心衰症状改善,到达 NYHA II 级。心电图示左室射血分数增加至 25%,左室收缩末期容积减少到 91ml。

目前用药

氯吡格雷(clopidogrel):75mg,每天一次
辛伐他汀(simvastatin):20mg,每天一次
赖诺普利(lisinopril):10mg,每天一次
卡维地洛(carvedilol):12.5mg,每天两次
阿司匹林(aspirin):80mg,每天一次

目前症状

心衰症状已改善至 NYHA II 级,喜欢以散步为主的轻体力活动,没有出现心绞痛症状。

体格检查

血压/心率:100/70mmHg/70bpm
身高/体重:160cm/68kg
颈静脉:不扩张
肺部:双肺呼吸音清晰
心脏:心尖向侧下移位,无杂音
腹部:腹软,无肿块
四肢:正常

实验室检查

血红蛋白:12.8g/dl
平均红细胞体积:92.8fl
血小板计数:$181 \times 10^3/\mu l$
血钠:138mmol/L
血钾:4.4mmol/L
血肌酐:97mmol/L
血尿素氮:8.6mmol/L

心电图

发现

图 43-1A,为最大输出电压的双心室起搏,导致阳极刺激和三个电极(右心室环形电极,右室电极,左室电极顶端)同时刺激。图 43-1B,为双心室起搏下的阳极刺激阈值,与图 A 三个部位同时刺激的起搏相比,aVL 和 aVR 有轻微的不同。图 43-1C,进一步减弱了左室的输出电量,导致左室夺获的缺失,心电图的形态和单右室起搏基本相同。43-1D,测试单独左室最大输出量起搏,由于右室环的阳极刺激和左室起搏同时进行,心电图和双心室起搏的非常相似。图 43-1E,递减左室输出电量,导致阳极刺激消失,心室电活动从左室起搏电极开始,心电图的形态有明显改变。

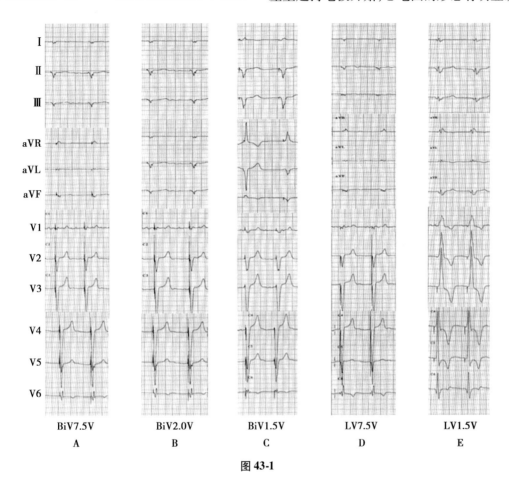

| | BiV7.5V | BiV2.0V | BiV1.5V | LV7.5V | LV1.5V |
| | A | B | C | D | E |

图 43-1

临床重点问题及讨论要点

问题

如何识别 CRT 患者的阳极刺激?

讨论

多数 CRT 装置使用的右室起搏是双极电极,左室起搏是单极或者双极电极。左室电极尖或左室电极环作为阴极,右室电极环作为阳极,有时可以预防对膈神经的刺激或者优化左心室电极的阈值。此种格局下,右室环形电极可以直接夺获心肌组织,导致阳极刺激[1,2,4,5]。阳极刺激通常发生在左心室电极输出量高时[1,2,4,5],12 导联心电图形态的改变证实可通过单独左室起搏(右室电极关闭)增加起搏输出量至高于起搏阈值。在阳极刺激下的心电图形态与同时左、右心室(心室)起搏相同。据报道,78.4% 的病例可发现阳极刺激[2]。在双心室起搏中,当左室电极输出高导致阳极刺激时,可从 QRS 形态变窄证实。仅有 41.4% 的患者可以观察到这种情况[2]。此患者在 aVL 和 aVR 导联观察到非常微妙的变化,当将双心室起搏的左室输出导联电压减为 2.0V 时,阳极刺激消失(见图 43-1)。进一步把左室输出电压减到 1.5V,左室夺获消失,仅见右室夺获波。当使用左室单独起搏时,阳极刺激的消失则更加明显。当双心室起搏时为什么阳极刺激消失，因为右室电极环和尖端离得很近，导致三个电极的刺激，与双心室起搏相比，可能未能引起 QRS 波形态的显著变化。

另一个常见的问题是阳极刺激是否阻碍 CRT 的最优化？在一个小样本量的研究中，46 名为左心室导联尖端和右心室环配置的患者中有 3 例有阳极刺激，而此 3 例患者全对 CRT 无反应[3]。一项用超声心动图评估阳极刺激对血流动力学影响的研究发现，在双心室起搏中，未发现阳极刺激对血流动力学的影响有统计学差异。然而，在两名有阳极刺激的患者中，血流动力学状况恶化[7]。这些研究的样本量都较小，没有得出明确的结论。另一项阳极刺激潜在的缺点是，因为右室电极环（阳极刺激）和左室电极尖同时夺获，消除了心室之间（VV）的延迟。[6]

最后诊断

该患者临床上检测出阳极刺激。其结果是该设备的三个部位同时刺激，患者在接受 CRT 治疗后，在功能级别和左心室逆转重构方面均有良好的反应。

治疗计划

对此患者的计划是启用三个部位的起搏。

参考文献

1. Bulava A, Ansalone G, Ricci R, et al: Triple-site pacing in patients with biventricular device-incidence of the phenomenon and cardiac resynchronization benefit, *J Interv Card Electrophysiol* 10:37-45, 2004.
2. Champagne J, Healey JS, Krahn AD, ELECTION Investigators, et al: The effect of electronic repositioning on left ventricular pacing and phrenic nerve stimulation, *Europace* 13:409-415, 2011.
3. Dendy KF, Powell BD, Cha YM, et al: Anodal stimulation: an underrecognized cause of nonresponders to cardiac resynchronization therapy, *Indian Pacing Electrophysiol J* 11:64-72, 2011.
4. Tamborero D, Mont L, Alanis R, et al: Anodal capture in cardiac resynchronization therapy implications for device programming, *Pacing Clin Electrophysiol* 29:940-945, 2006.
5. Thibault B, Roy D, Guerra PG, et al: Anodal right ventricular capture during left ventricular stimulation in CRT-implantable cardioverter defibrillators, *Pacing Clin Electrophysiol* 28:613-619, 2005.
6. van Gelder BM, Bracke FA, Meijer A: The effect of anodal stimulation on V-V timing at varying V-V intervals, *Pacing Clin Electrophysiol* 28:771-776, 2005.
7. Yoshida K, Seo Y, Yamasaki H, et al: Effect of triangle ventricular pacing on haemodynamics and dyssynchrony in patients with advanced heart failure: a comparison study with conventional bi-ventricular pacing therapy, *Eur Heart J* 28:2610-2619, 2007.

心脏再同步化治疗后仍有显著残留的二尖瓣反流或加重（MitraClip）

François Regoli, Marta Acena, Tiziano Moccetti, and Angelo Auricchio

汤喆 译，杨兴生 校

年龄	性别	职业	诊断
76 岁	女性	退休	心脏再同步化治疗无反应,持续有重度二尖瓣关闭不全

病史

患者 76 岁,女性,有 NYHA Ⅲ～Ⅳ级的心力衰竭,伴重度功能性二尖瓣关闭不全。她已接受最佳的药物治疗,植入式双心室心脏复律除颤器(ICD)[心脏再同步化治疗除颤器(CRT-D)]以及为消除房颤竞争性心律进行房室结消融。四个月前,根据传统的一类适应证——药物难治性症状性心力衰竭(NYHA Ⅲ～Ⅳ),患者接受了 CRT 治疗,因为患者有放疗后心肌病(曾因非霍奇金淋巴瘤接受放疗)并有严重的左室收缩功能障碍(LVEF 为 29%);心电图显示室内传导延迟和左束支阻滞,QRS 波为 130 毫秒。基础心房节律为房颤。除了严重的左室收缩功能不全外,在植入 CRT 前,经胸超声心动图显示左心室扩张(舒张末容积 186ml,收缩末容积 132ml),由于二尖瓣环对称性扩张导致二尖瓣叶闭合不全的重度功能性二尖瓣反流。CRT-D 植入后不久,患者因高心室率的房颤接受了房室结消融术。

CRT 治疗 4 个月后,患者的心衰症状和二尖瓣反流都未得到改善。因此,为患者行经皮二尖瓣夹合术。

目前用药

华法林(acenocoumerol):1mg 调整至国际标准化比值

卡托普利(captopril):10mg,每天

卡维地洛(carvedilol):12.5mg,每天

螺内酯(spironolactone):50mg,每天

拖拉塞米(torsemide):20mg,按体重调整

美托拉宗(metolazone):如果体重超过 50kg,2.5mg,每天

评论

患者服用的是典型的治疗心衰进展期的药物,低剂量的血管紧张素转换酶抑制剂(ACEI)和 β 阻滞剂以及根据体重调整利尿剂的剂量。

目前症状

因为气短,患者不能一次性上 12 级楼梯,心功能为 NYHA Ⅲ～Ⅳ级,不能完成 6 分钟步行试验。

体格检查

血压/心率:90/60mmHg/70bpm

身高/体重:165cm/47kg

颈静脉:颈静脉扩张

肺部:肺中下部有湿啰音

心脏:二尖瓣杂音 3/6 级

腹部:正常

四肢:中度浮肿

实验室检查

血红蛋白:9g/dl

平均细胞体积:73fl

血小板计数:212×10³/μl

血钠:138mmol/L

血钾:3.9mmol/L

血肌酐:113mmol/L

血尿素氮:18mmol/L

评论

考虑患者年龄、临床和实验室数据,用 Seattle 心衰模型[2]计算患者的预期寿命。估测患者的预期寿命很差。估测的平均寿命大约为 2.6 年,1、2、5 年的存活率分别为 69%、48% 和 16%。

心电图

发现

VVI 模式的双心室起搏律,心率 70 次/分(图 44-1),在外周导联的垂直电轴证明 QRS 为 120 毫秒。基础的心房律为心房颤动。

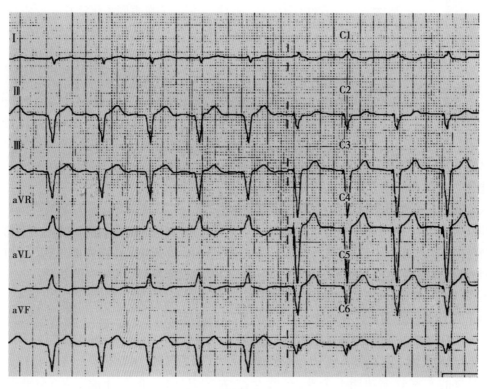

图 44-1

超声心动图

发现

图 44-2A,为二尖瓣夹合术之前的经胸超声心动图,心尖四腔心切面的彩色多普勒。

评论

术前经胸心脏超声显示左心室中度扩张(舒张末期容积为 186ml,收缩末期容积为 132ml)伴重度左室收缩功能不全(LVEF 为 26%)。有严重的功能性二尖瓣关闭不全,同时由于瓣环的对称性扩张导致瓣叶接合不良的中心性反流。瓣叶的形态和运动无明显改变,腱索和乳头肌的解剖学形态完整。二尖瓣关闭不全所致血流动力学的负荷表现为左右双心房扩张、肺动脉压增加、右室运动减弱和 Ⅱ 度三尖瓣关闭不全。

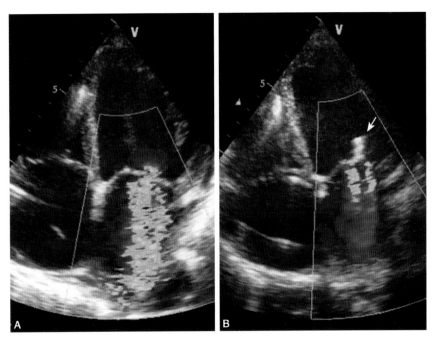

图 44-2 经胸超声心动图

临床重点问题与讨论要点

问题

为何认为该患者适合经皮二尖瓣修补术，而不是外科瓣膜修补术？

讨论

患者是一位很严重的对 CRT 治疗无反应的病例，因为有严重的功能性二尖瓣关闭不全导致持续的心衰症状。根据欧洲评分 II（EuroSCORE II）[3]，估计患者行外科手术治疗的死亡率为 17.8%。对于符合 CRT 治疗适应证的患者，没有前瞻性的、随机的研究证据支持外科手术瓣膜修补术。

关于经皮边对边的二尖瓣成形术——二尖瓣夹合术（MitraClip），有一项多中心、前瞻性纵向研究已经证实该亚组患者的临床效益[4]。该研究已证明，在 CRT 治疗改善临床症状后，仍有血流动力学方面严重的功能性二尖瓣关闭不全的患者，经二尖瓣夹合术治疗，大约有 70% 的患者可使不适当的重构逆转。

问题

何种类型的二尖瓣关闭不全最适合行二尖瓣夹合术？

讨论

功能性二尖瓣关闭不全最适合行二尖瓣夹合术。与原发性二尖瓣关闭不全不同，功能性二尖瓣关闭不全是继发于特发性心肌病或冠心病的左心室扩大和重塑的瓣下结构的严重病变。接受心脏再同步化治疗的患者常常有这些基本情况（心尖和侧壁乳头肌移位和瓣环扩张）和因左心功能不全导致二尖瓣闭合力降低（减少收缩或左心室不同步）。要强调的是，功能性二尖瓣关闭不全的患者的瓣叶和腱索的结构是正常的[5]。除了精确评估二尖瓣关闭不全的程度之外，超声心动图检查（包括经胸和经食管）应评估以下几个方面，为患者进行二尖瓣夹合术——MitraClip 做准备。

1. 是否有潜在心脏疾病导致的二尖瓣瓣环扩张。

2. 二尖瓣的其他解剖结构成分，即瓣叶和腱索的解剖形态的完整性。

3. 二尖瓣关闭不全对其他心腔结构和血流动力学以及肺动脉压的"影响"。

问题

对于有持续的中度至重度二尖瓣关闭不全的患者，什么是从 CRT 植入到二尖瓣夹合术的合适时机？

为什么建议这样一个时间段?

讨论

在接受 CRT 治疗的患者中,经 3~6 个月的治疗后依然有中度或重度二尖瓣关闭不全导致的持续性症状时,认为适合进行二尖瓣夹合术。推荐该时间段是根据已有的知识,经 CRT 治疗后,左心室不良重构的逆转通常发生在 CRT 治疗后头 6 个月内,而可能减轻二尖瓣关闭不全[6,7]。需要强调的是在此患者中,经皮二尖瓣夹合术不可能延迟至 6 个月,因为患者的临床情况极为严重,没有等待治疗的时间。

最终诊断

此患者对 CRT 治疗无反应,有持续严重的二尖瓣关闭不全。

治疗计划

用经皮二尖瓣夹合术治疗二尖瓣关闭不全。

介入治疗

在全麻下,且在持续血流动力学监测和经食管超声心动图监控下,MitraClip 递送系统通过穿刺房间膈导管插入的方法放置到指定位置。该系统包括夹子的前端,一个可转向的导引导管和一个用来打开、关闭和释放三维图像的钳夹输送系统。

图 44-3 为在 MitraClip 定位(箭头)过程中经食管超声心动图的图像。经房间膈的导管传输系统输送位于钳夹系统尖部的夹子通过二尖瓣进入左心室,这时的夹子是处于关闭的状态(图 44-3,A)。然后打开夹子,在中间位置向心房的方向轻微的退回一点,从而抓住二尖瓣叶。然后再次在理想位置将夹子关闭(图 44-3,C)。如果该位置并不合适或不充分,可以将上述过程重复几次。在得到满意的位置与有效地减少二尖瓣关闭不全后,释放夹子(图 44-3,D),然后与传送系统分离。术后的胸片显示,在前后位(图 44-4,A)和侧位(图 44-4,B)的 MitraClip 都在正确的位置。

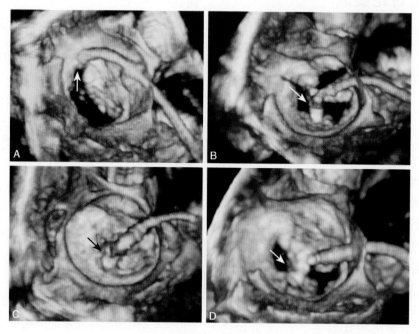

图 44-3

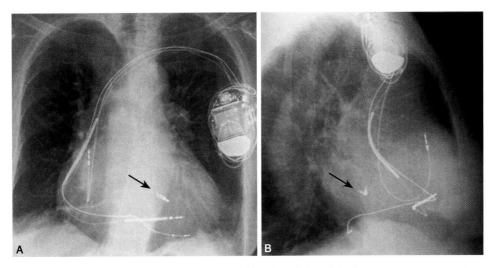

图 44-4　MitraClip 在前后位(A)和侧位(B)

结果

该患者的预后满意。

发现

经胸超声心动图显示二尖瓣夹合术后,患者二尖瓣反流从Ⅳ级显著减少至Ⅱ级;结果,肺动脉压力降低至 35mmHg,右室的运动功能恢复,三尖瓣关闭不全减少至Ⅰ度(图 44-2,B)。

经过 2 年 9 个月的随访,患者的心力衰竭的症状稳定为 NYHA Ⅲ级。超声心动图显示持续严重的左室收缩功能不全(LVEF 25%),但残留的二尖瓣反流为Ⅱ级,左室内径(舒张末期内径和收缩末期内径为66mm/58mm)稳定。

基于患者的年龄、临床症状、实验室指标和治疗特点,最后一次随访的 Seattle 心力衰竭评分估计患者的平均预期寿命为 5.6 年,也就是说与治疗前估计的寿命相比,行二尖瓣夹合术使患者的预期寿命延长了 2 年。

参考文献

1. Feldman T, Kar S, Rinaldi M, et al: EVEREST Investigators. Percutaneous mitral repair with the MitraClip system: safety and midterm durability in the initial EVEREST (Endovascular Valve Edge-to-Edge REpair Study) cohort, *J Am Coll Cardiol* 54:686-694, 2009.
2. Levy WC, Mozaffarian D, Linker DT, et al: The Seattle Heart Failure Model: prediction of survival in heart failure, *Circulation* 113:1424-1433, 2006.
3. Roques F, Michel P, Goldstone AR, et al: The logistic EuroSCORE, *Eur Heart J* 24:882-883, 2003.
4. Auricchio A, Schillinger W, Meyer S, et al: PERMIT-CARE Investigators. Correction of mitral regurgitation in nonresponders to cardiac resynchronization therapy by MitraClip improves symptoms and promotes reverse remodeling, *J Am Coll Cardiol* 58:2183-2189, 2011.
5. Vahanian A, Alfieri O, Andreotti F, et al: Guidelines on the management of valvular heart disease (version 2012), *Eur Heart J* 33:2451-2496, 2012.
6. Boriani G, Gasparini M, Landolina M, et al: InSync/InSync ICD Italian Registry Investigators. Impact of mitral regurgitation on the outcome of patients treated with CRT-D: data from the InSync ICD Italian Registry, *Pacing Clin Electrophysiol* 35:146-154, 2012.
7. Di Biase L, Auricchio A, Mohanty P, et al: Impact of cardiac resynchronization therapy on the severity of mitral regurgitation, *Europace* 13:829-838, 2011.

第九篇

用于心力衰竭监测
及远程监测的基于
设备的诊断方法

胸内阻抗(饮食不依从)

Frieder Braunschweig

陈涛 译,孙静平 校

年龄	性别	职业	诊断
65 岁	男	商人	因液体潴留激活 OptiVol 报警

病史

2008 年 8 月,患者患扩张型心肌病,经最佳药物治疗后,仍然有心力衰竭的症状(纽约分级 III 级),接受了双心室植入式心律转复除颤器(ICD;Concerto,Medtronic,Minneapolis,Minn.)。移植前左心室射血分数为 20%,运动耐量降低,永久性房颤,体表心电图提示:典型的左束支传导阻滞,QRS 波时限为 160ms。心脏再同步化治疗 6 个月后,心功能已经恢复到纽约分级 II 级,左心室射血分数升高到 35%。

Optivol 流体指数装置每日收集的信息包括胸内阻抗和阻抗改变的信息。装置内可测量在右心室起搏电极或除颤电极和装置间的胸内阻抗。阻抗随血容量和肺血容量增加而降低。OptiVol 流体指数将患者的实际阻抗与平均值算法的参考阻抗相比较。当每日阻抗下降到低于参考值,此差异就会在 OptiVol 流体指数中累积,当 OptiVol 流体指数超过某一阈值时,提示患者发生心衰失代偿的风险增加的警报就会被激发,从而提醒医生对患者及时干预。患者会听到流体指数超过阈值时 OptiVol 系统发出的警报,并可通过远程监控传送到心衰诊所。

此患者参与一项临床研究,根据研究计划,他没有连接到远程监控,但是 OptiVol 警报装置被设置到"开"的状态。

评论

此患者满足 CRT-D 植入指南的基本标准。为患者植入 CRT 时,CRT 在房颤患者中的作用并不明确。但在临床实践中,为与此患者相似的病例植入 CRT-D 普遍存在。由于患者在接受 CRT 治疗 6 个月后,病情改善、左室射血分数提高,我们认为 CRT 治疗对此患者有效。

目前用药

华法林(warfarin):控制 INR 2~3
比索洛尔(bisoprolol):10mg,每天
依那普利(enalapril):20mg,每天
螺内酯(spironolactone):25mg,每天
地高辛(digoxin):0.25mg,每天
呋塞米(furosemide):40mg,每天两次

诊断

患者采用最新指南推荐的药物治疗方案。在比索洛尔和地高辛的治疗过程中,自主心率经常低于设置的起搏心率 70 次/分(VVIR 模式)。双心室刺激的比例超过 98%。因此,不必要进行房室交界区消融。

目前症状

2009 年 8 月 23 日,患者参加了北欧夏末法定小龙虾收获季节的传统聚会——小龙虾晚宴,在晚宴上有大量的食盐摄入,同时酒精摄入量也可能很高。这些均与心衰患者基本的饮食限制原则相背离,并会增加水的摄入。

在接下来的几天内,我们监测到患者阻抗降低,

OptiVol 流体指数增高。9 月 9 日,患者的流体指数阈值为 60 Ohm * days,超过 OptiVol 的警报阈值,OptiVol 被激发。每日清晨只要流体指数超过 OptiVol 警报阈值就会报警。尽管,此前已指导患者一旦 OptiVol 报警就要与他的心衰诊所联系,但他仍拖延了 12 天才与诊所取得联系。作为接受过医院相关教育的患者,他认识到此次警报被激发与自己的饮食不依从有关系。事实上,患者自诉,在晚宴几天后就出现了短暂的轻度体重增加、呼吸困难、踝关节轻度水肿等症状。在联系临床中心前一周,患者额外增加呋塞米 40mg/d。

患者于 9 月 10 日到心衰诊所就诊,此时他的症状已经消失,体重也恢复正常。全身状态显示没有明显的体液潴留。胸内阻抗的信息是从设备内存中获得。几天内,胸内阻抗再一次显著增加,并且即将超过参考值。这与心衰体征和症状的消失相伴行,提示警报不久就将解除。所以我们建议患者继续原来的药物治疗,并且提醒他限制盐、液体和酒精的摄入,同时鼓励患者根据主观的心衰症状和体征灵活地应用利尿剂。

10 月 8 日,临床中心的随访显示患者病情稳定,设备读取信息显示 OptiVol 流体指数在上次就诊后很快恢复正常,阻抗也恢复到提示体液容量正常的水平。

评论

检查中患者没有症状,所以我们考虑之前的警报为阴性警报。但结合患者病史考虑,他有过一过性的心功能恶化。最有可能的解释是饮食不依从导致的体液潴留[6],并且常常造成心力衰竭失代偿[5]。

在目前情况下,患者已经接受增加利尿剂剂量的治疗方案,临床医生遇到的其他影响未被证实。然而,患者就诊期间,此次事件的病理生理机制得到了证实,我们又教育了患者,并提供了重要的建议。

在此类情况下,患者可通过电话了解已建立的远程监控设备数据(例如心率、心率变异性、体力活动、室性心律失常负荷、双心室起搏百分比,所有的这些指标在此病例中均正常),并指导患者如何治疗,结合所有这些信息,已经足够解决需要患者亲自来诊室检查的问题。

目前,对警报的价值颇有争议。一项随机心衰诊断与结果的实验显示,警报被激发的患者以心衰为原因的住院率更高[8]。显然,警报能够引起患者和医生的注意,从而降低住院标准。但是,另外一些研究指出体液的警报应该将医生的注意力引向增加心衰相关事件的风险[7,9]。一项在远程监测患者中评估监测阻抗

作用的试验正在进行中。

体格检查

血压/心率:110/80mmHg/70bpm
身高/体重:192cm/93kg
颈静脉:未见扩张
肺:双肺呼吸音清
心脏:心尖可闻及收缩期杂音(1/6 级)
腹部:正常
四肢:未见外周水肿

评论

9 月 10 日的体格检查未见心衰失代偿的体征。

实验室检查

血红蛋白:135g/dl
血细胞比容:45%
红细胞平均体积:96fl
血钠:138mmol/L
血钾:4.3mmol/L
肌酐:125μmol/L

评论

除肾功能不全外其余均正常。

临床重点问题与讨论要点

问题

为什么植入后第一个月内阻抗会逐渐升高?

讨论

术后 1 个月内常常能观察到胸内阻抗的增高(图 45-1,x),术后这种阻抗变化是因为 ICD 囊袋内的组织水肿、体液、血肿的重吸收导致。而此患者的胸内阻抗持续增高将近 9 个月以致达到平台期(图 45-1,y),可能是由于 CRT 的作用,使左心室的体积、血容量及肺淤血减小所致。

术后早期阻抗增高可能掩饰与其相伴行的体液潴留,因此,在术后的第 1 个月内,应用 OptiVol 流体运算检测容量负荷过重有其局限性[2]。同样,在设备更换

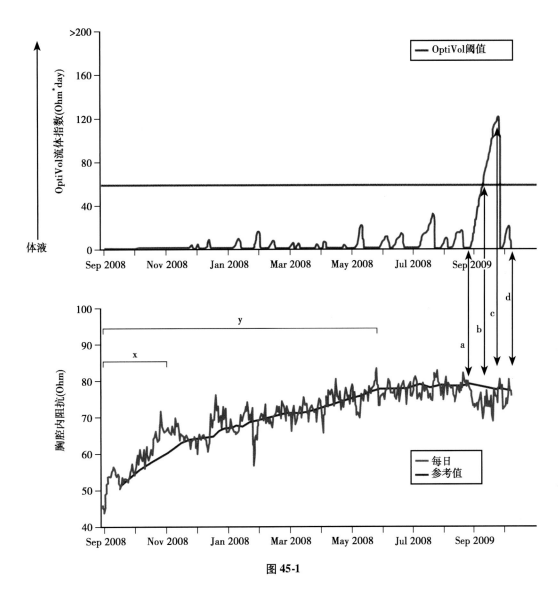

图 45-1

或者胸内的其他手术后,我们也会发现有阻抗突然降低接着逐渐恢复的情况。

问题

OptiVol 警报触发的原因是什么?

讨论

因为心衰失代偿造成的进行性体液潴留导致的 OptiVol 流体指数持续的增高而阻抗降低。Yu(MID-HefFT 研究)等人的研究指出,阻抗在因心衰住院前平均 18 天开始降低,在住院前 3 天首次出现心衰症状[10]。因此,"阳性"的 OptiVol 警报可以在患者无症状或者仅仅有轻微症状时监测到,关于对警报事件是否要采取预防性治疗,目前还不明确。

其他引起阻抗降低的原因还包括胸内手术、肺炎、支气管炎、胸膜或心包的渗出。此外,因为胸内阻抗的

变异性可能发生与临床无关的阴性 OptiVol 警报,但可以通过提高 OptiVol 警报的阈值增加其特异性。

问题

如何将阻抗检测的数据应用到临床实践中?

讨论

基于上述有限的讨论,目前基于 OptiVol 警报阻抗的临床价值尚不清楚,尤其是用于无其他远程监测的患者。但与阻抗监测数据相结合或者与其他基于诊断的设备数据相结合,可以确定即将因心衰需要住院的高风险患者[9]。因此,定期(1 个月)进行诊断设备的监测可以改善对患者的处理。目前,基于设备的诊断尚未被充分利用。同时,需要改进未来的设备和离线分析系统,使临床医生解释数据更加便捷、高效[3]。可能需要多传感器的方法。

最终诊断

此患者因饮食不当导致体液潴留,心力衰竭加重。

治疗方案

患者药物治疗方案保持不变,同时连接到家庭监测系统。

治疗措施

治疗措施包括再次强调进行饮食限制的重要性,鼓励患者根据自己情况以最低剂量调整利尿剂用量。

结果

患者的心功能维持在 NYHA II 级,有间歇性的充血性心力衰竭症状,在门诊可以处理。开始使用远程监控,对维持患者血容量稳定有重要作用。

参考文献

1. Braunschweig F, Ford I, Conraads V, et al: Can monitoring of intrathoracic impedance reduce morbidity and mortality in patients with chronic heart failure? Rationale and design of the Diagnostic Outcome Trial in Heart Failure (DOT-HF), *Eur J Heart Fail* 10:907-916, 2008.

2. Conraads VM, Tavazzi L, Santini M, Oliva F, et al: Sensitivity and positive predictive value of implantable intrathoracic impedance monitoring as a predictor of heart failure hospitalizations: the SENSE-HF trial, *Eur Heart J* 18:2266-2273, 2011.

3. Daubert JC, Saxon L, Adamson PB, et al: 2012 EHRA/HRS expert consensus statement on cardiac resynchronization therapy in heart failure: implant and follow-up recommendations and management, *Europace* 14:1236-1286, 2012.

4. Dickstein K, Bogale N, Priori S, et al: The European cardiac resynchronization therapy survey, *Eur Heart J* 30:2450-2460, 2009.

5. Fonarow GC: The Acute Decompensated Heart Failure National Registry (ADHERE): opportunities to improve care of patients hospitalized with acute decompensated heart failure, *Rev Cardiovasc Med* 4(Suppl 7):S21-S30, 2003.

6. Gudmundsson K, Lynga P, Karlsson H, et al: Midsummer Eve in Sweden: a natural fluid challenge in patients with heart failure, *Eur J Heart Fail* 13:1172-1177, 2011.

7. Tang WH, Warman EN, Johnson JW, et al: Threshold crossing of device-based intrathoracic impedance trends identifies relatively increased mortality risk, *Eur Heart J* 2189-2196, 2012.

8. van Veldhuisen DJ, Braunschweig F, Conraads V, et al: Intrathoracic impedance monitoring, audible patient alerts, and outcome in patients with heart failure, *Circulation* 124:1719-1726, 2011.

9. Whellan DJ, Ousdigian KT, Al-Khatib SM, et al: Combined heart failure device diagnostics identify patients at higher risk of subsequent heart failure hospitalizations: results from PARTNERS HF study, *J Am Coll Cardiol* 55:1803-1810, 2010.

10. Yu CM, Wang L, Chau E, et al: Intrathoracic impedance monitoring in patients with heart failure: correlation with fluid status and feasibility of early warning preceding hospitalization, *Circulation* 112:841-848, 2005.

肺动脉高压和心脏再同步化治疗:植入前的评估及治疗反应

Wandy Chan and Richard Troughton

陈涛 译,孙静平 校

年龄	性别	职业	诊断
58 岁	男	销售代表	收缩期心力衰竭伴重度肺动脉高压

病史

患者因长期的缺血性心肌病及进行性加重的心衰考虑做心脏再同步化治疗(CRT)转入我院,患者已接受最佳药物治疗方案,但心功能仍为纽约心功能Ⅲ级。

患者40岁时被诊断为缺血性心脏病,同时患有劳力性心绞痛。十二导联心电图(ECG)显示左束支传导阻滞,超声心动图和左心室造影显示左心室功能受损,左心室射血分数仅为40%,冠状动脉造影显示重度三支冠脉病变。患者在40岁时接受了冠状动脉搭桥术,左乳内动脉移植到左前降支,大隐静脉移植到回旋支和后降支。术后患者再无心绞痛症状出现,直到50岁时因在赛车比赛中发生室颤住院。入院后检查示冠脉搭桥的血管开放,冠状动脉无需要介入治疗的新病变。患者左心功能轻度受损,开始接受胺碘酮治疗,同时植入ICD,患者未再发生室性心律失常,ICD未释放过电击。但是8年后,患者发生了进行性心力衰竭伴左心收缩功能下降。患者转来时无缺血性心脏病的症状,冠脉造影显示,移植的血管开通,但患者自身的冠状动脉有弥漫性病变。

患者除高脂血症外,无其他明显病史。

目前用药

螺内酯(spironolactone):25mg,每天
呋塞米(furosemide):120mg,每天
阿托伐他汀(atorvastatin):20mg,每天
卡维地洛(carvedilol):12.5mg,每天两次
依那普利(enalapril):5mg,每天两次
胺碘酮(amiodarone):200mg,每天
肠溶阿司匹林(aspirin):100mg,每天

诊断

患者已接受指南建议的最佳药物治疗方案,因低血压和氮质血症而无法耐受最大剂量的卡维地洛和依那普利。患者根据自身体重变化和症状可以自我调节中午的呋塞米剂量。

目前症状

患者目前的心功能为纽约心功能Ⅲ级,有气短、乏力、偶有端坐呼吸和夜间阵发性呼吸困难,无晕厥、心悸及心绞痛。

体格检查

血压/心率:105/60mmHg/60bpm
身高/体重:171cm/77kg
颈静脉:锁骨上缘上方4cm,肝颈静脉回流征阳性
胸肺:叩诊清音,双肺吸气末闻及爆破性细湿啰音
心脏:横位心,心尖搏动弥散,可闻及第一、第二、第三心音;心尖部闻及3级全收缩期杂音向腋下传导
腹部:未见异常
四肢:无水肿,脉搏搏动正常

诊断

体格检查提示左心功能不全,轻度血容量负荷

过重。

实验室检查

血红蛋白:12.6mg/dl

血细胞比容:39%

平均红细胞体积:91fl

血小板计数:$272×10^3/\mu l$

血清钠:136mmol/L

血清钾:4.3mmol/L

肌酐:1.58mg/dl

血尿素氮:82mg/dl

诊断

血液检测结果在正常范围内,生化检查提示轻度肾功能不全,肾前性氮质血症,随后的检查未发现固有的肾脏病变。

心电图

结果

心电图(图46-1)显示窦性心律60次/分,左束支传导阻滞,QRS间期为190毫秒。

超声心动图

发现

超声心动图提示左心室重度扩张,舒张末期容积为484ml,收缩末期容积为380ml,收缩功能重度障碍,射血分数为21%(图46-2)。

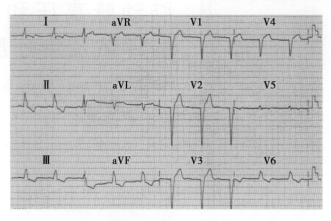

图46-1 静息时心电图

评论

患者有重度收缩功能障碍,机械活动不同步以及左室射血前期时间延长到190毫秒(图46-3)。

发现

超声心动图显示,二尖瓣瓣叶正常,左室扩张导致功能性二尖瓣重度关闭不全,通过等速表面积法得出瞬时反流口面积为$0.5cm^2$,反流量为72ml。

评论

超声心动图的表现符合因缺血性心肌病、左心室重度扩张导致的重度功能性二尖瓣关闭不全(图46-4)。

发现

三尖瓣中度功能性关闭不全,峰值流速为3.8毫秒,估测右心室收缩压58mmHg+右心房压。

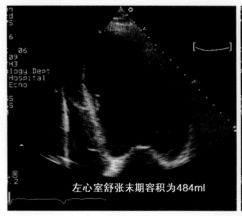
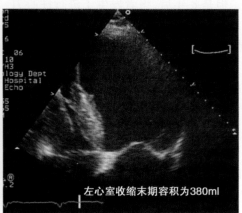

左心室舒张末期容积为484ml　　左心室收缩末期容积为380ml

图46-2 心尖四腔图示左心室

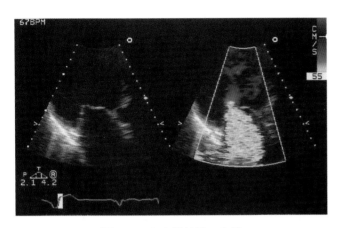

图 46-3　心尖长轴示二尖瓣

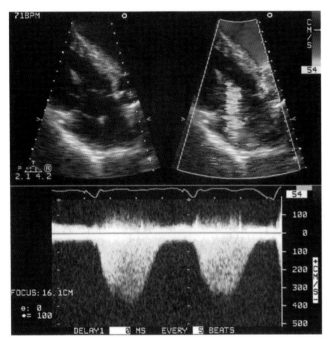

图 46-4　心尖长轴示三尖瓣

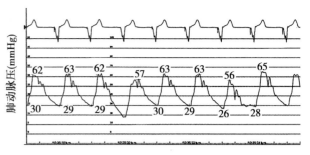

图 46-5　心脏再同步化治疗前肺动脉压曲线

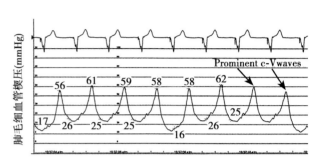

图 46-6　心脏再同步化治疗前肺毛细血管楔压曲线

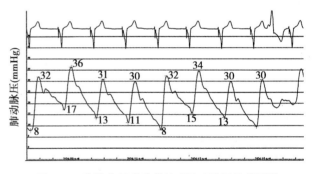

图 46-7　静脉应用硝酸甘油后肺动脉压显著下降

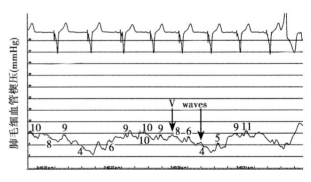

图 46-8　静脉应用硝酸甘油后肺毛细血管楔压显著下降

生理学记录

发现

　　开始的血流动力学记录提示肺动脉压力升高(图 46-5 至图 46-8),肺毛细血管楔压升高,大 c-V 波符合二尖瓣反流。跨肺动脉压差为 9mmHg,计算肺血管阻力为 2.5Wood units。静脉内应用硝酸甘油后,肺动脉压和肺毛细血管楔压显著下降,肺毛细血管楔压 c-V 波消失。

右心导管检查

　　行右心导管检查以评估肺动脉高压。

血流动力学

基础值

血压/心率:102/61mmHg,平均 82mmHg/60bpm

右房压:平均 11mmHg

右室压:59/7mmHg,舒张末压 11mmHg

肺动脉压力:61/28mmHg,平均 41mmHg

肺毛细血管楔压:平均 32mmHg

心输出量:3.6L/min

肺血管阻力:198dynes * s/cm^5(2.5Wood units)

静脉内应用硝酸甘油 300mcg 后

血压/心率:88/61mmHg,平均 68mmHg/60bpm

肺动脉压力:32/8mmHg,平均 16mmHg

肺毛细血管楔压:平均 8mmHg

心输出量:3.4L/min

肺血管阻力:188dynes * s/cm^5(2.4 Wood units)

临床重点问题与讨论要点

问题

肺动脉高压是否为 CRT 的禁忌证?

讨论

在心力衰竭的病程中伴发肺动脉高压将增加不良结局及增高风险[2,4],特别对于给予最佳药物治疗方案后,肺动脉压力仍持续增高的患者[3]。在左心疾病、胶原血管病及其他因素导致的肺血管重塑,以及前毛细血管性和反应性肺动脉高压的患者中,此风险更高[1,4]。

CRT 后的肺动脉高压与不良预后相关[8,9]。相反,CRT 后肺动脉压力降低预示临床结果可改善[7]。

肺动脉高压并不是排除 CRT 的标准,也不是 CRT 的禁忌证。但是,对肺动脉高压患者,应谨慎评估肺动脉高压的严重程度和对血管扩张剂的反应。一旦确定为前毛细血管性或者反应性肺动脉高压,应再次慎重评估植入 CRT 的风险以及其他治疗如肺血管扩张剂(西地那非)的作用[4]。

问题

在准备 CRT 过程中,什么是评估肺动脉高压的最佳方法?

讨论

超声心动图是为左心疾病患者筛查肺动脉高压的最好方法,但也有其局限性[4]。虽然可以通过测量三尖瓣反流的速度评估右心室的收缩压作为肺动脉收缩压的替代指标,但此种测量方法在超声窗不好以及记录三尖瓣反流的多普勒速度频谱不完全时不够准确[6]。超声心动图不能测量跨肺动脉压差或者肺血管阻力[6]。

右心导管检查是肺血管血流动力学诊断的金指标,并且此项检查的风险极小[4,6]。肺动脉压力、肺毛细血管楔压、心输出量(通过热稀释法或菲克法)的直接测定可以确保最大程度地准确计算出跨肺动脉压差和肺血管阻力[4]。当肺毛细血管楔压大于 15mmHg,跨肺动脉压差小于 15~20mmHg 或肺血管阻力小于 3Wood units 时,肺动脉高压与左心房压力的增高一致[4],并且在 CRT 后,如果左心房压力下降,肺动脉高压也可能有所改善[7]。如果肺动脉高压患者在应用血管扩张剂-如硝普钠后,肺动脉压力下降,可以推断患者经 CRT 后,左房压下降,肺动脉高压很可能改善。如果跨肺动脉压差大于 20 或者肺血管阻力大于 3,可以诊断为反应性或前毛细血管性肺动脉高压。此类患者接受 CRT 后肺动脉高压改善的可能性较小,在用血管扩张剂的急性试验后不能降低其肺动脉压力的患者中,CRT 的疗效也不清楚。

问题

是否应对超声心动图提示肺动脉高压的所有患者在植入 CRT 前均应行右心导管检查?

讨论

右心导管检查并非所有需植入 CRT 患者的适应证,但在有重度肺动脉压力增高(平均肺动脉压力>40mmHg)、疑似反应性肺动脉高压(CRT 后肺动脉高压可能不缓解)、肺动脉高压与左心室病变或瓣膜功能障碍的严重度不成比例的患者中,因为此类患者的肺动脉高压可能有其他病因,应进行右心导管检查[4,6]。

问题

是否所有继发于左室功能障碍及功能性二尖瓣关闭不全的肺动脉高压患者在 CRT 后均可得到缓解?

讨论

CRT 后肺动脉压力的降低有许多机制,并且与临床结局的改善相关[7,5]。在大部分接受 CRT 的患者中，治疗后二尖瓣反流减少伴肺动脉压力降低（图 46-9 与图 46-10）[5,10]。

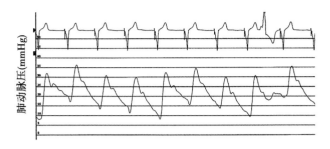

图 46-9　心脏再同步化治疗 3 个月后的肺动脉压力曲线

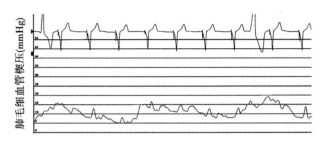

图 46-10　心脏再同步化治疗 3 个月后肺毛细血管楔压曲线

在对 CRT 无疗效的患者中，因左房压力持续增高或者持续有二尖瓣反流，肺动脉压力也不会降低。同样因持续性肺动脉高压导致肺血管重塑的反应性肺动脉高压在 CRT 后也不太可能缓解。

最终诊断

该患者有重度缺血性心肌病，伴重度功能性二尖瓣关闭不全、继发性肺动脉高压，肺血管阻力正常。

治疗方案

为患者植入 CRT，并计划行二尖瓣修补术，左心室辅助装置植入备用。

介入治疗

植入 CRT-D 行心脏再同步化治疗。

结果

成功植入 CRT-D。

发现

植入 CRT-D 后，患者的临床症状有明显改善，心功能提高到 Ⅱ 级。脑钠肽从 1414pg/ml 降至 574pg/ml，左心室容积降至 341/255ml，左心室射血分数提高至 25%，二尖瓣反流降至中度，通过等速表面积法得出的瞬时反流口面积为 0.39cm^2，反流量为 44ml。

CRT-D 治疗 3 个月后，右心导管检查的结果也有改善，肺动脉压力为 35/12mmHg，平均 24mmHg，平均肺毛细血管楔压为 12mmHg，并显示与之相关的 V 波，跨肺动脉压差为 12mmHg，肺血管阻力小于 3Wood units。

诊断

CRT-D 可以逆转左心室的不良性重塑，减轻二尖瓣反流，降低肺动脉压力。CRT-D 前的右心导管检查结果提示，肺动脉高压继发于重度功能性二尖瓣关闭不全导致的左房压增高，肺血管阻力正常，应用血管扩张剂后左房压降低，肺动脉高压是可逆性的。CRT-D 后随访时的右心导管检查证实肺动脉高压是可逆性的，CRT-D 后，当左房压降低时，肺动脉压力也可恢复正常。

参考文献

1. Aronson D, Eitan A, Dragu R, et al: Relationship between reactive pulmonary hypertension and mortality in patients with acute decompensated heart failure, *Circ Heart Fail.* 4:644-650, 2011.
2. Chatterjee NA, Lewis GD: What is the prognostic significance of pulmonary hypertension in heart failure? *Circ Heart Fail.* 4:541-545, 2011.
3. Grigioni F, Potena L, Galie N, et al: Prognostic implications of serial assessments of pulmonary hypertension in severe chronic heart failure, *J Heart Lung Transplant* 25:1241-1246, 2006.
4. Guazzi M, Borlaug BA: Pulmonary hypertension due to left heart disease, *Circulation* 126:975-990, 2012.
5. Liang YJ, Zhang Q, Fung JW, et al: Different determinants of improvement of early and late systolic mitral regurgitation contributed after cardiac resynchronization therapy, *J Am Soc Echocardiogr* 23:1160-1167, 2010.
6. McLaughlin VV, Archer SL, Badesch DB, Barst RJ, Farber HW, Writing Committee, American College of Cardiology Foundation Task Force on Expert Consensus Documents, American Heart Association, American College of Chest Physicians, American Thoracic Society, Pulmonary Hypertension Association, et al: ACCF/AHA 2009 expert consensus document on pulmonary hypertension, *Circulation* 119:2250-2294, 2009.
7. Shalaby A, Voigt A, El-Saed A, et al: Usefulness of pulmonary artery pressure by echocardiography to predict outcome in patients receiving cardiac resynchronization therapy heart failure, *Am J Cardiolo* 101:238-241, 2008.
8. Stern J, Heist EK, Murray L, et al: Elevated estimated pulmonary artery systolic pressure is associated with an adverse clinical

outcome in patients receiving cardiac resynchronization therapy, *Pacing Clin Electrophysiol* 30:603-607, 2007.

9. Tedrow UB, Kramer DB, Stevenson LW, et al: Relation of right ventricular peak systolic pressure to major adverse events in patients undergoing cardiac resynchronization therapy, *Am J Cardiol* 97:1737-1740, 2006.

10. van Bommel RJ, Marsan NA, Delgado V, et al: Cardiac resynchronization therapy as a therapeutic option in patients with moderate-severe functional mitral regurgitation and high operative risk, *Circulation* 124:912-919, 2011.

左心房压力监测在心力衰竭治疗中的作用

Kimberly A. Parks and Jagmeet P. Singh

陈涛 译,孙静平 校

年龄	性别	职业	诊断
60 岁	男	教师	充血性心力衰竭,C 级,纽约心功能(NYHA)Ⅲ级

病史

患者 60 岁,男性,有冠状动脉粥样硬化、左束支传导阻滞(QRS 时限 154 毫秒)、周围血管疾病、心肌病病史。10 年前曾因胸闷、气短就诊于当地医院急诊科,冠状动脉造影示右冠状动脉完全闭塞,其余冠脉未见明显异常,左室射血分数为 40%。给予药物治疗后,患者症状显著改善,功能能力恢复。可以经常骑自行车,从事全职高中教师的工作以及做较重的家务劳动。2 年前患者自觉运动耐量降低,出现间歇性活动后呼吸困难。接受最佳药物治疗方案后,症状仍无缓解。左室射血分数降至 32%。结合心肌缺血检查阴性,心电图示完全性左束支传导阻滞,纽约心功能分级Ⅲ级,给予患者双室起搏器,心脏再同步化治疗。但是尽管给予了最佳的药物治疗和心脏再同步化治疗,患者劳力性呼吸困难持续加重,功能能力不断恶化。6 个月前患者开始出现下肢水肿,频发充血,因急性失代偿性心力衰竭反复 5 次住院治疗。最近的二维超声心动图显示:左室射血分数为 29%,轻度右室功能降低,中度左室扩大伴少量二尖瓣反流。患者出现端坐呼吸,需要高枕(4 个枕头)或者斜靠入睡。最近一次住院后,该患者被纳入一项家庭远程管理系统,但是并没有发现其症状改善。该患者体形肥胖,最近被诊断为睡眠呼吸暂停综合征,夜间进行持续气道正压通气。

诊断

该患者有慢性心力衰竭病史,虽已接受最佳药物治疗,但是症状仍然持续进行性恶化。尽管已连接家居远程监护,其容量状态仍较难处理。告知患者限钠、药物治疗以及饮食依从性的重要性。由于肥胖,患者的容量状态很难评估,通过右心导管检查评估血流动力学将有助于确定其正确的容量状态。在不久的将来,该患者可能需要进一步的治疗手段治疗心力衰竭,比如心脏移植或者左室辅助装置,也应该考虑其他有助于管理症状的新型治疗方法,因为控制容量状态有助于延缓疾病的进展。

目前用药

卡维地洛(carvedilol):25mg,每天两次

赖诺普利(lisinopril):40mg,每天

托拉塞米(torsemide):80mg,每天两次

美托拉宗(metolazone):2.5mg,需要时(48 小时内体重增加 2.27kg)

螺内酯(spironolactone):25mg,每天

地高辛(digoxin):0.125mg,每天

阿托伐他汀钙(atorvastatin):20mg,每天

阿司匹林(aspirin):81mg,每天

评论

该患者已接受神经内分泌拮抗剂及控制心力衰竭的标准药物治疗方案。

目前症状

6~7 个月前出现慢性下肢水肿,2 周前出现端坐呼吸。步行不超过 20 步即感明显的呼吸困难。

体格检查

　　血压:98/54mmHg

　　心率:60bpm

　　身高/体重:177.9cm/131kg

　　颈静脉:由于肥胖、短颈,无法评估

　　肺脏及胸廓:听诊及叩诊清晰

　　心脏:心尖搏动位于左锁骨中线外侧,左室或右室无抬举性搏动,心音遥远,第一心音、第二心音正常,可闻及弱的奔马律(第三心音),胸骨左缘可闻及 1 ~ 2/6 级全收缩期杂音,吸气时增强

　　腹部:柔软,肥胖,无触痛,无膨隆,无腹水,肝肋下 1cm;无血管杂音

　　四肢:温暖,灌注好,双侧脉搏 2+,水肿 2 级,慢性灌注不良皮肤改变

评论

　　患者的体形限制了体格检查的敏感性。结合第三心音奔马律、三尖瓣反流杂音以及下肢水肿,考虑该患者有容量过度负荷,可能存在全心衰竭。

实验室资料

　　血红蛋白:14mg/dl

　　血细胞比容:39%

　　血小板计数:$204 \times 10^3/\mu l$

　　血钠:129mmol/L

　　血钾:4.2mmol/L

　　血肌酐:1.5mg/dl

　　血尿素氮:54mg/dl

评论

　　患者有低钠血症和肾功能不全,两者均可导致充盈压升高和容量过度负荷。

心电图

　　房性起搏,双室起搏心律。

临床重点问题与讨论要点

　　哪些植入式监测器有助于管理此患者目前的病情?

评论

　　许多目前可获得的植入型心律转复除颤仪都具有测量阻抗作为肺水肿标志的功能[8],也可以通过监测心率变化、活动程度等其他指标预测心力衰竭。几项研究性植入感受器已经过测试,包括肺动脉传感器和左心房压力感受器。这些装置仍在临床试验阶段,与本文中的监测器类似,仅用于临床试验中。其他的传感器被作为起搏和除颤器的部件或为除颤导联,能够评估血流动力学。对有心力衰竭体征和症状的晚期患者提供信息管理(COMPASS HF)的研究,评估了右室压力感受器辅助内科医生指导管理纽约心功能 Ⅲ、Ⅳ 级患者的作用[5]。这项研究证明,右室压力感受器是安全的设置,但是未能达到主要研究终点,降低心力衰竭相关事件的发生率。另一项独立研究证明右室压力感受器可缩短第一次因为心力衰竭再次住院的时间。利用腔内压力监测减少慢性心力衰竭患者失代偿事件(REDUCE hf)的研究,评估持续右室压力监测血流动力学设备在 NYHA Ⅱ ~ Ⅲ 级患者中的应用,但是由于导线故障提前终止而无法评估其临床效用[3]。在一项 CardioMEMS 心脏传感器允许压力的监控以改善心功能 NYHA Ⅲ 级患者预后(CHAMPION)的研究中,一种肺动脉感受器被测试,在这项研究中通过导管将感受器植入入选患者的右或者左肺动脉。总共入选 550 例患者,1:1随机分为实验组和对照组,对照组给予心力衰竭的标准药物治疗,实验组植入肺动脉感受器,并根据肺动脉压力目标值调整药物治疗方案。6 月后,实验组患者的再住院率较对照组显著降低(降低 30%,$P = 0.022$),平均动脉压较对照组降低,生活质量改善[1]。该装置仍未得到美国食品与药品安全管理局批准,不可用于临床。第二个可用于临床试验的是左心房压力感受器。在一项重症心力衰竭患者在家中自我治疗(HOMEOSTASIS)的可行性研究中[7],检测并证实通过左心房压力感受器结合医生指导进行患者自我管理有改善晚期心力衰竭患者结果的潜力。该研究发现,12 个月后,左心房平均压力降低 3.6mmHg。目前,评估左心房压力感受器优化心力衰竭治疗效益研究(LAPTOP-HF)的大型随机对照临床试验正在进行中,尚未用于临床。

问题

　　此患者是否符合植入感受器的适应证?

讨论

　　该患者为植入感受器的最佳人选。其症状难控制,通过体格检查评估的容量状态不可靠。多次因心

力衰竭而住院治疗都与容量状态恶化和充血相关。症状加重导致必须住院治疗前 5~7 天,患者的充盈压显著升高[4],因此,正确地掌握患者的充盈压力有助于严格控制容量状态,并有可能进一步减轻心力衰竭症状和降低住院率。

问题

收缩期心力衰竭患者的正确药物治疗方案是什么?

讨论

基于循证医学的主要学会指南推荐,对有或没有症状的左室射血分数降低(≤0.04)的心力衰竭患者使用血管紧张素转化酶抑制剂(ACEI)和 β 受体阻滞剂。有 3 种 β 受体阻滞剂被证实可以使伴左室射血分数降低的心力衰竭患者获益,包括卡维地洛、琥珀酸美托洛尔、比索洛尔。血管紧张素受体抑制剂(ARBs)应在不能耐受血管紧张素转化酶抑制剂 ACEI 的患者中使用。血管紧张素受体抑制剂(ARBs)被推荐作为中至重度心力衰竭患者的附加治疗药物,但使用中应注意监测,防止出现高钾血症和肾功能恶化[6]。

最终诊断

该患者为心力衰竭终末期,左室射血分数降低。已给予最佳药物治疗方案及心脏再同步化治疗,但患者对现有治疗方案的反应差,仍持续有心力衰竭症状。

治疗计划

经讨论,为患者植入左心房压力感受器。

干预措施

进入电生理实验室,全身麻醉,常规消毒铺巾。心脏内超声心动图检查左心房,未发现血栓。通过右股静脉穿刺进入右心房,经房间隔穿刺至左心房。左心房压力感受器固定至房间隔,获得压力监测数据,左心房压为 20mmHg。心脏内超声(图 47-1)及其后的 X 线片后前位及侧位像(图 47-2)确认左心房压力感受器的位置。

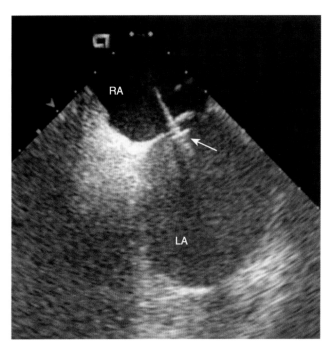

图 47-1　心脏内超声示左心房压力感受器经右心房固定在房间隔。注:该装置为试验性的,根据美国法律仅用于临床研究

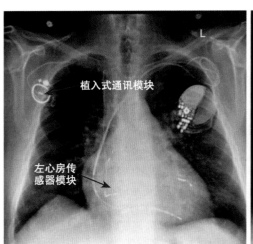
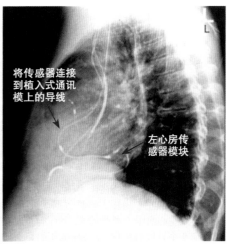

图 47-2　前后位及侧位 X 线示左心房压力监测系统定位正确。植入式通信模块功能是转换和传输感受器获得的压力读数。该患者同时有心脏再同步化治疗装置和植入型心律转复除颤仪。注:该装置为试验性的,根据美国法律仅用于临床研究

结果

训练患者用手持式监测设备测量左心房压力,每天 2 次。植入 3 个月后,患者开始根据医生的指导方案,即根据左心房压力监测数据,指导其药物治疗方案。经治疗,该患者心力衰竭症状明显改善,纽约心功能分级降至 Ⅱ 级。此外,1 年内患者未再因心力衰竭住院治疗。左心房压力在 3 月时为 32mmHg,1 年后降至 9.8mmHg(图 47-3)。

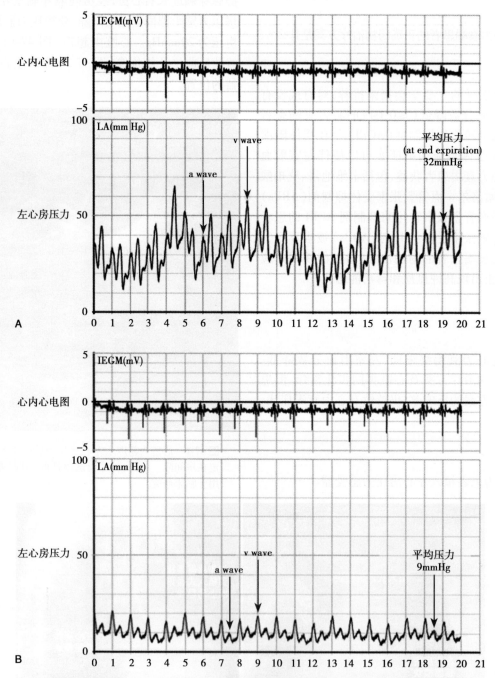

图 47-3 **A.** 植入左心房压力感受器 3 个月后,患者开始根据医生的指导方案指导其药物治疗方案之前,左心房压力监测数据。波形与左心房心电图相关,证实左心房压力显著升高。**B.** 植入左心房压力感受器 12 个月的左心房压力,根据压力读数调整药物治疗后的波形说明,与 9 个月以前相比,左心房的压力显著降低。注:该装置为试验性,根据美国法律仅用于临床研究

参考文献

1. Abraham W, Adamson P, Bourge R, et al: Wireless pulmonary artery haemodynamic monitoring in chronic heart failure: a randomised controlled trial, *Lancet* 377:658-666, 2011.
2. Adamson PB: Continuous heart rate variability from an implanted device: a practical guide for clinical use, *Congest Heart Fail* 11:327-330, 2005.
3. Adamson PB, Gold MR, Bennett T, et al: Continuous hemodynamic monitoring in patients with mild to moderate heart failure: results of The Reducing Decompensation Events Utilizing Intracardiac Pressures in Patients, *Congest Heart Fail* 17:248-254, 2011.
4. Adamson PB, Magalski A, Braunschweig F, et al: Ongoing right ventricular hemodynamics in heart failure: clinical value of measurements derived from an implantable monitoring system, *J Am Coll Cardiol* 41:565-571, 2003.
5. Bourge RC, Abraham WT, Adamson PB, et al: Randomized controlled trial of an implantable continuous hemodynamic monitor in patients with advanced heart failure: the COMPASS-HF study, *J Am Coll Cardiol* 51:1073-1079, 2008.
6. Hunt SA, Abraham WT, Chin MH, et al: 2009 focused update incorporated into the ACC/AHA 2005 Guidelines for the Diagnosis and Management of Heart Failure in Adults: a report of the American College of Cardiology Foundation/American Heart Association Task Force on Practice Guidelines: developed in collaboration with the International Society for Heart and Lung Transplantation, *Circulation* 119, 2009, e391.
7. Ritzema J, Troughton R, Melton I, et al: Physician-directed patient self-management of left atrial pressure in advanced chronic heart failure, *Circulation* 121:1086-1095, 2010.
8. Yu CM, Wang L, Chau E, et al: Intrathoracic impedance monitoring in patients with heart failure: correlation with fluid status and feasibility of early warning preceding hospitalization, *Circulation* 112:841-848, 2005.

远程监测在处理心脏再同步化治疗患者中的作用：药物治疗和设备的优化

Mary P. Orencole and Jagmeet P. Singh

陈涛 译，孙静平 校

年龄	性别	职业	诊断
54 岁	男	企业家	非缺血性特发性心肌病

病史

患者 54 岁，男性，2005 年因进行性劳力性呼吸困难、足部水肿伴夜间阵发性呼吸困难、端坐呼吸首次就诊。最初，社区医院诊断为上呼吸道感染，给予口服抗生素治疗，但逐渐开始出现气促和乏力。经进一步检查诊断为扩张型心肌病。

首次超声心动图提示：扩张型心肌病，左室舒张末内径为 64mm，左室射血分数（LVEF）为 18%，伴弥漫性运动功能降低，中度二尖瓣反流，左房扩大，中至重度三尖瓣反流。

危险因素包括：吸烟史（25 包/年），高脂血症。心脏导管检查提示：冠状动脉轻度狭窄，不能解释患者严重的心肌病变和症状。

患者于 2010 年 2 月接受单电极植入式心脏转复除颤器（ICD）；当时，患者的症状为纽约心功能 Ⅱ 级，QRS 波时限为 110 毫秒。由于症状的进行性恶化和 QRS 波增宽，通过植入心房和左室电极将原装置升级为心脏再同步化转复除颤器（CRT-D）。患者因心力衰竭，心功能恶化为纽约心功能 Ⅲ 级，住院治疗。该患者虽升级为 CRT-D，但 QRS 波时限相对较窄（126 毫秒），为评估 CRT-D 的价值，用超声心动图检测患者心肌的同步性。

起搏器升级后因连续数日早晨均听到设备发出声音，患者进行过一次计划外的随访。患者比喻这种声音是早晨业务会议时的"骚扰事件"。7 天前睡觉时，他认为设备发生过一次不当的电击，心内心电图记录到为房颤伴快速心室率，在给予 34J 电击后转

为窦性心律。这次电击后，他被连接到我们的远程监控系统。

在接下来的几个月里，远程监控系统的心内心电图准确地检测到患者发生了数次阵发性心房颤动（表 48-1）。而开始用胺碘酮治疗后，由于继发的神经系统反应导致嗜睡、疲劳加重，终止胺碘酮治疗。在胺碘酮治疗期间，根据远程监测系统记录，患者的活动量明显降低，但双心室起搏数量明显上升，如图 48-1 标记画圈部分。

报警器应选择是可以听见的和（或）系统监测警报可以设定为 3 小时到 24 小时，包括对伴随的心室率的设置。保持设定这些参数对心衰患者有益，因为发生房颤可能使心衰恶化。

由于心衰症状加重，左室电极被试验性地关闭了 1 个月，但是在其后的几周，患者的心衰症状仍持续恶化。上文提及，患者的基础 QRS 波时限为 126 毫秒，相对较窄，可能是导致对 CRT 无反应的主要原因。

患者的心衰加重，多次发生非持续性室速，发作时有的心室率甚至低至 131bpm。在这些室性心律失常发生前，患者胸腔内美敦力 OptiVol 测定的胸内导联阻抗流体指数（Ohms）升高。在此患者中，阻抗的测量成为监测器常规基础的重要部分，因为它们能对心衰的恶化进行准确的预测。远程监测动态记录这些发作的趋势见图 48-2。

当发生持续性房颤伴快速心室率，双心室起搏率降低，最终需要心脏复律，患者的病情不断恶化。结合患者的左房扩张，发生房颤完全不意外。根据患者的生活方式，不可能按要求测定血液得到国际标准化比值服用华法林，开始给患者服用达比加群（dabigat-

表 48-1　远程心律失常发作记录

Type	ATP Seq	Shocks	Success	ID no.	Date	Time hh：mm	Duration hh：mm：ss	Average BPM A/V
AT/AF				102	17-Sep-2012	04：32	(Episode in progress)	
AT/AF				101	17-Sep-2012	03：48	：44：22	178/98
AT/AF				100	17-Sep-2012	00：16	03：31：53	180/90
AT/AF				99	16-Sep-2012	02：17	21：58：27	180/91
AT/AF				98	15-Sep-2012	23：20	02：57：42	178/89
AT/AF				97	15-Sep-2012	01：10	22：09：17	180/90
AT/AF				96	15-Sep-2012	00：06	01：04：13	175/87
AT/AF				95	14-Sep-2012	14：10	09：56：19	178/88
AT/AF				94	14-Sep-2012	13：59	：10：43	176/88
AT/AF				93	14-Sep-2012	08：20	05：38：34	176/88
AT/AF				92	14-Sep-2012	05：22	02：57：52	176/86
AT/AF				91	13-Sep-2012	19：38	09：44：24	169/83

AF，心房颤动；AT，房性心动过速；ATP Seq，抗心动过速起搏序列；A/V，心房/心室；BPM，每分钟节律；hh，时；mm，分；ss，秒

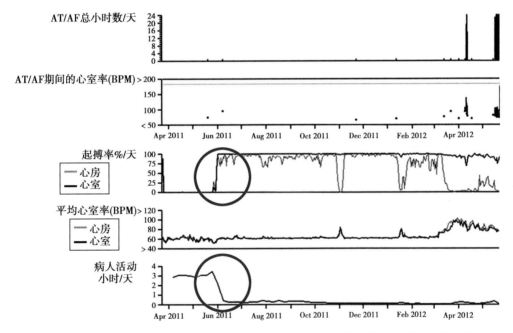

图 48-1　双心室起搏数量降低以及相应活动量变化趋势。AF，心房颤动；AT，房性心动过速

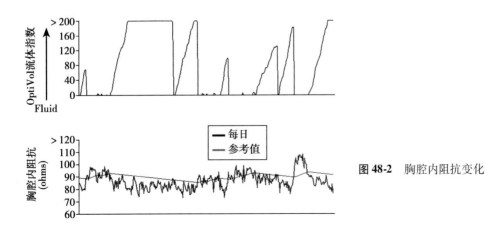

图 48-2　胸腔内阻抗变化

ran)。

目前用药

卡托普利(captopril):6.25mg,每日三次

卡维地洛(carvdilol):6.25mg,每日两次

呋塞米(furosemide):40mg,每日两次

螺内酯(spironolactone):25mg,每日

地高辛(digoxin):0.125mg,每日

阿托伐他汀钙(atorvastatin):80mg,每日

阿司匹林(aspirin):81mg,每日

血压过低时,停用卡维地洛,更换为美托洛尔。利尿剂包括托拉塞米80mg,每日两次,并可根据体重酌情增加托拉塞米80mg、美托拉宗2.5mg。由于患者对胺碘酮不能耐受,且频繁发生室性心律失常,因此开始服用低剂量索他洛尔。由于远程监控装置记录到心脏内转复除颤的电击(图48-3),逐渐加量至120mg,每日两次。

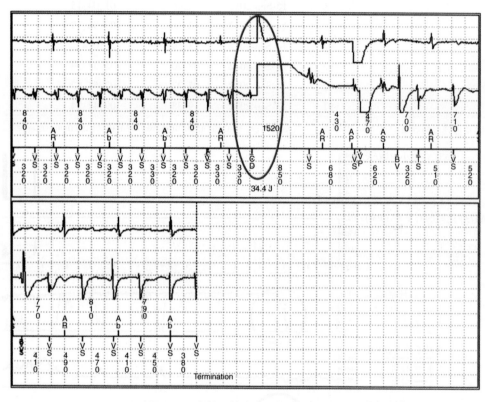

图48-3 室性心律失常,受到35J电击

评论

心脏内植入式远程监测器在大多临床实践中迅速发展。远程传输可以代替传统医院设备检查,并可提供一种监督随访的方法。对于装有心脏再同步治疗装置的患者,程序的报警往往提示需要改变临床的治疗。曾有研究发现在日常传输中,86%的远程监测事件与身体状况相关,而不是导线或者技术问题,比如测得室上性或室性心律失常或阵发性心房颤动,植入型心脏转复除颤仪发出电击[5]。早发现这些电生理问题才能及时治疗,并降低死亡率。在此例患者中,通过远程系统关闭患者的报警装置,阻止了患者几次不必要的入院及植入型心律转复除颤的治疗,因为优化患者药物治疗方案,患者仍可留在家中。对于此患者,听到警报声实际上促使他首次就诊。患者仅因为装置发出恼人的警报声而寻求治疗。此事件让我们考虑到,对于依从性好的患者,可以让远程监测器的警报开着。在心力衰竭诊断结果(DOT-HF)的研究中,发现听见远程监测器的警报可能增加患者的住院次数。因为OptiVol监测心衰的预警缺乏特异性,导致患者和医生对假阳性警报反应过度。

体格检查

血压/心率:120/70mmHg/80bpm

体重/身高:97.5kg/182.9cm

体重指数:29.2

头、耳、眼、鼻、咽喉:未见异常

颈部:软,颈静脉充盈 9cm,未闻及颈动脉杂音

心脏:心率、心律正常,第一心音、第二心音听诊正常,无杂音及奔马律

腹部:软,无触痛,无脏器肿大

四肢:轻度水肿

实验室资料

血红蛋白:9.3g/dl

血细胞比容:29.3%

血小板计数:195×10^3/μl

钠:122mmol/L

钾:4.3mmol/L

肌酐:3.2 ~ 4.8mmol/L

血尿素氮:39 ~ 72mg/dl

心电图

窦性心律,心率 67 次/分;一度房室传导阻滞,PR 间期为 228 毫秒,QRS 间期为 126 毫秒,电轴左偏伴左前束支阻滞;心前区 R 波递增不良,下壁导联有 Q 波。

胸部 X 线片

胸部 X 线片显示:心肌病稳定。两肺清晰(图 48-4)。

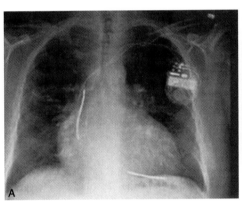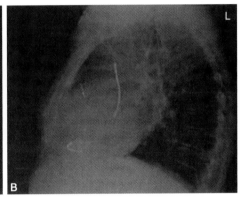

图 48-4　胸部 X 线片。**A.** 前后位;**B.** 侧位

运动试验

心肌负荷成像试验(类伽腺苷)中,患者的心率达到预测值的 37%,达到代谢当量 1 级。未发现缺血,左室射血分数为 33%,左右心室中度扩大。

超声心动图检查同步性

左心房内径为 53mm(原文为压力,译者纠正),左室舒张末内径为 63mm,收缩期末左室内径为 54mm,右室收缩压为 35mmHg,左室射血分数为 26%。患者心室间有机械延迟,左心室和右心室的射血前期间隔之间的差值为-37 毫秒。左心室射血前期为 174 毫秒,左室充盈时间占心动周期的比例是 29%。心肌纵向收缩期速度曲线,测量室间隔和侧壁基底段的从 Q 波起点到最高速度的时间,侧壁基底段较室间隔延迟 185 毫秒,从 Q 波起点到纵向收缩最高速度的最大差别为 202 毫秒,左室 10 个节段(除前壁中部和后部的

节段)达到最高纵向收缩速率时间的标准差为 76 毫秒。患者的心肌运动有机械不同步,侧壁心肌收缩最晚。

心导管检查

心输出量为 3.68L/min,心脏指数为 1.8L/(min·m^2),外周血管阻力为 109dyn * s/cm^5,体循环血管阻力为 1475,占 0.075。右心房为 30/20(v/m),右心室为 40/9s/edp,楔嵌压为 37/32mmHg,肺动脉为 45/32/37mmHg,左室为 97/37mmHg。冠脉左主干、左回旋支、右冠脉无异常,前降支中段近 1/3 处有局限性狭窄 40%。临床表现为收缩及舒张期心力衰竭。

肺功能检查

1 秒最大呼气量为 2.94L/s,为预测值的 75%。用力肺活量为 4.13L,占预测值的 83%,用力呼气流速 2.94L/s,占预测值的 52%。结论:轻度阻塞性通气功

能降低。

结果

患者的心力衰竭和心律失常的加重导致远程报警越来越频繁,促使患者接受门诊治疗。心律转为心房扑动伴心室感知起搏。远程体内心电图检查显示存在室性起源心律(图48-5)。

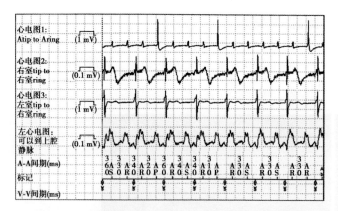

图48-5　心房扑动伴心室感知起搏,失去真正的双室起搏节律

最终诊断

扩张型心肌病伴阵发性心房颤动、室性心律失常。

评论

患者体内装置的远程监测器可实施多种干预措施,包括尽早发现房性或室性心律失常,可减少住院治疗。双心室起搏器质量的检查和监测非常重要,区分触发或心室辅助起搏的程度在此类危重患者中非常重要。目前,所有装置平台将不再有双心室起搏器报警功能,但是报警功能的价值已被证明[3,4]。最终,在最后一次远程警报的辅助下,确定患者的生命已接近终点。患者拒绝心脏移植。决定在患者发生最后一次心房扑动时,不使用同步心脏电复律,并关闭体内心脏复律除颤仪。考虑到患者生命最后的生活质量,患者接受了临终关怀,最终于48小时内死亡。

临床重点问题与讨论要点

问题

远程监测器的应用是否可降低医疗保险的费用?

讨论

尽管已证实远程监测系统可降低死亡率和住院治疗率[5,7],但还没有证据支持此设备可节省其他的医疗成本,可能是由于没有标准的监测计划、流程和装置。警报的设置有很多变异,最终可能导致医疗保险费用增加。胸内阻抗监测研究(DOT-HF)[9]旨在研究在心力衰竭患者的管理中以植入检测胸内阻抗装置的方式监测肺内积液增加,是否可减少所有原因的死亡率或心力衰竭的住院率,结果是心力衰竭患者的入院和门诊就诊次数增加,但由于患者每日都可听见因波动触发的警报声,而使结果无明显临床意义。

警报声导致患者焦虑,只有去安装该装置的诊室或者急诊室才能消除,给不方便到起搏器门诊或急诊室的患者造成了负担,特别是在非医院上班时间发出警报时。应结合患者的临床表现和报警与心脏失代偿之间的经验,个体化选择是否使用报警设置。

对于未建立远程检测系统的患者,警报非常重要。显然,如果有警报系统,患者就没有必要到门诊就诊。有一些装置中,特定的警报可以通过远程评估进行关闭,这有助于消除患者、家属和同事的焦虑。此外,有些新的植入装置由于患者对振动音调不熟悉和缺乏指导,常会与抗心律失常起搏治疗和横膈膜刺激混淆。

问题

远程监测器是否可降低死亡率?

讨论

"高空生存研究(Altitude Survival Study)"的研究对象为使用波士顿科技公司(Natick, Mass.)远程监测系统LATITUDE的随访患者,其研究结果显示,患者的死亡率较仅进行门诊随访的患者降低约50%[7]。与LATITUDE随访的其他CRT-D患者比较,将体重、血压资料传送至LATITUDE系统的患者的死亡风险可再降低10%。与仅将ICD数据传送的患者比较,将日常体重和血压资料随ICD数据同时传送至系统的患者的死亡率可降低10%。

问题

是否应该根据诊断或者临床使用装置的经验将远程报警设置标准化?

讨论

不同的使用习惯导致远程监测器的临床实践存在

较大变异。一项关于远程警报的研究发现，远程警报设置是远程监控系统中的一个关键参数。这项研究发现人们对评判技术资料（如：电池耗竭、阻抗、感知、阈值）的关注多于对患者临床症状（如：监测心率、室上性心动过速）的关注[2]。

此外，检测装置与传送检测个人信息的间期并没有清楚的标准。有些临床医生在管理患者过程中，除了计划例行的检测设备和定期的门诊随访外，经常应用远程监测系统，并积极评估每次随访之间远程监测系统提供的临床参数。实际上，应用远程监测装置的标准是，医生管理植入 CRT-D 的患者，除定期门诊随访外，远程监测装置的使用率应达到 62%[7]。但对评估监测系统的时间间隔没有同样的标准，可从每 3 个月到每年 1 次。可用以监测心力衰竭的其他临床参数包括：心率变异性、日常活动量降低、体重、异常心率，所有这些参数都可提供患者病情的趋势，有助于计划访问间期。直到临床医生对远程监测装置使用的方便性和有效性达成共识后，才可能使这些参数得到充分的利用，而获得它们最大的作用[1]。为减少心力衰竭患者的住院率，必须想到远程监测的差异，并更加仔细地监控和理解这些预测心衰恶化的指标。有些参数可以预测死亡率的增加，如平均心率、心率变异性、体力活动[8]。存取和检验信息趋势及评估心力衰竭患者相关症状程序的研究（PARTNER HF）评估预测心力衰竭的参数后发现，如果在 1 个月内，出现下列标准中 2 项以上的患者，住院率较高：房颤持续时间长，房颤伴快速心室率，流体指数高（≥60），活动量减低，自律性异常（夜间心率增加或心率变异性减低），需注意的设备治疗（CRT 起搏频率减低或 ICD 电击）或仅有流体指数高（≥100）[10]。

在国际上的不同国家中，远程监测装置的应用受到临床以外的一些因素影响，如患者家庭电信设备的类型、远程随访的报销问题、诊室与患者家的地理距离。在不同资源的临床设置中，远程监测警报的识别和干预的法律后果也需要及时澄清。

问题

双心室的起搏率是否为远程监测器的重要参数？

讨论

如前所述，双心室起搏的百分数确实很重要，但并不能作为所有 CRT 装置远程警报系统的标准参数。一项用 LATITUD 管理系统随访的 36 935 例患者的队列研究发现，在窦性心律或心房起搏或房颤患者中，死亡率和双心室起搏率成反比。双心室起搏超过 98% 的患者，死亡率降低幅度最大[3]。

参考文献

1. Daubert JC, Saxon L, Adamson PB, et al: 2012 EHRA/HRS expert consensus statement on cardiac resynchronization therapy in heart failure: implant and follow-up recommendations and management, *Heart Rhythm* 9:1524-1576, 2012.
2. Folino AF, Chiusso F, Zanotto G, et al: Management of alert messages in the remote monitoring of implantable cardioverter defibrillators and pacemakers: an Italian single-region study, *Europace* 13:1281-1291, 2011.
3. Hayes DL, Boehmer JP, Day JD, et al: Cardiac resynchronization therapy and the relationship of percent biventricular pacing to symptoms and survival, *Heart Rhythm* 8:1469-1475, 2011.
4. Koplan BA, Kaplan AJ, Weiner S, et al: Heart failure decompensation and all-cause mortality in relation to percent biventricular pacing in patients with heart failure: is a goal of 100% biventricular pacing necessary? *J Am Coll Cardiol* 53:355-360, 2009.
5. Lazarus A: Remote, wireless, ambulatory monitoring of implantable pacemakers, cardioverter defibrillators, and cardiac resynchronization therapy systems: analysis of a worldwide database, *Pacing Clin Electrophysiol* 30(Suppl 1):S2-S12, 2007.
6. Marinskis G, van Erven L, Bongiorni MG, et al: Practices of cardiac implantable electronic device follow-up: results of the European Heart Rhythm Association survey, *Europace* 14:423-425, 2012.
7. Saxon LA, Hayes DL, Gilliam FR, et al: Long-term outcome after ICD and CRT implantation and influence of remote device follow-up: the ALTITUDE survival study, *Circulation* 122:2359-2367, 2010.
8. Singh JP, Rosenthal LS, Hranitzky PM, et al: Device diagnostics and long-term clinical outcome in patients receiving cardiac resynchronization therapy, *Europace* 11:1647-1653, 2009.
9. van Veldhuisen DJ, Braunschweig F, Conraads V, et al: Intrathoracic impedance monitoring, audible patient alerts, and outcome in patients with heart failure, *Circulation* 124:1719-1726, 2011.
10. Whellan DJ, Ousdigian KT, Al-Khatib SM, et al: Combined heart failure device diagnostics identify patients at higher risk of subsequent heart failure hospitalizations: results from PARTNERS HF (Program to Access and Review Trending Information and Evaluate Correlation to Symptoms in Patients With Heart Failure) study, *J Am Coll Cardiol* 55:1803-1810, 2010.

远程监测在处理心脏再同步化治疗患者中的作用：心房纤颤

Niraj Varma

胡作英 译,孙静平 校

年龄	性别	职业	临床诊断
69	男性	退休会计	心脏手术后永久性房颤

病史

患者 68 岁,男性,于 2012 年 3 月因胸痛就诊,诊断为非 ST 段抬高型心肌梗死。心导管检查提示三支冠状动脉病变,不适合经皮冠状动脉介入术,接受了冠状动脉搭桥和二尖瓣修复术。

患者合并多发性骨髓瘤(免疫蛋白 G),使用硼替佐米和地塞米松。因骨髓瘤和化疗导致反复贫血以及血小板减少,需要定期输血,当血小板浓度降至 20 000/μl 或发现出血倾向时,还需要输入血小板。他曾经被诊断为缺血性和非缺血性心肌病。为了治疗骨髓瘤,曾接受阿霉素和放射治疗。3 个月前磁共振成像提示左心室显著扩张(左室射血分数[LVEF]仅为 28%),下壁运动减弱,左心室瘢痕面积达 9%。无任何浸润性疾病证据,如淀粉样变性。以往患者频繁发作室性早搏,可能是左心室功能障碍诱发。室性早搏来源于下壁瘢痕边缘,已于 2011 年 12 月(3 个月前)通过射频消融术治愈。当时,程序电刺激时诱发了持续性单形性室性心动过速。鉴于合并左束支传导阻滞和 QRS 间期延长,他植入了具备自动远程监控功能的心脏再同步化除颤器(CRT-D)(2012 年 2 月)。植入后并发明显的前胸壁血肿,但不需要引流。患者无房颤史。另外,患者还合并慢性肾功能不全,肌酐的数值尚在正常范围约 2.0 以及颈动脉病变,曾于 2009 年行左侧颈动脉内膜切除术。

体格检查

血压/心率:100/60mmHg/156bmp

颈静脉:无颈静脉怒张

肺:双肺呼吸音减退

心脏:心律不规则,二尖瓣收缩期杂音

腹部:软,无压痛

四肢:脉搏充盈,无水肿

实验室数据

血红蛋白:10.6mg/dl

血细胞比容:31.3%

血小板计数:$37 \times 10^3/\mu l$

肌酐:2.1mmol/L

术后超声心动图

超声心动图发现右心房和心室周围有中量心包积液,2.3cm,左心室周围有少量心包积液。双侧胸腔积液。左室射血分数为 15% ±5%。二尖瓣环处发现中度二尖瓣反流(2+)。

评论

曾尝试转复成正常窦性心律。术后口服胺碘酮和电转复心房纤颤均无效,无法维持窦性心律。

理想情况下,应给予此患者抗凝治疗。但是,抗凝治疗可能增加术后血小板减少和隐匿性出血导致心包和胸腔积液的风险。鉴于患者有血液系统疾病,可能出现贫血和术后的虚弱,有摔倒(需要轮椅)的风险,权衡各方面利弊后,决定推迟抗凝。然而,有可能发生血栓栓塞和由于 CRT 双室起搏降低导致心脏衰竭的风险。因此,配备了远程监控的 CRT-D,就可以在不需要患者来医院的情况下密切监控患者情况,尤其是还可以优化心率的控制。患者选择这种方案后出院回到康复机构继续治疗。

随访

术后 2 周

患者因失代偿性收缩期心力衰竭和持续性房颤而再次入院,当时的心室率超过 110 次/分(CRT 起搏百分比<60%)。为患者进行了胸腔穿刺术,给予利尿剂治疗,并逐步优化心力衰竭的药物治疗。鉴于其收缩压仅为 100mmHg,很难权衡相关的药物治疗。胸骨伤口又发生感染,给予抗生素治疗。患者还出现了与胺碘酮相关的震颤。

术后 4 周

因胸部感染入院,予以抗生素治疗。患者出现贫血(血红蛋白 8.8mg/dl、血细胞比容 26%),予以输血。

术后 6 周

患者接受远程监控随访。远程监控显示持续房颤,心室率增快达 110 次/分,导致 CRT 起搏百分比减少,不到 60%。因此联系患者,为控制心室率加服 β 受体阻滞剂和地高辛。

术后 8 周

图 49-1 为自 2012 年 5 月起的最新远程监控的趋势图。CRT 起搏丢失的时间段(参见图 49-1,右上)均在 24 小时内警示(红色箭头)。及时处理这些警示,在随后的几周内,使 CRT 起搏百分比在总体上逐步增加。虽然这些事件无临床表现,CRT 的自动监控装置均能自动检测并发放信号,不需要患者的参与,也不管患者所处的位置。因此,可以早期治疗并预防可能发生的失代偿性心力衰竭。使患者的术后康复能住在有经验的护理机构或家中。

5 月 24 日,心内心电图(图 49-2,下图)记录到心律自动转复为正常的窦性节律。此后 CRT 双室起搏百分比维持在 100%。

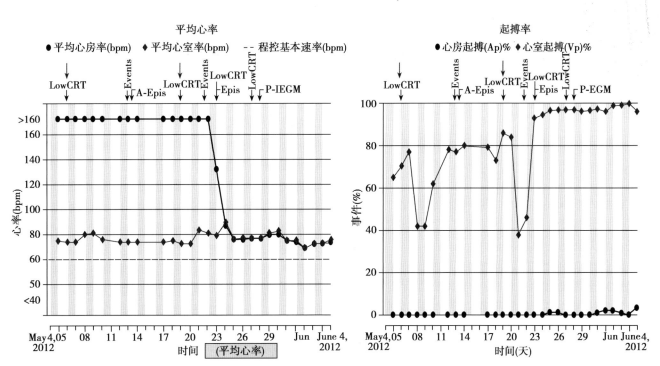

图 49-1 远程监控网站的数据。1 个月的时间内的两幅图(5 月 4 日至 6 月 4 日)分别显示参数的趋势图。沿图顶部的标记表示再同步化治疗的起搏率低(左图),事件代表通过远程监控技术发出的自动警报通知(右图)。左图显示于 5 月 23 日,持续性房颤自发终止。右图显示 CRT 的起搏百分比偶发骤降,从大约 80% 降至基线水平。5 月 23 日房颤终止,然后 CRT 起搏百分比稳定在大约 98%。心房起搏比例仍然非常低

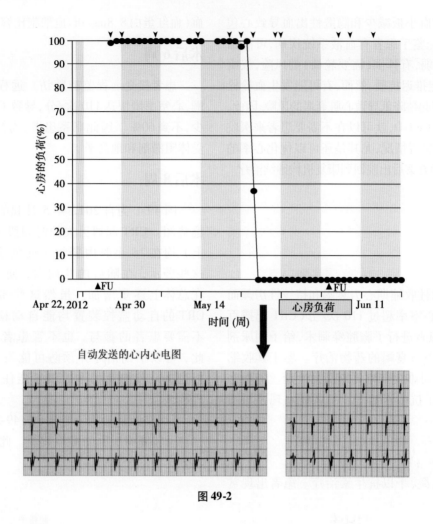

图 49-2

临床重点问题与讨论要点

问题

在植入 CRT 的患者中, 监控房颤是否重要?

讨论

在植入 CRT 的患者中, 房颤使预后恶化。起搏器所检测到的持续性房性心动过速或房颤可使患者的死亡或因心力衰竭住院及复合终点的发生率增加 2 倍。其原因包括血栓栓塞的风险增加(即使仅持续几分钟的房颤)、血流动力学恶化、心力衰竭以及促发室性心律失常。快速的房室传导导致心室起搏率降低, 抵消了 CRT 的有益作用。CRT 的起搏百分比小于 92% , 死亡率增加[5]。所以, 在植入 CRT 的患者中, 检测和治疗房颤尤为重要。

问题

如何监测房颤的发生、治疗和复发?

讨论

诊断无症状性的房颤、房颤发作间期和房颤负荷等均是监控所需面临的挑战;治疗方面需要评估适当抗凝治疗所带来的风险和获益比, 还要注意快速心室率反应;因为病人的症状不确切, 不能提供适当地指导;所以需评估快速心室率的反应。虽然,增加门诊回访的次数是可解决的方案,但是门诊仅能做短期的体外监控,并可能错过临时发生的问题, 而且给患者增加往返的负担。植入的监控装置可收集和量化数据,嵌入远程监控数据的技术可以早期发现问题,从而减轻患者往返的负担[4,8]。关于心房颤动,心腔内电图可核实起搏器的诊断(隔离数据模式交换器易出现假阳性结果)。持续监测和每日更新参数趋势可提高监测的准确性,而能自动识别各种功能的变化,有助于早期临床治疗[9]。

问题

患者是否需接受抗凝治疗?

讨论

通常,越早发现房颤有助于早期抗凝治疗,而可能减少血栓栓塞的风险[1]。然而,需要根据每位患者的情况,仔细考虑后确定。由于不同学会治疗指南引用的方法不同[2],评估心律失常的风险(如 CHADS 对比 CHADSVASC)和选择治疗方案(HAS-BLED 对比 HEMORRHAGES)颇为复杂。目前又有三种新型的口服抗凝药物陆续上市,却缺乏针对同类型患者的对照研究,使抗凝药物的选择更困难。此外,有关入选患者决定的前瞻性研究非常重要。风险预测的模型应包括临床决策的几方面,而可能根据每个患者个体的基础情况,调整新药的处方,以达到预期可减少风险的目的。

问题

监控速率的控制是否很重要?

讨论

在接受 CRT 的患者中,心室率快慢极其重要,心室率过快可导致患者失去 CRT 的疗效。即使 CRT 起搏百分比丢失<10%,也将降低其减少死亡率疗效的 25% ~ 30%。此患者在出院后的第 2 周,就因急性失代偿性心力衰竭再次入院(此后,CRT 起搏的丢失就用远程监控装置迅速纠正)。不同公司针对房颤发作提高 CRT 起搏率的机制有数种。例如,根据心室起搏程控方式,右心室感知的每次事件均可立即(10 毫秒)触发单心室或双心室的起搏反应[3]。然而,可能仅触发部分同步化心室波群而影响疗效。因此,双室起搏尤为重要,尽可能转复为窦性心律。对于持续性房颤患者,可以通过房室结消融获得 100% 的心室夺获,有助于降低死亡率和改善心功能[6]。

最后诊断

患者有心力衰竭,持续性房颤伴快速心室率,CRT 植入术后,经评估抗凝治疗的风险和获益后,决定不给予抗凝治疗。

治疗计划

因为不能立即转复为正常的窦性心律,又不能做需要的抗凝治疗。因此,预防快速房室传导的快速心室率及降低 CRT 起搏率的策略主要是控制心率。如果药物治疗无效,则考虑房室结消融。这些目的均可由远程监控协助完成。如果患者的并发症以后有好转,应考虑抗凝治疗。这些处理都需根据持续监控。

介入治疗

偶发心室率增快引起 CRT 起搏丢失(见图 49-1)。除了症状恶化,这种情况通常不会被患者和医生察觉。远程监控趋势图提示此患者的心室率通常控制良好,但心率加快易于导致 CRT 起搏率进一步降低。然而,这些事件均已被有效地处理。如果房颤持续存在以及快速心室率的期间长,建议做房室结消融。

此病例说明远程监控心律失常与起搏趋势如何指导临床决策,帮助患者度过不断发生并发症的数月的艰难恢复期。参数趋势图对异常的参数(例如 CRT 起搏丢失)提供了密切的监控,并由装置自动发出警示,而能在 24 小时内进行药物的优化治疗。经过几个月的优化治疗(不仅仅是对临床失代偿期的治疗),患者的临床症状逐步改善,避免了心功能的恶化。腔内电图验证的房颤终止的提示也有助于缓解患者的焦虑状态,确保患者的信心和治疗依从性,便于患者康复。

远程监控继续提供早期发现(24 小时)和报告房室性心律失常的复发,如果有必要,可及时复律。

结果

通常,术后房颤是可逆和自限的,而此患者的房颤却持续了近 3 个月。特别的是,他的房颤非常难治,包括应用胺碘酮(引发了副作用)和电复律均无效。鉴于患者合并肾功能不全和冠状动脉疾病,不能应用其他抗心律失常药物。虽然心室率最终维持在低于 90 次/分(见图 49-1),但是有时仍然会导致 CRT 起搏丢失。有效的治疗后,心房颤动自行终止,最终消除了需要进行房室结消融和慢性抗凝治疗的困境。

发现

无房颤复发,CRT 起搏维持 100% 的起搏率(图 49-3)。不再需要抗凝治疗,患者恢复良好,并恢复了积极的生活方式。

评论

总之,在接受 CRT 装置患者中,装置的远程监控技术为房颤的复发提供了高清的图像,还可测定每日的房颤负荷、心室率,以及相应的 CRT 起搏。可用这

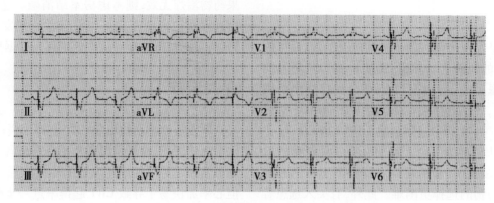

图 49-3

些数据指导临床抗凝和抗心律失常治疗,包括药物治疗、射频消融和起搏。对于服用多种药物、心力衰竭易恶化、决定治疗决策困难的患者,密切监测更为重要。

参考文献

1. Boriani G, Santini M, Lunati M, et al: Improving thromboprophylaxis using atrial fibrillation diagnostic capabilities in implantable cardioverter-defibrillators: the multicentre Italian ANGELS of AF Project, *Circ Cardiovasc Qual Outcomes* 5:182-188, 2012.
2. Camm AJ, Kirchhof P, Lip GY, et al: Guidelines for the management of atrial fibrillation: the Task Force for the Management of Atrial Fibrillation of the European Society of Cardiology (ESC), *Eur Heart J* 31:2369-2429, 2010.
3. Ganesan AN, Brooks AG, Roberts-Thomson KC, et al: Role of AV nodal ablation in cardiac resynchronization in patients with coexistent atrial fibrillation and heart failure: a systematic review, *J Am Coll Cardiol* 59:719-726, 2012.
4. Healey JS, Israel CW, Connolly SJ, et al: Relevance of electrical remodeling in human atrial fibrillation: results of the asymptomatic atrial fibrillation and stroke evaluation in pacemaker patients and the atrial fibrillation reduction atrial pacing trial mechanisms of atrial fibrillation study, *Circ Arrhythm Electrophysiol* 5:626-631, 2012.
5. Koplan BA, Kaplan AJ, Weiner S, et al: Heart failure decompensation and all-cause mortality in relation to percent biventricular pacing in patients with heart failure: is a goal of 100% biventricular pacing necessary? *J Am Coll Cardiol* 53:355-360, 2009.
6. Varma N, Wilkoff B: Device features for managing patients with heart failure, *Heart Fail Clin* 7:215-225, 2011. viii.
7. Santini M, Gasparini M, Landolina M, et al: Device-detected atrial tachyarrhythmias predict adverse outcome in real-world patients with implantable biventricular defibrillators, *J Am Coll Cardiol* 57:167-172, 2011.
8. Varma N, Stambler B, Chun S: Detection of atrial fibrillation by implanted devices with wireless data transmission capability, *Pacing Clin Electrophysiol* 28(Suppl 1):S133-S136, 2005.
9. Varma N, Epstein A, Irimpen A, et al: TRUST Investigators. Efficacy and safety of automatic remote monitoring for ICD follow-up: the TRUST trial, *Circulation* 122:325-332, 2010.